国家卫生健康委员会"十四五"规划教材

全国中等卫生职业教育教材

供医学影像技术专业用

生理学基础

第2版

主　编　彭　华

副主编　王　平　李　丹

编　者　（以姓氏笔画为序）

万云云（泰山护理职业学院）

王　平（焦作卫生医药学校）

王晓梅（山东省临沂卫生学校）（兼秘书）

付爱华（本溪市卫生学校）

杜会强（平顶山学院医学院）

李　丹（重庆市医药卫生学校）

李文超（山东协和学院）

林泽湘（广东省潮州卫生学校）

周　燕（山东省莱阳卫生学校）

郭　燕（甘肃卫生职业学院）

彭　华（山东省临沂卫生学校）

董娟娟（山东省烟台护士学校）

人民卫生出版社

·北　京·

图书在版编目（CIP）数据

生理学基础 / 彭华主编 . —2 版 . —北京：人民
卫生出版社，2023.8

ISBN 978-7-117-34389-3

Ⅰ. ①生… Ⅱ. ①彭… Ⅲ. ①人体生理学–中等专业
学校–教材 Ⅳ. ①R33

中国版本图书馆 CIP 数据核字（2022）第 258506 号

人卫智网	www.ipmph.com	医学教育、学术、考试、健康，购书智慧智能综合服务平台
人卫官网	www.pmph.com	人卫官方资讯发布平台

生理学基础
Shenglixue Jichu

第 2 版

主　　编：彭　华
出版发行：人民卫生出版社（中继线 010-59780011）
地　　址：北京市朝阳区潘家园南里 19 号
邮　　编：100021
E - mail：pmph @ pmph.com
购书热线：010-59787592　010-59787584　010-65264830
印　　刷：人卫印务（北京）有限公司
经　　销：新华书店
开　　本：850×1168　1/16　　印张：15
字　　数：319 千字
版　　次：2016 年 1 月第 1 版　　2023 年 8 月第 2 版
印　　次：2023 年 9 月第 1 次印刷
标准书号：ISBN 978-7-117-34389-3
定　　价：49.00 元

打击盗版举报电话：010-59787491　E-mail：WQ @ pmph.com
质量问题联系电话：010-59787234　E-mail：zhiliang @ pmph.com
数字融合服务电话：4001118166　　E-mail：zengzhi @ pmph.com

修订说明

为服务卫生健康事业高质量发展,满足高素质技术技能人才的培养需求,人民卫生出版社在教育部、国家卫生健康委员会的领导和支持下,按照新修订的《中华人民共和国职业教育法》实施要求,紧紧围绕落实立德树人根本任务,依据最新版《职业教育专业目录》和《中等职业学校专业教学标准》,由全国卫生健康职业教育教学指导委员会指导,经过广泛的调研论证,启动了全国中等卫生职业教育护理、医学检验技术、医学影像技术、康复技术等专业第四轮规划教材修订工作。

第四轮修订坚持以习近平新时代中国特色社会主义思想为指导,全面落实《习近平新时代中国特色社会主义思想进课程教材指南》《"党的领导"相关内容进大中小学课程教材指南》等要求,突出育人宗旨、就业导向,强调德技并修、知行合一,注重中高衔接、立体建设。坚持一体化设计,提升信息化水平,精选教材内容,反映课程思政实践成果,落实岗课赛证融通综合育人,体现新知识、新技术、新工艺和新方法。

第四轮教材按照《儿童青少年学习用品近视防控卫生要求》(GB 40070—2021)进行整体设计,纸张、印刷质量以及正文用字、行空等均达到要求,更有利于学生用眼卫生和健康学习。

第四轮教材修订编写工作于 2021 年正式启动,将于 2022 年 8 月开始陆续出版,供全国各中等卫生职业学校选用。

2022 年 7 月

3

前　言

　　为了更好地服务新时代卫生职业教育高质量发展,在全国卫生健康职业教育教学指导委员会专家指导下,我们依据职业教育国家教学标准体系相关文件要求,对中等卫生职业教育医学影像技术专业《生理学基础》进行了修订。

　　本次修订遵循"三基、五性、三特定"原则,坚持德技并修、育训结合,加强职业道德和医学人文素养的培养,体现专业特色,体现知识、技能、素养并重。

　　结合学科进展,本教材对部分教材内容作了修补和更新,并对上版教材使用过程中收集到的问题进行了修正、纠错。在章节编排结构方面,将上版教材第一章"认识生理学"调整为"绪论"和"细胞的基本功能"两章,使全书在整体结构和思路上更加顺畅清晰,方便教学安排。适应中职学生学习和职业发展需要,在"绪论"中增加了"生物节律"和"前馈";在"消化和吸收"章节中增加了"肝脏的消化功能和其他生理作用";在"神经系统的功能"部分增加了知识拓展"情绪与健康的关系";在"生殖"中增加了"妊娠和避孕"。另外,本教材在每章章后适当增加了名词解释、填空和问答题等,进一步满足学教需要。

　　本版教材的特点:①坚持立德树人,全面落实课程思政建设要求,精选教材内容,强化教材育人功能;②联系临床,对接职业岗位,突出岗课赛证综合育人,体现中高职衔接与贯通要求;③运用现代信息化技术,将数字化教学资源与纸质教材有机融合,通过扫描章二维码即可获取相应章节数字内容,方便教学和学习。

　　本教材的编委均为教学一线的骨干教师,具有比较丰富的卫生健康职业教育教学经验。教材编写还得到各参编院校的大力支持,在此表示诚挚的谢意!

　　由于编者水平所限,本教材疏漏之处难免,恳请广大师生和读者批评指正!

彭　华

2022 年 9 月

目 录

第一章 | 绪 论

01章 数字资源

 导入案例

学强怀揣着济世救人的梦想，成为了中职学校医学影像技术专业一名学生。学习完解剖学基础课程后，学强掌握了有关人体形态与结构的许多知识。学长和老师告诉他学好医学还必须夯实生理学基础。

请思考：

1. 什么是生理学基础？
2. 为什么要学习生理学基础？

第一节 概　　述

一、生理学的研究对象和任务

生理学是生物科学的一个重要分支,是研究机体生命活动及其规律的一门科学。机体也称有机体,是指包括人体在内的一切生物体,是自然界中所有生命物体的总称。生命活动,即机体在生命过程中所表现的各种功能活动,如血液循环、呼吸、消化、排泄、生殖等。按不同的研究对象,生理学可分为植物生理学、动物生理学、人体生理学等,本书主要阐述人体生理学。

生理学的任务是阐明机体及其各组成部分所表现出的各种正常的生命现象、活动规律及其产生机制,研究内、外环境变化对这些功能活动的影响以及机体所进行的相应调节,揭示各种生理功能的意义,从而认识和掌握生命活动的规律,为防治疾病、增进人类健康提供理论依据。

生理学的发展和医学的发展密不可分。我国现存最早的中医理论著作《黄帝内经》就有对经络、脏腑、六淫七情、营卫气血等生理学理论的记载,其中一些记载比国外早一千多年。

在现代医学课程体系中,生理学是一门非常重要的基础医学课程。它以物理学、化学、解剖学、组织学等为基础,同时又是病理学、药理学等后续课程和临床各课程的基础。只有具备了人体生理学的基本知识,才能正确认识疾病。在影像技术专业领域中,生理学基础是必修的专业基础课程,为后续的 X 线检查技术、CT 检查技术和医学影像诊断基础等专业课程的学习奠定基础。

二、生理学的研究方法

17 世纪初,英国医生威廉·哈维首创动物活体解剖实验法,发现了血液循环,此后生理学成为一门独立的科学。

生理学作为一门实验性科学,它的所有知识都来自实验研究和临床实践。生理学实验往往会给机体造成一定的损害,甚至危及生命,所以生理学实验主要在动物身上进行。动物实验是生理学研究的基本方法。值得注意的是,无论人体实验还是动物实验都应遵循相关伦理学原则,动物实验结果不能生搬硬套在人类身上。

"血液循环"理论

400多年前,西方医学信奉古罗马医生盖仑的"三灵气说",认为血液是三种"灵气"推动的。直到16世纪,比利时医生维萨里通过尸体解剖观察认识到盖仑的"三灵气说"是错误的。不久,西班牙医生塞尔维特通过实验研究了肺循环。半个多世纪之后,英国医生威廉·哈维先后对40余种动物进行了实验,科学地阐明了血液循环。哈维的贡献是划时代的,他的工作标志着现代生理实验科学的开始。

三、生理学研究的三个水平

人体的基本结构和功能单位是细胞,多种生物大分子构成细胞及其亚细胞结构,由许多不同的细胞构成组织器官,不同的器官有机地联系起来行使某种生理功能构成系统,各器官系统相互联系、相互作用共同构成一个统一的整体。因此,生理学研究主要有三个水平:细胞和分子水平、器官和系统水平、整体水平。只有把在不同水平上的生理学研究结果加以整合,才能全面地、完整地掌握人体生理学的基本知识和技能,为更好地学习和掌握影像技术专业知识和专业技能奠定良好的理论基础。

第二节 生命活动的基本特征

生命和非生命个体有着本质的区别,生命活动的基本特征是指所有生命共有的最本质的功能活动特征,主要包括新陈代谢、兴奋性、生殖和适应性等。

一、新陈代谢

新陈代谢是指机体和周围环境之间不断进行物质和能量的交换以实现自我更新的过程,包括物质代谢和能量代谢两个密不可分的过程。物质代谢可分合成代谢(同化作用)和分解代谢(异化作用)两个方面。合成代谢是指机体利用从环境中摄取的营养物质及分解代谢的部分产物,合成自身物质并储存能量的过程。分解代谢是指机体分解摄入的营养物质及自身组成成分,释放能量,并将其分解产物排出体外的过程。新陈代谢是机体生命活动最基本的特征,新陈代谢一旦停止,生命活动就会结束。

二、兴 奋 性

兴奋性是指机体的组织或细胞对刺激产生反应的能力或特性。

（一）刺激与反应

1. 刺激　刺激是指作用于机体的内、外环境变化。按照刺激性质的不同可以将刺激划分为物理性刺激、化学性刺激、生物性刺激和社会心理性刺激等。

2. 反应　反应是指刺激引起机体的相应变化。反应有两种表现形式，即兴奋和抑制。兴奋是指组织或细胞接受刺激后由相对静止状态变为活动状态或活动由弱转强。相反，组织或细胞接受刺激后由活动状态转变为相对静止状态或活动由强转弱则称为抑制。

3. 刺激与反应的关系　刺激在前，反应在后，二者是因果关系。刺激能否引起反应以及反应是兴奋还是抑制，主要取决于刺激的质和量以及机体所处的功能状态。

（二）衡量兴奋性的指标

1. 刺激的三要素　并不是所有的刺激都能引起反应，刺激要引起反应必须具备三个基本条件，分别是足够的刺激强度、足够的刺激作用时间和适当的刺激强度－时间变化率（单位时间内强度变化的幅度）。在生理学实验中，电刺激是常用的刺激方法，常把刺激作用时间和刺激强度－时间变化率固定，只是测定刺激强度和反应的关系。

 学而思

肌内注射的"两快一慢"

临床工作中，肌内注射的医学操作有"两快一慢"的要求：进针快、拔针快、推药慢。

请思考：

1. 根据所学原理解释为什么肌内注射"两快一慢"能减轻患者疼痛？

2. 你还能举出与此原理相关的其他例子吗？

2. 阈值　刺激必须达到一定的强度，才能引起机体发生反应，这种引起机体产生反应的最小刺激强度称为阈强度，简称阈值。刺激强度等于阈值的刺激称为阈刺激，刺激强度大于阈值的刺激称为阈上刺激，刺激强度低于阈值的刺激称为阈下刺激。

3. 衡量组织或细胞兴奋性的指标　组织或细胞兴奋性的高低可用阈值的大小来衡量，阈值和兴奋性呈反比关系，阈值越大，兴奋性越低；阈值越小，兴奋性越高。

$$兴奋性 \propto 1/ 阈值$$

神经、肌肉和腺体组织（细胞）的兴奋性较高，对刺激产生的反应迅速而明显，并有电变化（动作电位）作为客观标志，生理学习惯上将它们称为可兴奋组织（细胞）。

三、生　殖

生殖是指生物体发育成熟后，能产生与自己相似的子代个体的功能活动。通过生殖，生物体繁衍后代、延续种系。

四、适　应　性

适应性是指机体能根据体内外环境的变化调整体内各种活动，从而适应环境变化的能力或特性。机体的适应包括行为性适应和生理性适应。行为性适应是生物界普遍存在的本能，在人类，行为性适应更具有主动性，如寒冷时添加棉衣、烤火以御寒等。生理性适应是指根据环境变化，机体内部发生的协调性反应，以体内各器官、系统的协调活动和功能变化为主，如长期生活在高原地区的人，其红细胞计数、血红蛋白浓度升高，以适应高原缺氧的生存需要。

第三节　机体与环境

机体生活在环境中，环境包括外环境和内环境。

一、外　环　境

外环境是指机体生存的体外环境，包括自然环境和社会环境。通过适应外环境的变化，达成人体与外环境的协调统一。

几千年前，我国学者就提出了"天人合一"学说，认识到人与环境相互依存、相互影响的辩证关系。在现代生物－心理－社会－环境的新型医学模式中，生理学研究也不应只局限于某些生理学变量的观察，而应从环境、心理等多方面去认识。

二、内环境及其稳态

（一）体液

体液是指机体内的液体总称，分细胞内液和细胞外液。体液总量约占成人体重的

60%（表1-1），其中细胞内液约占体液的2/3（体重的40%）；细胞外液约占体液的1/3（体重的20%）。细胞外液包括血浆、组织液以及少量的淋巴液、脑脊液、房水、内淋巴、外淋巴和关节腔液等。血浆约占细胞外液的1/4（体重的5%），组织液约占细胞外液的3/4（体重的15%）。随着血液循环，血浆可以沟通各部分体液并与外界环境进行物质交换，是体液中最为活跃的部分。

表1-1　人体内体液分布

人体体液	占成人体重 /%	占新生儿体重 /%
体液总量	60	75
细胞内液	40	40
细胞外液	20	35
组织液	15	30
血浆	5	5

（二）内环境的概念和生理意义

内环境是指机体内细胞直接接触并赖以生存的环境。人体绝大多数细胞并不直接与外环境接触，而是浸浴、生存在细胞外液之中，所以细胞外液即内环境。

内环境是细胞直接进行新陈代谢的场所，既提供细胞代谢所需要的氧和营养物质等，又接受细胞代谢产生的二氧化碳及其他代谢产物。正常细胞通过细胞膜与内环境进行物质交换，以维持细胞生命活动的进行。因此，内环境对细胞生存和正常生理功能的维持起着十分重要的作用。

（三）稳态

相对于经常剧烈变化的外环境，内环境的各项理化性质如温度、酸碱度、渗透压、各种组成成分等均在一个非常小的范围内波动，我们把内环境的理化性质保持相对稳定的状态称为稳态，也称自稳态。

不断进行的新陈代谢以及外环境的变化都会使内环境稳态被破坏或打乱，人体则通过各种生理功能的调节恢复稳态。如高温或严寒会影响体温，机体通过加强产热或散热来调节体温。再如通过呼吸活动的调节，维持内环境氧和二氧化碳的相对恒定；通过肾的排泄，进入机体的药物、毒素和各种代谢产物会被排出体外，从而维持内环境理化特性的相对稳定。因此，内环境的稳态一方面是指细胞外液的理化因素在一定范围内保持相对稳定，不随外环境的变化而发生明显的改变；另一方面，内环境的稳态并不是说内环境的理化性质固定不变，而是呈微小波动、动态平衡的一种相对稳定状态。

内环境稳态的维持是人体自我调节的结果,需要通过机体全身各组织器官、系统的共同参与和相互协调来实现,是一个复杂的生理过程,生命活动就是在内环境的稳态不断被破坏和恢复的动态平衡中进行。

稳态具有十分重要的生理意义。稳态是细胞各种代谢活动的必要条件,也是可兴奋细胞维持兴奋性和生物电活动的保证,稳态一旦被破坏可导致细胞功能障碍,引起疾病,甚至危及生命。因此,稳态是维持机体进行正常生命活动的必要条件。

目前,稳态的概念已被大大扩展,不再局限于内环境的理化性质,而是扩大到泛指整个机体的正常生命活动过程的相对稳定。

三、生 物 节 律

生物节律也叫生物钟,是指机体内各种功能活动按一定时间顺序重复出现,周而复始变化的节律,是机体适应环境的周期性变动而产生的。生物节律按频率高低可分为日周期、月周期和年周期,如体温清晨较低,午后较高的昼夜变化属于日周期,月经周期是典型的月周期变化,"春困秋乏"的发生则具有年周期的特点。生物节律都具有相应生理意义,可使机体对环境变化作出前瞻性的主动适应。顺应生物节律有利于机体及时调整稳态,若打破生物节律,人体将会出现不适症状,甚至引发疾病。

在临床上,对生物节律与疾病关系进行研究,可利用生物节律来选择最佳用药时间,提高药物的疗效,减少副作用。此外,生物节律的研究对养生保健、航天、航海、轮班作业、驾驶安全等也具有重要的应用意义。

第四节　机体生理功能的调节

人体具有较完备的调节、控制系统。在机体的内、外环境发生变化时,机体各组成部分能够做出相应的功能改变,使机体适应环境变化,保持内环境稳态。

一、机体生理功能调节的方式

人体生理功能调节的方式主要有三种,分别为神经调节、体液调节和自身调节。

(一)神经调节

神经调节是通过神经系统的活动来实现的。神经调节的基本方式是反射。反射是指在中枢神经系统参与下,机体对刺激产生的规律性应答反应。反射活动的结构基础是反射弧。反射弧由五个部分组成,即感受器、传入神经、中枢、传出神经和效应器。感受器接受某种刺激,并将该刺激的能量转化为神经冲动,沿传入神经传向中枢。中枢在脑或脊髓内,是反射弧的整合部分,对传入信息进行整合分析、处理,并发出传出信号,沿传出神经到达效应器,产生某种效应。例如,手碰到火焰会立即回撤就是一种反射。当手触及火焰时,皮肤感受器将该信息通过传入神经传至中枢,中枢经过整合分析后发出神经冲动,沿传出神经到达相关肌群(效应器),引起肌肉收缩,使手所在的肢体撤离火焰。反射弧各部分之间是串联的关系,其结构和功能必须完整,反射活动才能正常进行。反射弧五个环节中任何一个部分的结构或功能受到破坏,反射活动将不能进行。

刺激→感觉器→传入神经→中枢→传出神经→效应器→反应

反射分为非条件反射和条件反射两类(表1-2)。

表1-2　非条件反射和条件反射

项目	非条件反射	条件反射
形成	生来就有,遗传决定	通过后天学习和训练形成
反射弧	比较固定	不固定、易变
主要中枢部位	皮层下中枢	大脑皮层
形式	低级	高级
意义	数量有限,适应性弱	数量无限,适应性强
举例	吸吮反射、膝反射等	"望梅止渴"等

神经调节是机体最主要的调节方式,具有迅速、准确和短暂的特点。

(二)体液调节

体液调节是指体液中某些化学物质通过体液途径对机体的功能活动进行的调节。体液调节的化学物质主要是指内分泌细胞分泌的激素,如促胰液素、生长激素和胰岛素等。此外,还包括人体某些组织细胞产生的特殊化学物质或代谢产物,如组胺、细胞因子、腺苷、CO_2 等。

体液调节的特点是作用缓慢、范围广、持续时间长等,对调节机体的新陈代谢、生长发育和生殖等生理过程具有重要意义。

人体的内分泌腺大多数接受神经系统支配,这种神经系统调节控制内分泌腺分泌激素从而进行的调节称为神经-体液调节。如肾上腺髓质嗜铬细胞受交感神经节前纤维的支配,交感神经兴奋时,可引起嗜铬细胞释放肾上腺素和去甲肾上腺素,从而使神经与体液因素共同参与机体的调节。

刺激→感觉器→传入神经→中枢→传出神经→效应器→反应

↓　　　　↑

内分泌腺 → 激素

（三）自身调节

自身调节是指组织细胞不依赖于神经和体液调节，只靠自身特性对刺激产生的适应性反应。这种调节方式数量较少。例如，在一定范围内增加骨骼肌（心肌）的初长度可增加肌肉的收缩力；当平均动脉压在 60~140mmHg 范围内变动时，脑血流量保持相对稳定；肾动脉灌注压在 80~180mmHg 范围内变动时，肾血流量基本保持稳定。

自身调节的特点是调节的范围相对局限、幅度小和灵敏度较低，但对某些组织器官生理活动的维持具有一定的意义。

二、反馈控制系统和前馈控制系统

（一）反馈控制系统

运用现代控制论原理研究人体，发现人体内存在着各种各样的"自动控制系统"。自动控制系统由双向信息联系的控制部分和受控部分组成。控制信息是由控制部分发出的能影响受控部分的信息，反馈信息是由受控部分返回并能影响控制部分的信息。这种受控部分发出信息影响并调整控制部分功能活动的过程称为反馈。反馈分为负反馈和正反馈两类。

1. 负反馈　负反馈是指反馈信息与控制信息作用相反的反馈，负反馈使控制部分的活动减弱，最终使受控部分的活动朝着与它原先活动相反的方向改变。例如，当动脉血压突然升高时，反馈信息传到心血管中枢，反射性引起心脏活动减弱、血管舒张，使血压降低，恢复到变化前的正常水平；相反，当动脉血压突然降低时，又可通过负反馈增强心血管活动使血压升高，从而维持动脉血压的相对稳定。由此可见，负反馈的生理意义主要是维持机体生理功能活动的相对稳定，即维持稳态。可以说，机体生命活动的一切调节都是围绕着保持稳态进行的，所以，在机体功能调节中，负反馈最为多见。正常机体内，体温、血糖浓度、pH、循环血量、渗透压等都是在负反馈控制系统的作用下保持稳定的。

2. 正反馈　正反馈是指反馈信息与控制信息作用相同的反馈，正反馈加强控制部分的活动，最终使受控部分的活动朝着原先活动相同的方向继续进行。例如，排尿过程中，尿液通过对后尿道感受器的刺激，反馈信息传到排尿中枢，使排尿活动不断加强，直到尿液排尽。正反馈的生理意义在于使机体的某项生理活动加快加强、尽快完成。正反馈比较少见，除排尿反射外，还有血液凝固、排便、射精和分娩等过程。

（二）前馈控制系统

除反馈控制系统以外，体内还存在前馈控制系统。前馈是控制部分发出控制信息调节受控部分时，受控部分不发出反馈信息，而是通过相应监测装置发出前馈信号，作用于控制部分，使其及早作出适应性反应，及时地调控受控部分的活动。前馈控制系统可以避免负反馈调节时矫枉过正产生的波动和反应的滞后现象，使调节控制更加准确、适时和适度。例如,运动员在参加赛跑前,尽管发令枪还没响起,通过前馈调节,参赛者已出现心率加快,心输出量增加,呼吸加强,肺通气量增加,肾上腺素分泌增加等反应,从而提前适应赛跑时机体运动系统血供和耗氧量增加的需要。可见,这种前馈活动使机体的调节控制更富有预见性和适应性。在人体,多数条件反射属于前馈控制。

生理史话

屠呦呦获"诺贝尔生理学或医学奖"

生理学的研究为医学提供了重要的科学理解的基础,而临床医学研究反过来有助于我们加深对正常生理功能的理解。鉴于生理学和医学的这种重要关系,诺贝尔基金会专门设立了"诺贝尔生理学或医学奖",表彰在生理学或医学领域作出重要发现或发明的人。我国科学家屠呦呦从中医古籍中得到启迪,发现了青蒿素,挽救了全球特别是发展中国家数百万疟疾患者的生命,于2015年获得该奖。

章末小结　本章的学习重点是生命活动的基本特征、内环境及其稳态、机体生理功能的调节和反馈等。学习难点为兴奋性、阈值、内环境及其稳态、反馈。在学习过程中注意比较兴奋性和兴奋的区别、兴奋性和阈值的关系、生理功能调节的特点,联系解剖学基础知识、临床岗位知识和生活常识,理解正反馈及负反馈,提高运用知识解决问题的能力。

（彭　华）

思考与练习

一、名词解释

1. 新陈代谢
2. 兴奋性
3. 阈值
4. 内环境
5. 反射
6. 反馈

二、填空题

1. 生命活动的基本特征有_____、_____、_____和_____。

2. 衡量兴奋性高低的指标是_____,它与兴奋性呈_____关系。

3. 神经调节的基本方式是_____,其结构基础是_____。

三、问答题

1. 简述内环境稳态的概念及其生理意义。

2. 简述机体生理功能的调节方式及其特点。

3. 举例说明正、负反馈控制的过程及其生理意义。

第二章 │ 细胞的基本功能

02章 数字资源

 导入案例

  德国植物学家施莱登和动物学家施旺于 1838—1839 年提出"细胞学说":一切动植物均由细胞构成,细胞是动物和植物结构和生命活动的基本单位,细胞只能由细胞分裂而来。细胞学说为达尔文的进化论打下了基础。1842 年法国科学家 Mattencci 首先发现了心脏的电活动。荷兰生理学家 W.Einthoven 于 1885 年首次从体表记录到心电波形。

请思考:

1. 你知道的与生理学有关的科学家有哪些?
2. 细胞的基本结构和功能有哪些?

  细胞是构成人体最基本的结构和功能单位。细胞活动是人体生命活动的基础。因此,了解细胞的基本功能,有助于深刻认识和理解人体各系统、器官生命活动的规律,对于机体各系统生理功能的学习有着重要意义。

  本章主要介绍细胞膜的结构和物质转运功能、细胞的生物电现象和肌细胞的收缩功能。

第一节　细胞膜的结构和物质转运功能

一、细胞膜的结构

细胞膜是一种具有特殊结构和功能的生物膜,主要功能有屏障作用、物质转运功能和受体功能等。

细胞膜主要由脂质、蛋白质和极少量的糖类等物质组成。关于细胞膜的基本结构目前普遍公认的是液态镶嵌模型:即细胞膜以液态脂质双分子层为基架,其间镶嵌有不同结构和功能的蛋白质,糖类分子与脂质、蛋白结合后附在膜的表面(图2-1)。

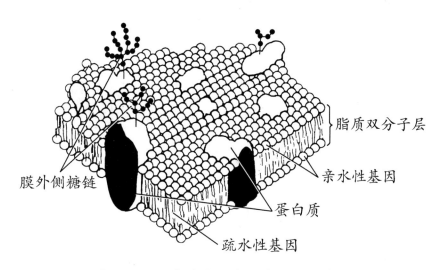

图 2-1　细胞膜的液态镶嵌模型示意图

(一)脂质双分子层

膜脂质主要由磷脂、胆固醇和少量糖脂构成。其中以磷脂类为主,占膜脂质总量的70%以上,两层脂质分子的亲水端分别朝向细胞外液或胞质,而疏水端则彼此相对,共同构成细胞的屏障,支持和保护细胞。

(二)蛋白质

镶嵌在脂质双分子中的蛋白质,根据在膜上的存在形式可分成表面蛋白和整合蛋白两大类。例如,红细胞膜内表面的骨架蛋白就是一种表面蛋白,载体、通道和离子泵等与物质跨膜转运功能有关的功能蛋白都属于整合蛋白。细胞膜所具有的各种功能主要取决于膜蛋白的功能。

(三)糖类

糖类在细胞膜上所占的比例极低,主要是一些寡糖和多糖链,他们以共价键的形式与膜脂质或蛋白质结合,形成糖脂或糖蛋白。糖链绝大多数裸露在膜的外表面,在化学结构上具有特异性,因而可作为细胞或所结合蛋白质的特异性的"标志"。

二、细胞膜的物质转运功能

细胞维持生命活动在很大程度上是依赖细胞膜的物质转运而实现的。对于理化性质不同的物质,细胞膜具有不同的转运机制。

(一)单纯扩散

单纯扩散是指脂溶性小分子物质从细胞膜的高浓度一侧向低浓度一侧转运的过程。单纯扩散是物质跨膜转运方式中最简单的一种,是简单的物理扩散,扩散的方向和速度取决于物质在膜两侧的浓度差和膜对该物质的通透性,整个过程不需要膜蛋白的帮助,也不需要消耗细胞本身的能量。O_2、CO_2、N_2、NH_3、类固醇激素、乙醇、甘油、水等物质能够依靠单纯扩散的方式进出细胞(图 2-2)。

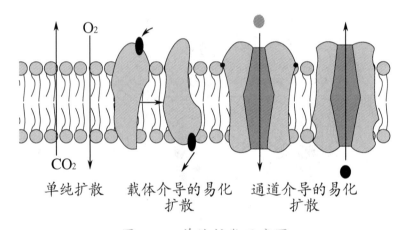

图 2-2　单纯扩散示意图

(二)易化扩散

易化扩散是指非脂溶性的小分子物质或带电离子,在跨膜蛋白的帮助下,顺浓度梯度和/或电位梯度进行的跨膜转运。根据跨膜蛋白及其转运溶质的不同,易化扩散可分为经载体的异化扩散和经通道的易化扩散两种类型。

1. 经载体的异化扩散　经载体的异化扩散是指水溶性小分子物质在载体蛋白介导下顺浓度梯度进行的跨膜转运。载体蛋白是指介导多种水溶性小分子物质或离子跨膜转运的一类整合膜蛋白。载体蛋白分子上存在着能与某种物质相结合的位点,载体先在膜的高浓度一侧与某种物质选择性结合,然后通过载体蛋白构型的改变,使被结合的物质移向膜的低浓度一侧,随后载体恢复原有构型,再进行新一轮的转运。葡萄糖、氨基酸等进入细胞就是以载体转运方式进行的(图 2-3)。

载体转运具有三个特点:①特异性,是指一种载体通常只能转运某种特定的物质,如葡萄糖载体只能转运葡萄糖而不能转运氨基酸。②饱和现象,是指被转运物质的浓度达

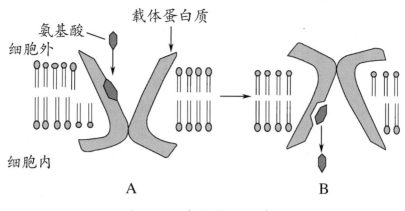

图 2-3　载体转运示意图

一定数值时,转运量不再随浓度增加而增多。③竞争性抑制,是指某些特异性不高的载体,当同时转运两种或两种以上结构相似的物质时,一种物质细胞膜两侧的浓度差增加使其转运量增多的同时,其他物质的转运则减少。

2. 经通道的易化扩散　经通道的易化扩散是指各种带电离子在通道蛋白的介导下,顺浓度梯度和/或电位梯度的跨膜转运。通道蛋白是指能使离子跨过膜屏障进行转运的蛋白质。通道蛋白贯穿细胞膜,主要转运各种离子。当通道蛋白受到某种刺激而发生构型改变时,分子内部便形成允许某种离子通过的通道,即通道开放,相应的离子可以通过通道由膜的高浓度一侧转移到低浓度一侧(图 2-4)。

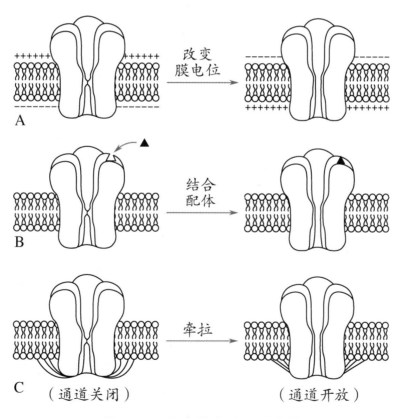

图 2-4　通道蛋白转运示意图

离子通道的共同特征有:①离子选择性,即每种离子通道都对一种或几种离子具有较高的通透能力,而对其他的离子通透性很小或不通透。根据通道对离子的选择性,可将通道分为 Na^+ 通道、K^+ 通道、Ca^{2+} 通道等。②经通道离子转运速度快。③离子通道的门控特性。通道类似于"闸门",许多因素可引起闸门运动,导致通道开放或关闭,这一过程称为门控。根据通道门控的控制因素不同,可将通道分为三类:化学门控通道、电压门控通道和机械门控通道。化学门控通道的开闭取决于某种化学物质的存在,例如 N_2 型乙酰胆碱通道;电压门控通道的开闭取决于膜两侧的电位差,例如神经纤维上有电压门控性钠通道和钙通道;机械门控通道的开闭取决于细胞膜受到的机械牵拉作用,例如血管壁上的内皮细胞的通道。

单纯扩散和易化扩散的动力均来源于细胞膜两侧物质的浓度差或电位差形成的势能,不需要细胞消耗自身的能量,故都属于被动转运。

(三)主动转运

主动转运是指在"泵"蛋白的参与下,分子或离子逆浓度差或电位差的跨膜转运过程。物质由低浓度区域向高浓度区域移动,如同将水从低处引向高处一样,需要消耗能量。主动转运分为两种:原发性主动转运和继发性主动转运。

1. 原发性主动转运 原发性主动转运是指细胞直接利用 ATP 分解提供的能量进行主动转运的方式。目前研究最充分的是钠-钾泵。钠-钾泵是普遍存在于哺乳类动物细胞膜上的一种能够逆着浓度差同时转移 Na^+ 和 K^+ 的特殊蛋白质,简称钠泵。因钠泵具有 ATP 酶的活性,又称钠-钾依赖式 ATP 酶。钠泵能在膜外 K^+ 增多和膜内 Na^+ 增多的情况下被激活,分解 ATP 释放能量,逆浓度差将细胞内的 Na^+ 移出膜外,同时把细胞外的 K^+ 移入膜内,因而保持了膜内 K^+ 的高浓度和膜外 Na^+ 的高浓度的不均衡离子分布。一般情况下,每分解一个 ATP 分子,可以使 3 个 Na^+ 逆浓度差移到膜外,同时有 2 个 K^+ 逆浓度差移入膜内(图 2-5)。

钠泵的活动对维持细胞功能具有非常重要的意义:①钠泵活动造成的细胞内高 K^+ 是许多代谢过程的必要条件。②钠泵将 Na^+ 排出细胞对维持细胞的正常体积、渗透压和离子平衡具有一定的意义。③钠泵活动能够建立起一种势能储备,这种势能是细胞内外 Na^+ 和 K^+ 等顺着浓度差和电位差移动的能量来源。

2. 继发式主动转运 继发性主动转运是指间接利用 ATP 能量的主动转运过程。有些物质主动转运所需的驱动力并不直接来自 ATP 的分解,而是利用原发性主动转运所形成的某些离子的浓度梯度,在这些离子顺浓度梯度扩散的同时使其他物质逆浓度梯度和/或电位梯度跨膜转运。继发性主动转运又可分为同向转运和逆向转运两类。同向转运是指被转运物质与 Na^+ 转运的方向相同,如小肠黏膜上皮

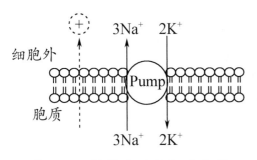

图 2-5 钠泵主动转运示意图

细胞对葡萄糖、氨基酸的吸收以及肾小管上皮细胞对葡萄糖、氨基酸的重吸收过程；逆向转运是指被转运物质与 Na^+ 转运的方向相反，如肾小管上皮细胞的 Na^+-H^+ 交换，H^+ 的分泌与 Na^+ 的重吸收过程。

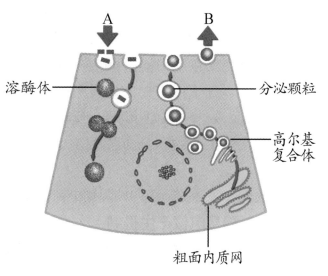

图 2-6　出胞和入胞

（四）出胞和入胞

1. 出胞　出胞是指细胞内的大分子物质或物质团块排出细胞的过程（图 2-6）。出胞主要见于腺细胞的分泌以及神经末梢释放神经递质等。

2. 入胞　入胞是指大分子或团块物质通过细胞膜的运动从细胞外进入细胞内的过程，包括吞噬和吞饮两种形式。固体物质的入胞过程称为吞噬，如粒细胞吞噬细菌的过程；液态物质的入胞过程称为吞饮，如小肠上皮对营养物质的吸收。

第二节　细胞的生物电现象

 导入案例

意大利生物学家伽伐尼受到"电鳗鱼"的启示发现并证实了所有生物都具有生物电活动，现在临床上应用的心电图就是应用了生物电的原理。

请思考：

1. 除了心电图外，你还知道临床上有哪些应用生物电的检测方法？

2. 生物电是怎么产生的？

生物电现象是指细胞在进行生命活动时伴随的电现象。生物电主要发生在细胞膜的两侧，也称为跨膜电位。主要包括静息电位和动作电位。

一、静息电位

（一）静息电位的概念

静息电位是指细胞安静时存在于细胞膜内外两侧的电位差。

静息电位用膜内电位表示，生理学上把膜外电位规定为零，膜内电位即为负值。不同组织的静息电位不同,大多数细胞的静息电位都在 $-10\sim-100$mV,如骨骼肌细胞约为 -90mV,神经细胞约为 -70mV,平滑肌细胞约为 -55mV,红细胞约为 -10mV。

极化是指安静时细胞膜两侧处于外正内负的稳定状态;超极化是指膜两侧电位差增大的状态,表示膜的极化状态增强;去极化是指膜两侧电位差减小的过程,表示膜的极化状态减弱;反极化是指膜两侧极化反转,由内负外正变为内正外负的状态;复极化是指细胞膜发生去极化或反极化后向静息电位方向恢复的过程。

极化状态与静息电位是一个现象的两种表述方式,它们都是细胞处于安静状态的标志。极化状态表达的是膜内外两侧电荷分布的情况,静息电位表达的是膜两侧的电位差。

(二)静息电位产生机制

1. 产生条件 静息电位的产生有两个前提条件:①细胞内外离子的浓度和分布不均衡,细胞内的正电荷主要是 K^+,浓度是细胞外液浓度的 30 倍。②细胞膜在安静状态下对 K^+ 的通透性较大(K^+ 通道开放),对其他离子的通透性很小甚至几乎没有通透性。这为安静时 K^+ 向细胞外扩散提供了有利条件。

2. 形成过程 静息电位的产生机制目前用离子流学说来解释。由于安静状态下细胞膜主要对 K^+ 有通透性,并且细胞内的 K^+ 浓度远远高于细胞膜外,K^+ 在浓度差的驱动下从细胞内向细胞外扩散(K^+ 外流)。此时,细胞内带负电荷的有机离子(A^-)在 K^+ 的吸引下也有外流的趋势,但因细胞膜对其几乎没有通透性而被阻隔在膜的内表面,并牵制细胞外的 K^+ 不能远离细胞膜。K^+ 和 A^- 隔膜相对,K^+ 带正电,使膜外电位升高;A^- 带负电,使膜内电位下降,由此产生膜两侧电位差,该电位差对 K^+ 的继续外流构成阻力(膜内负电场吸引 K^+,膜外正电场排斥 K^+)。随着 K^+ 的外流,膜两侧 K^+ 浓度差(动力)逐渐减小,电位差(阻力)逐渐增大。当促使 K^+ 外流的浓度差与阻止 K^+ 外流的电位差形成的电场力这两种相互拮抗的力量达到平衡时,K^+ 净外流停止,膜两侧电位差不再继续增大,而是稳定在一定数值,这一稳定的电位差称为 K^+ 平衡电位即静息电位。

二、动作电位

(一)动作电位的概念

动作电位是指细胞接受有效刺激时,在静息电位基础上产生的快速、可扩布的电位变化。以神经细胞的动作电位为例(图 2-6),上升支是膜电位去极化和反极化过程,膜内电位由 -70mV 迅速上升至 $+30$mV;下降支是膜电位的复极化过程,膜电位由 $+30$mV 迅速下降至 -70mV。整个动作电位历时短暂,不超过 2ms,波型尖锐,也称之为锋电位。

(二)动作电位的产生机制

1. 产生条件 动作电位产生的前提条件:①细胞内外离子的浓度和分布不均衡,细胞外的正电荷主要是 Na^+,细胞外 Na^+ 浓度比细胞内高 10 倍左右。②当细胞受到刺激时,膜对离子的通透性发生一系列的改变。

2. 形成过程　当细胞受到有效刺激后,首先引起细胞膜上少量的钠通道开放,Na^+的通透性有所增大,Na^+少量内流,使膜轻度去极化。当膜去极化达到某一临界电位值时,就会导致细胞膜上钠通道突然大量开放,Na^+大量内流,从而触发动作电位。这种能够引起细胞膜上钠通道突然大量开放的临界膜电位称为阈电位。

细胞膜钠通道突然大量开放时,由于静息状态下内负外正的电场力的存在,再加上细胞膜外的 Na^+ 浓度远远高于细胞内,膜外的 Na^+ 借助于浓度差、电位差双重动力大量快速内流,细胞内正电荷迅速增加,膜内电位急剧升高至 0 电位,此时电位差消失,但浓度差继续推动 Na^+ 内流,使膜内电位由原来的内负外正变成了内正外负,形成反极化。反极化构成 Na^+ 内流的阻力,当促使 Na^+ 内流的浓度差和阻止 Na^+ 内流的电位差这两种相互拮抗的力量达到平衡时,Na^+ 净内流停止,膜内电位达到最高峰,形成动作电位的上升支。

Na^+ 通道开放的时间很短,随后迅速关闭,与此同时 K^+ 通道开放,K^+ 借浓度差和电位差的双重动力大量快速外流,细胞内正电荷迅速减少,膜内电位急剧下降至 0 电位,此时电位差消失,但浓度差继续推动 K^+ 外流,当促使 K^+ 外流的浓度差和阻止 K^+ 外流的电位差这两种相互拮抗的力量达到平衡时,K^+ 净外流停止,膜电位基本恢复到静息水平,形成动作电位的下降支。

复极化结束后,细胞跨膜电位虽然基本恢复到静息状态,但膜内外的离子分布尚未恢复,膜内 Na^+ 浓度有所增加,而 K^+ 浓度有所减少,激活了细胞膜上的钠-钾泵,将膜内 Na^+ 泵出,同时将膜外 K^+ 泵入,使细胞内外的 Na^+、K^+ 恢复到兴奋前的分布状态,从而维持细胞的正常兴奋性。动作电位是可兴奋细胞兴奋的标志。

（三）动作电位的特征

1. "全或无"现象　刺激强度达到阈值后,动作电位幅度不随刺激强度增大而增大,即为"全";刺激强度低于阈值,不能引发动作电位,即为"无"。

2. 不衰减性传导　动作电位一旦在细胞膜的某一部位产生,就会立即向整个细胞膜传导,并且动作电位幅度不因传导距离的增大而减小,可迅速扩布到整个细胞膜,直到整个细胞都经历相同的电位变化。

3. 脉冲式　连续刺激产生的多个动作电位之间总是有一定的间隔,不会发生融合,形成脉冲式。

（四）动作电位的传导

传导是指动作电位在同一细胞上的扩布。动作电位一经发生,就能沿膜自动向邻近未兴奋部位传导。动作电位在神经纤维上的传导称为神经冲动。

无髓神经纤维动作电位的传导是从兴奋点依次传遍整个细胞膜,故传导的速度较慢;而有髓神经纤维由于髓鞘具有绝缘性,局部电流只能在郎飞结之间发生,兴奋传导时,动作电位只能从一个郎飞结传到相邻的郎飞结,这种传导称为跳跃式传导（图 2-7）,速度较快。

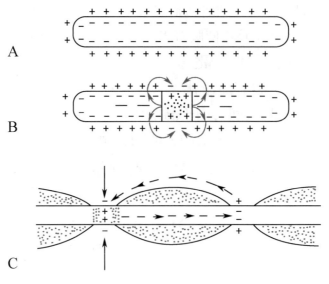

图 2-7 动作电位在神经纤维上的传导
A. 和 B. 动作电位在无髓神经纤维上的传导；
C. 动作电位在有髓神经纤维的跳跃传导。

三、局部电位

单个阈下刺激虽不能引起动作电位，但它可以引起少量的 Na^+ 内流，产生一个较小的去极化，这种由阈下刺激引起的膜的局部去极化称为局部电位，又称为局部兴奋或局部反应。这种去极化不足以达到阈电位水平，不能引发动作电位。局部电位有以下特点：①衰减性传导，仅限于受刺激局部，随传播距离的增大而迅速衰减以至消失；②等级性电位，不表现为"全或无"，其幅度随刺激强度增加而增大；③没有不应期，反应可以总和，多个局部反应如果在时间上（细胞膜的同一个部位先后接受多个阈下刺激）或空间上（一个细胞膜的相邻部位各自同时接受阈下刺激）叠加起来，就有可能导致膜去极化达阈电位，从而爆发动作电位。

  临床应用

生物电的临床应用

人体许多生理活动都与生物电变化有密切关系，器官结构和功能的改变也可通过其生物电反映出来。当前对健康人和患者进行心电图、脑电图、肌电图等的检查，已经成为发现、诊断和评估疾病进程与治疗效果的重要手段。临床上的心电图、脑电图、胃电图、肌电图等检查，就是借助于不同的仪器记录的器官电变化波形。它们对相关疾病的诊断、进程观察与治疗效果的评估有着重要的意义。

另外,通过对生物电的干预还能起到一定的治疗作用,如电除颤对心搏骤停的抢救、残疾肢体特定部位埋藏电子芯片对促进患者的功能康复等,都已经获得了成功。甚至人的思维活动也会通过脑神经细胞的电活动表现出来,这对于探索人的心理变化有着重要的实用价值。

第三节　肌细胞的收缩功能

人体各种形式的运动,主要是靠肌肉收缩来完成。肌组织包括骨骼肌、平滑肌和心肌。不同的肌组织虽然在结构上各有特点,但基本功能都是收缩,其收缩原理也基本相似。本节以骨骼肌为例讨论肌细胞的收缩功能。

一、神经肌肉接头处的信号传递

骨骼肌神经肌肉接头是运动神经末梢与其所支配的骨骼肌之间的特化结构。

（一）神经肌肉接头的结构

神经肌肉接头由接头前膜、接头后膜和接头间隙3部分构成（图2-8）。

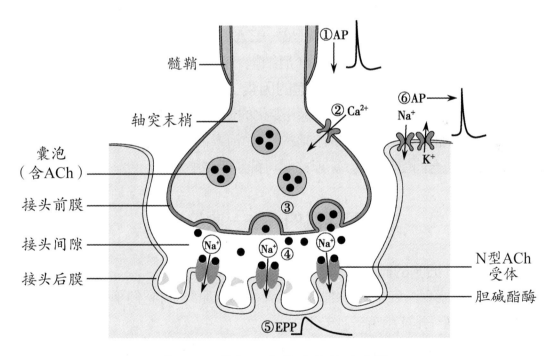

图 2-8　神经肌肉接头结构示意图

1. 接头前膜　接头前膜是指贴近肌细胞膜的运动神经末梢的膜。它是运动神经末梢嵌入肌细胞膜的部位。在神经末梢中含有大量的囊泡,称为接头小泡,每个囊泡内约含有 10 000 个乙酰胆碱（acetylcholine, ACh）分子。乙酰胆碱是传递信息的化学物质。

2. 接头后膜　接头后膜是指与接头前膜相对应的肌细胞膜,又称终板膜,由肌细胞膜增厚并向细胞内凹陷形成。在接头后膜上存在着能与乙酰胆碱特异性结合的 N_2 型乙酰胆碱受体以及能够分解乙酰胆碱的胆碱酯酶。

3. 接头间隙　接头间隙是指接头前膜与接头后膜之间的窄小空隙,与细胞外液相通。

(二)神经肌肉接头的信号传递过程

当神经冲动沿神经纤维传到轴突末梢时,引起接头前膜上钙通道开放, Ca^{2+} 从细胞外进入轴突末梢内,触发接头小泡向接头前膜移动,使接头小泡的膜与接头前膜发生融合,融合部位的膜随即破裂,通过出胞作用将 ACh 分子"量子式"释放到接头间隙。一次动作电位大约能引起 200~300 个囊泡释放。终板电位是指 ACh 通过接头间隙到达终板膜,立即与终板膜上的 N_2 型胆碱受体结合,使离子通道开放,主要引起 Na^+ 通道开放及 Na^+ 内流,导致终板膜去极化产生的电位。终板电位是一种局部电位,可以总和。当终板电位的总和足以引起邻近肌膜去极化达到阈电位时,肌膜爆发动作电位引起肌细胞兴奋,从而完成神经纤维和肌细胞之间的信息传递。ACh 发挥传递信息的作用后,很快被终板膜上的胆碱酯酶分解而失去作用,从而保证了一次神经冲动只能引起一次肌细胞兴奋。

神经肌肉接头兴奋传递的过程可概括为电－化学－电传递。主要步骤如下:运动神经纤维兴奋→ Ca^{2+} 内流,末梢释放乙酰胆碱→乙酰胆碱与胆碱能受体结合→ Na^+ 通道开放→终板电位形成→肌膜动作电位形成(肌细胞兴奋)。

(三)影响神经肌肉接头兴奋传递的因素

神经肌肉接头的兴奋传递易受内环境变化的影响,许多药物可作用于传递过程中的不同环节,影响兴奋的正常传递和肌肉收缩。如箭毒能与乙酰胆碱竞争受体;有机磷农药能与胆碱酯酶结合而使其失活;新斯的明可抑制胆碱酯酶的活性。

二、骨骼肌的兴奋－收缩耦联

(一)骨骼肌细胞的微细结构

肌细胞又称肌纤维,每条肌纤维内含有大量的肌原纤维,它们平行排列,纵贯肌细胞的全长。每条肌原纤维又由若干肌节组成。

1. 肌原纤维和肌节　在光学显微镜下观察,肌原纤维上呈现规则的明暗相间的节段,分别称为明带和暗带。暗带的中央有一条横线称为 M 线。明带的中央也有一条横线称为 Z 线。肌节是指两条相邻 Z 线之间的节段(图 2-9)。每一个肌节由两侧的各 1/2 明带和中间的暗带组成。肌节是肌肉进行收缩和舒张最基本的功能单位。

2. 肌丝的分子结构　电子显微镜下进一步观察表明,肌节的明带和暗带由粗细不同的肌丝构成。粗肌丝由肌球蛋白组成,肌球蛋白呈豆芽状,分为两个豆瓣状的头部和一个长的杆部。细肌丝由 3 种蛋白质分子组成:①肌动蛋白(肌纤蛋白),占 60%,其单体呈球形,在肌动蛋白分子上有与横桥结合的位点。②原肌球蛋白,呈长杆状,分子首尾相接,也聚合成双螺旋结构,与肌动蛋白的双螺旋并行。③肌钙蛋白,呈球形,以一定间隔分布在原肌球蛋白的双螺旋结构上。

3. 肌管系统 肌管系统是指包绕在肌原纤维周围的膜性囊管状结构,由横管和纵管两个独立的系统组成。

横管与肌原纤维垂直,是肌细胞膜在 Z 线部位向内凹陷而成。当动作电位沿肌细胞膜扩布时,可沿着横管将动作电位传导到肌细胞的内部。

纵管与肌原纤维平行,也称肌质网。在靠近横管处管腔膨大

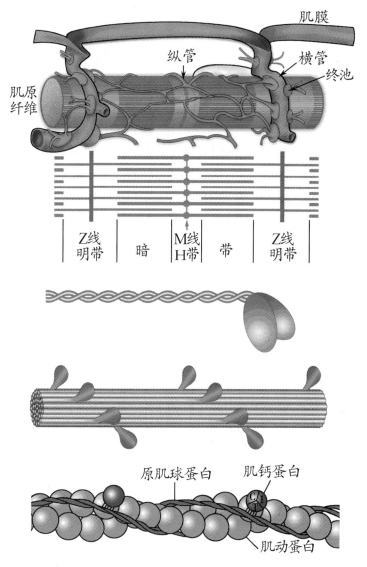

图 2-9 骨骼肌细胞肌原纤维和肌管系统模式图

称为终池,内有大量的 Ca^{2+},又称钙池。横管膜的动作电位可使钙池释放 Ca^{2+};而终池膜上大量的钙泵,则能将肌质中的 Ca^{2+} 泵入终池。

横管与两侧的终池共同构成的结构称为三联管。三联管是把肌细胞膜的电位变化和细胞内的收缩过程耦联起来的关键部位。

（二）兴奋 - 收缩耦联过程

肌细胞兴奋时,首先在肌细胞膜上产生动作电位,然后才出现肌细胞的收缩反应。将肌细胞产生动作电位的电兴奋过程与肌丝滑行的机械收缩联系起来的中介机制称为兴奋 - 收缩耦联。兴奋 - 收缩耦联的结构基础是三联管,起关键作用的物质是 Ca^{2+}。

兴奋 - 收缩耦联过程有 3 个主要步骤:①动作电位经横管传导到肌细胞内部。②三联管的信息传递,纵管终池膜上的 Ca^{2+} 通道开放。③终池释放 Ca^{2+} 启动肌丝滑行,触发肌肉收缩。

三、骨骼肌的收缩机制

肌细胞的收缩机制目前公认的是肌丝滑行学说。肌丝滑行学说的实验证据是：当肌细胞收缩变短时，暗带的长度不变，而明带长度缩短，同时暗带中央的 H 区也相应变窄。这种现象说明肌肉收缩时，粗肌丝和细肌丝本身并没有缩短、折叠或卷曲，只是细肌丝进一步伸入暗带中央，与粗肌丝发生了更大程度的重叠，导致肌节缩短。这种粗细肌丝之间的相对运动称为肌丝滑行。

肌丝滑行的基本过程：当终池内的 Ca^{2+} 进入肌质后，Ca^{2+} 与细肌丝的肌钙蛋白结合，引起肌钙蛋白构型变化，牵拉原肌球蛋白发生位移，暴露出肌动蛋白分子上与横桥的结合位点，横桥与肌动蛋白结合，激活横桥 ATP 酶，分解 ATP 释放能量，引起横桥向 M 线方向扭动，牵引细肌丝向 M 线方向滑行（图 2-10）。每次横桥扭动引起的细肌丝位移很小，完成一次扭动后，横桥与肌动蛋白脱离，然后与肌动蛋白的下一个结合位点结合，多次重复"结合、扭动、解离、复位"这一过程，使细肌丝持续向 M 线方向滑行，肌节逐渐缩短，表现为肌肉收缩。

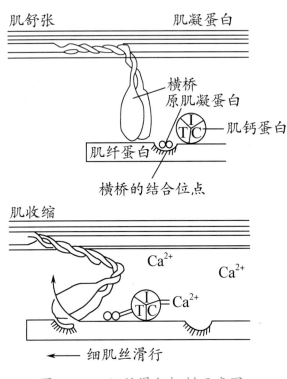

图 2-10　肌丝滑行机制示意图

当肌质中的 Ca^{2+} 被泵回终池使肌质内 Ca^{2+} 降低时，Ca^{2+} 与肌钙蛋白分离，肌钙蛋白恢复原来构型，原肌球蛋白复位，肌动蛋白上与横桥结合的位点再次被原肌球蛋白掩盖，横桥便与肌动蛋白分离，细肌丝从肌节中央滑出，回到原来的位置，肌节恢复原有的长度，表现为肌肉舒张。

四、骨骼肌的收缩形式

肌肉收缩是指肌肉长度的缩短或肌张力的增加。根据张力和长度变化的不同，骨骼肌的收缩形式可分为等长收缩与等张收缩；根据刺激频率的不同，骨骼肌的收缩形式可分为单收缩与强直收缩。

（一）等长收缩与等张收缩

1. 等长收缩　等长收缩是指肌肉收缩时长度不变而张力增加的收缩。如提重物但没能提起时,上肢肌肉的收缩属于等长收缩。这时虽然横桥牵拉细肌丝,但由于阻力过大,没有发生肌丝滑行,因而肌肉的长度没有缩短,但肌肉产生了很大的张力。

2. 等张收缩 等张收缩是指肌肉收缩时张力不变而长度缩短的收缩。等张收缩的主要作用是使物体位移,完成肌肉做功。

生活中绝大多数情况下,骨骼肌的收缩既有张力的增加又有长度的缩短。

(二)单收缩与强直收缩

1. 单收缩 单收缩是指肌肉受到一次有效刺激时,产生一次短促的收缩。单收缩可分为收缩期和舒张期(图2-11),收缩期是指从肌肉开始收缩到达到顶点的时间,舒张期是指从肌肉收缩顶点回到基线的时间。心肌的收缩是典型的单收缩。

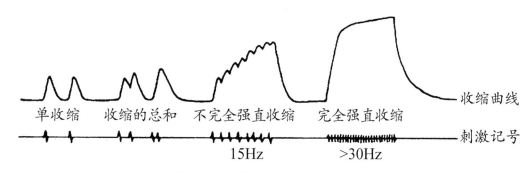

图 2-11　骨骼肌的单收缩和强直收缩曲线示意图

2. 强直收缩 强直收缩(tetanus)是指肌肉受到连续刺激时,呈现出持续收缩的状态。依据刺激频率不同,强直收缩又分为不完全强直收缩和完全强直收缩(图2-11)。①不完全强直收缩:连续刺激时,后一刺激落在前一次收缩的舒张期内,则表现出舒张不完全,记录的曲线呈锯齿形,称为不完全强直收缩。②完全强直收缩:刺激达到一定频率时,后一刺激落在前一次收缩的收缩期内,则会出现各次收缩的张力或长度变化融合叠加,记录的曲线顶端呈一平线,称为完全强直收缩。

强直收缩产生的肌张力比单收缩要大3~4倍,因而有更强的收缩效果,体内骨骼肌收缩几乎都属于完全强直收缩,但强直收缩持续的时间有长有短。骨骼肌只有进行强直收缩才能保持一定的姿势或完成一定的运动。

(三)影响肌肉收缩的因素

1. 前负荷 前负荷是指肌肉收缩之前(即舒张时)所承受的负荷。肌肉收缩之前的长度称为初长度。前负荷使肌肉在收缩前就处于被拉长状态而使肌肉的初长度增加。在一定范围内初长度增加,可使肌肉收缩力量增强;但超过一定范围,肌肉收缩力量反而减弱。

2. 后负荷 后负荷是指肌肉收缩过程中所承受的负荷,是肌肉收缩时遇到的阻力。

3. 肌肉收缩能力 肌肉收缩能力是指与前后负荷无关的、肌肉内在的收缩特性。在其他条件不变的情况下,肌肉收缩能力增强,可使肌肉收缩产生的张力增加,收缩速度加快,做功效率增加。

本章的学习重点是细胞膜的物质转运形式；静息电位和动作电位的概念和形成的离子机制；神经肌肉接头处的兴奋传递及影响因素等。学习难点为继发性主动转运；静息电位和动作电位形成的离子机制；前负荷、后负荷对肌肉收缩的影响。在学习过程中注意比较被动转运和主动转运的特点；静息电位和动作电位的区别、局部电位和动作电位的区分，运用神经肌肉接头处兴奋传递的影响因素，提升解决临床实际问题的能力。

（李文超）

 思考与练习

一、名词解释

1. 易化扩散
2. 静息电位
3. 动作电位

二、填空题

1. 物质跨越细胞膜被动转运的主要方式有 ____ 和 ____。
2. 动作电位传导的特点有 _____、_____ 和脉冲式。
3. 骨骼肌兴奋－收缩耦联的结构基础是 _____。

三、问答题

1. 细胞膜的物质转运方式有几种？各有何特点？
2. 钠泵活动的生理意义有哪些？
3. 试述静息电位和动作电位概念及其产生机制。
4. 什么是骨骼肌的兴奋－收缩耦联？试述其过程。

第三章 | 血 液

03章 数字资源

1. 掌握血液的组成、血浆渗透压的形成及作用、血细胞、血液凝固、血型与输血原则。
2. 熟悉血量和血浆的成分及作用。
3. 了解血液的理化特性和纤维蛋白溶解。
4. 学会血型鉴定的方法并能根据结果判断血型。
5. 树立职业责任感,培养关爱生命、勇于奉献、爱岗敬业的医者仁心。

血液是在心血管系统循环流动的液体组织,具有运输 O_2、CO_2、营养物质和代谢产物的功能,同时还具有调节体温、维持酸碱平衡、参与生理性止血、保护和防御等功能。血液在保证人体新陈代谢的正常进行和维持机体内环境稳态中具有极其重要的作用。

第一节 概 述

 导入案例

《中华人民共和国献血法》实施20余年来,我国全面建立了无偿献血制度。无偿献血者发扬奉献精神,守望相助、同舟共济,用点滴热血守护了他人的生命安全。乡村医生小陈在一次无偿献血活动中献血,同时向中华造血干细胞资料库捐献了造血干细胞检测血样,成为了一名光荣的造血干细胞捐献志愿者。

请思考:

1. 血液的组成有哪些?
2. 血液具有哪些功能?

一、血液的组成

血液由血浆和血细胞组成。血细胞包括红细胞、白细胞和血小板三类。取抗凝血进行离心后沉淀，可见血液被分为三层：上层淡黄色透明的液体是血浆，最下层深红色不透明的是红细胞，中间一薄层灰白色的是白细胞和血小板（图3-1）。

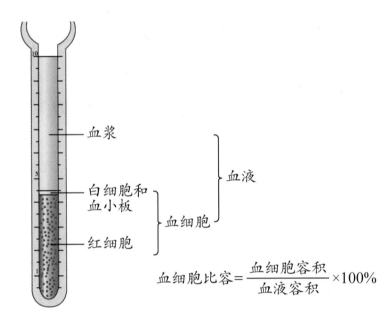

$$血细胞比容 = \frac{血细胞容积}{血液容积} \times 100\%$$

图 3-1 血液组成示意图

血细胞比容是指血细胞在全血中所占的容积百分比，除红细胞外，其他血细胞数量很少，常可忽略不计，故血细胞比容又称红细胞比容。正常成年男性为40%~50%，成年女性为37%~48%，新生儿约为55%。严重呕吐、腹泻、大面积烧伤患者因失水较多，可致血细胞比容升高，贫血患者因红细胞数量减少可致血细胞比容下降，通过测定血细胞比容有助于判断贫血的程度和类型。

二、血液的理化特性

（一）颜色

血液的颜色因红细胞内含有大量的血红蛋白而呈红色。动脉血中红细胞富含氧合血红蛋白，呈鲜红色；静脉血中还原血红蛋白较多，呈暗红色。血浆因含胆色素呈淡黄色，空腹时血浆相对澄清，若进食较多脂类食物时，脂类经消化吸收入血后，可形成较多的血浆脂蛋白，会使血浆变浑浊，故临床上要求空腹进行血液检查以避免食物的影响。

（二）比重

正常人全血比重约为 1.050~1.060，主要取决于红细胞的数量。血液中红细胞越多，全血比重越大。血浆比重为 1.025~1.030，主要取决于血浆蛋白含量，血浆蛋白含量越多，血浆比重越大。

（三）黏滞性

液体的黏滞性是由液体分子的内部摩擦力形成的。以水的黏滞性为 1，则全血的相对黏滞性为 4~5，主要取决于红细胞的数量。血浆的相对黏滞性为 1.6~2.4，主要取决于血浆蛋白的含量。大面积烧伤的患者，因水分大量丢失，血液浓缩，血液黏度升高；严重贫血的患者，因红细胞大量减少，血液黏度降低。

（四）酸碱度

正常人血浆 pH 值为 7.35~7.45。血浆 pH 值的相对稳定有赖于血浆中缓冲对的作用，以及肺和肾的正常功能。血浆缓冲对主要包括 $NaHCO_3/H_2CO_3$、蛋白质钠盐 / 蛋白质和 Na_2HPO_4/NaH_2PO_4，其中最重要的是 $NaHCO_3/H_2CO_3$。此外，红细胞内也存在缓冲对。当血浆 pH 值低于 7.35 时称为酸中毒，高于 7.45 时称为碱中毒，酸中毒和碱中毒都会导致内环境稳态破坏，影响组织细胞的正常生理活动，严重者可危及生命。

（五）血浆渗透压

血浆渗透压是指血浆中所含的溶质具有的透过半透膜吸引水分的能力。正常人体血浆渗透压约为 5 790mmHg，其大小与血浆中溶质颗粒的数目成正比，与溶质种类及颗粒大小无关。

第二节　血　浆

 导入案例

患者 55 岁，男性，呕血、黑便 5d，昏睡不醒 2d 入院，呕出咖啡色液体约 1 000ml，柏油样黑便约 500g，既往有乙肝病史，未特别治疗。查体：T 37.2℃，HR 92 次 /min，BP 75/45mmHg，肝病面容，颈部可见蜘蛛痣，四肢湿冷，腹壁静脉可见曲张，脾肋下 4cm，肝脏未触及，腹水征阳性。诊断为肝硬化。

请思考：

1. 血浆渗透压的类型？

2. 患者腹水产生的原因有哪些？

一、血浆的成分及作用

血浆是血细胞的细胞外液,成分包括水和溶质两部分。溶质主要为血浆蛋白、电解质、小分子有机物等。在生理情况下,机体通过各种调节机制使血浆各成分含量保持相对恒定,当患某些疾病时,血浆成分的含量出现偏离正常范围的情况。因此,临床上测定血浆成分可为诊断某些疾病提供依据。

(一)水和无机盐

血浆中的水占91%~92%,具有物质运输和调节体温等功能。血浆中含有大量无机盐,约为0.9%,包括Na^+、Ca^{2+}、K^+、Cl^-、HCO_3^-等。其中含量最多的是Na^+和Cl^-,对参与形成血浆晶体渗透压、维持酸碱平衡及神经肌肉的兴奋性等方面有重要作用。

(二)血浆蛋白

血浆蛋白是血浆中各种蛋白质的总称。正常成人血浆蛋白的含量为65~85g/L,包括白蛋白、球蛋白和纤维蛋白原(表3-1)。

表3-1 正常成人血浆蛋白含量及主要生理功能

血浆蛋白	正常含量/($g \cdot L^{-1}$)	主要生理功能
球蛋白(G)	15~30	参与人体免疫
白蛋白(A)	40~48	形成血浆胶体渗透压
纤维蛋白原	2~4	参与生理性止血和凝血

白蛋白与球蛋白含量比值称白球比值(A/G),为(1.5~2.5):1。由于白蛋白主要在肝脏合成,当肝功能异常可出现A/G下降,甚至倒置。

(三)非蛋白含氮化合物

血浆中除蛋白质以外的含氮化合物统称为非蛋白含氮化合物,主要有尿素、尿酸、肌酸、肌酐、氨基酸等,它们是体内蛋白质的代谢产物,主要通过肾脏排泄;其中所含的氮称非蛋白氮(NPN),含量为14~25mmol/L。因此,临床上测定NPN含量有助于了解蛋白质的代谢情况和肾的排泄功能。

(四)其他

血浆中含有脂类、葡萄糖、酶、维生素、激素等物。此外,还有O_2、CO_2等气体分子。

二、血浆渗透压

(一)血浆渗透压的形成

血浆渗透压包括晶体渗透压和胶体渗透压。晶体渗透压主要由血浆中的晶体物质形成,约 80% 来自 NaCl;胶体渗透压主要由血浆蛋白等大分子物质形成,75%~80% 来自白蛋白。正常人体渗透压约为 5 790mmHg,其中晶体渗透压占 99.6%,约为 5 765mmHg,胶体渗透压占 0.4%,约为 25mmHg。

（二）血浆渗透压的生理意义

1. 血浆晶体渗透压　红细胞膜是一种半透膜,允许水分子自由通透,而无机盐等晶体物质如 Na^+ 等不易通过细胞膜。正常状态下,血浆渗透压与细胞内的渗透压基本相等,并且血浆的渗透压相对稳定。当某些因素使血浆晶体渗透压升高时,细胞内的水分在渗透压的作用下就会渗出,使红细胞因脱水而皱缩;而当血浆晶体渗透压下降时,在渗透压的作用下可使进入红细胞内的水分增加,引起红细胞肿胀,甚至破裂,血红蛋白溢出而溶血。因此,血浆晶体渗透压对调节细胞内外水平衡,维持红细胞正常形态和功能具有重要作用。

2. 血浆胶体渗透压　毛细血管壁通透性较大,不允许血浆蛋白自由通过,允许水和晶体物质自由通过。在生理状态下,血浆蛋白含量远远高于组织液中蛋白质含量,所以血浆胶体渗透压高于组织液胶体渗透压,因而血浆胶体渗透压能吸引组织液中的水分进入血液,维持血浆流量的相对稳定。当某些因素如肝、肾疾病时,血浆白蛋白减少,血浆胶体渗透压下降,组织液中的水分流入血管的量减少而形成水肿(图 3-2)。因此,血浆胶体渗透压对调节血管内外水平衡,维持正常血容量具有重要作用。

渗透压与血浆渗透压相等或相近的溶液称为等渗溶液。高于血浆渗透压的溶液称为高渗溶液,低于血浆渗透压的溶液称为低渗溶液。临床中使用最广泛的是等渗溶液,常用的等渗溶液有 0.9%NaCl 溶液和 5% 葡萄糖溶液。

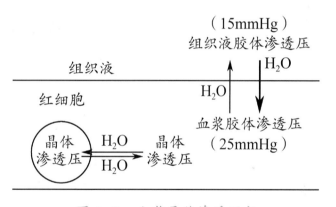

图 3-2　血浆晶体渗透压与血浆胶体渗透压作用示意图

第三节　血　细　胞

 导入案例

患儿,女,1 岁 5 个月。9 个月开始添加辅食,但患儿不愿食用。其母讲述近期出现面色苍白、大便稀,上述症状进行性加重,到医院就诊。血常规:红细胞 $4.8 \times 10^{12}/L$,血红蛋白 100g/L,白细胞及血小板正常,血涂片见红细胞大小不等,以小细胞为主,中心染色过浅。

请思考：

1. 该患儿红细胞和血红蛋白是否正常？

2. 该患儿初步考虑为哪种疾病？

一、红 细 胞

（一）红细胞的形态、数量与功能

红细胞（red blood cell，RBC）是血液中含量最多的血细胞。正常成熟的红细胞无细胞核，也无细胞器，内含大量血红蛋白，呈双凹圆盘形。我国成年男性红细胞的正常值为（$4.0\sim5.5$）$\times10^{12}$/L，成年女性为（$3.5\sim5.0$）$\times10^{12}$/L，新生儿为 6.0×10^{12}/L。红细胞内含血红蛋白含量的正常值，我国成年男性血红蛋白含量为 120~160g/L，女性为 110~150g/L，新生儿为 170~200g/L。生理情况下，红细胞数量和血红蛋白浓度还会随年龄、生活环境、体质条件的不同而有一定的差异。如高原居民高于平原居民，经常参加劳动和体育锻炼的高于劳动少和不爱运动者。若血液中红细胞数量或血红蛋白含量低于正常值，称为贫血。

红细胞的主要功能是运输 O_2 和 CO_2，并能缓冲血液酸碱度变化。这种功能是通过血红蛋白来完成的，一旦红细胞破裂导致血红蛋白逸出，则功能丧失。

（二）红细胞的生理特性

1. 可塑变形性　可塑变形性是指红细胞在通过口径小于其直径的毛细血管和血窦孔隙时可发生变形，通过后又复原的特性。可塑变形性是红细胞生存所需的最重要的特性。表面积与体积之比越大，红细胞的变形能力就越大。正常的双凹圆盘状使红细胞具有较大的表面积与体积之比，有利于红细胞的可塑性变形。遗传性球形红细胞增多症患者的红细胞及衰老的红细胞可塑变形性会减弱。

2. 悬浮稳定性　悬浮稳定性是指红细胞能相对稳定地悬浮于血浆中不易下沉的特性。可用红细胞沉降率来衡量悬浮稳定性的大小。红细胞沉降率（ESR）简称血沉，通常用第一小时末红细胞下沉的距离来表示红细胞沉降的速度。红细胞沉降率越大，表示悬浮稳定性越小。正常成年男性的血沉为 0~15mm/h，成年女性为 0~20mm/h（魏氏法）。

红细胞悬浮稳定性的好坏与细胞是否发生叠连有关。红细胞的叠连指红细胞沉降率加快，使许多红细胞能较快地互相以凹面相贴，形成一叠红细胞。叠连形成的快慢主要取决于血浆的性质，而不在于红细胞自身。测定红细胞沉降率对某些疾病诊断有参考价值，如当患风湿热、活动性肺结核等疾病时，红细胞叠连，血沉加快。

3. 渗透脆性　渗透脆性是指红细胞在低渗溶液中发生膨胀破裂的特性。红细胞对低渗溶液具有一定的抵抗力，抵抗力的大小用渗透脆性来表示。红细胞的渗透脆性大，说明红细胞对低渗溶液的抵抗力小,反之,抵抗力大。若将红细胞置于一系列浓度递减的低渗 NaCl 溶液中,红细胞逐渐膨胀。当 NaCl 溶液浓度降至 0.42% 时,部分红细胞开始破裂溶血,浓度降至 0.35% 时,全部红细胞发生破裂溶血。衰老或某些病理状态的红细胞渗透脆性大。

（三）红细胞的生成与破坏

1. 红细胞的生成

（1）生成部位:在胚胎时期,卵黄囊、肝、脾、骨髓都具有造血功能,而出生后,红骨髓成为主要的造血部位,且终生都有造血功能。红骨髓造血功能正常,是红细胞生成的前提条件。当骨髓受到某些药物(如抗癌药)、放射线等理化因素的作用时,其造血功能受到抑制,出现全血细胞减少,称为再生障碍性贫血。

 知识拓展

红细胞发生阶段及形态变化规律

红细胞在红骨髓内发育成熟的过程中,细胞体积由大变小,细胞核也由大变小最后消失,细胞质中的血红蛋白从无到有,逐渐增多达到正常含量。造血过程是红细胞发育、成熟的过程,也是一个连续的过程。首先是红骨髓内的造血干细胞分化形成红系定向祖细胞,红系定向祖细胞进一步分化形成原红细胞,然后经过早幼红细胞、中幼红细胞、晚幼红细胞和网织红细胞的阶段,成为成熟的红细胞。

（2）生成原料:铁和蛋白质是合成血红蛋白的主要原料。成人每日需铁 20~30mg 用于红细胞的生成,绝大部分来自衰老红细胞在体内被破坏后,血红蛋白分解释放出的"内源性铁",小部分来自食物(如动物的肝等)中摄取的"外源性铁",长期缺铁可引起缺铁性贫血,其特点是红细胞中血红蛋白不足,体积减小,又称小细胞低色素性贫血。此外,红细胞生成还需要氨基酸、维生素等。因为红细胞可优先利用体内的氨基酸来合成血红蛋白,所以单纯缺乏蛋白质而引起的贫血很罕见。

（3）成熟因子:在红细胞的发育过程中,需要叶酸和维生素 B_{12} 的参与,叶酸是 DNA 合成所需的辅酶。一旦缺乏,DNA 的合成减少,导致成熟障碍,可致巨幼红细胞性贫血。一般情况下,从食物中摄取的叶酸和维生素 B_{12} 能满足红细胞生成的需要。但维生素 B_{12} 的吸收需要胃黏膜分泌的内因子参与,内因子缺乏,即可发生维生素 B_{12} 吸收障碍,出现巨幼红细胞性贫血。

2. 红细胞生成的调节

（1）促红细胞生成素（EPO）:是由肾合成分泌,主要作用是刺激骨髓的造血。缺氧时促红细胞生成素合成增多,促进红细胞生成,外周血中红细胞数量增加,提高血液的运氧能力。如正常人从平原进入高原后,因缺氧使促红细胞生成素生成增多,红细胞数量升高,严重肾脏疾病可使 EPO 生成不足而出现肾性贫血。

（2）雄激素:既能刺激促红细胞生成素的合成,也可直接刺激骨髓而使红细胞生成增多,因此这可能是青春期后男性红细胞数量多于女性的原因。

3. 红细胞的破坏　正常人红细胞的平均寿命为 120d。衰老或受损的红细胞,可塑变形性减弱,而脆性增加,绝大部分因难以通过微小孔隙而滞留于脾和骨髓中被巨噬细胞所吞噬,小部分在血管中因机械冲击而破损。脾功能亢进时,可使红细胞破坏增加,引起脾性贫血。在红细胞生成和破坏的过程中可引起的贫血列于表 3-2 中。

表 3-2　贫血的临床机制及发病机制

临床类型	红细胞生成和破坏过程	发病机制
再生障碍性贫血	生成部位	红骨髓造血功能障碍
缺铁性贫血	造血原料	体内铁缺乏
巨幼红细胞性贫血	成熟因子	缺乏叶酸和维生素 B_{12}
肾性贫血	红细胞生成调节	促红细胞生成素生成不足
脾性贫血	红细胞破坏	脾功能亢进

 知识窗

守 护 生 命

干细胞是具有自我复制和多向分化潜能的原始细胞,是机体的起源细胞,主要存在于骨髓、脐带血、外周血中。造血系统损伤和恶性血液病(如再生障碍性贫血、白血病等)可以通过造血干细胞移植进行治疗。骨髓移植成败的关键之一是 HLA(人类白细胞抗原)配型问题,如果骨髓供者与患者(受者)的 HLA 不同,便会发生严重的排斥反应,甚至危及患者的生命,而找到合适的配型往往非常困难。为了让患者获得新生,我国成立了中华骨髓库。截至 2021 年底,志愿捐献者数据已超过 300 万人份。

二、白　细　胞

（一）白细胞的正常值和分类

正常成人白细胞（white blood cell, WBC）总数为（4.0~10.0）× 10^9/L,新生儿白

细胞总数达（12.0~20.0）×10^9/L。根据胞质内有无特殊颗粒及颗粒的嗜色性不同,可分为中性粒细胞、嗜酸性粒细胞、嗜碱性粒细胞、单核细胞和淋巴细胞五类（表3-3）。

表 3-3　白细胞分类及主要生理功能

白细胞种类	百分比/%	主要生理功能
中性粒细胞	50~70	吞噬细菌,特别是化脓性细菌
嗜酸性粒细胞	0.5~5	抗过敏和蠕虫反应
嗜碱性粒细胞	0~1	参与过敏反应
淋巴细胞	20~40	参与免疫反应
单核细胞	3~8	吞噬病原微生物、衰老死亡的细胞,杀伤肿瘤细胞

（二）白细胞的生理功能

1. 中性粒细胞　中性粒细胞是血液中主要的吞噬细胞,有很强的变形和吞噬能力,它处于机体抵御病原微生物特别是化脓性细菌入侵的第一线。当细菌入侵时,中性粒细胞在炎症区域产生的趋化性物质作用下,自毛细血管渗出而被吸引到炎症部位发挥吞噬功能。中性粒细胞吞噬数十个细菌后,会自我解体,释放出各种溶酶体酶,进而溶解周围组织形成脓液。因此,当机体有细菌感染,特别是急性化脓性细菌感染时,外周血中白细胞和中性粒细胞数量明显升高。

2. 嗜酸性粒细胞　嗜酸性粒细胞既能限制嗜碱性粒细胞和肥大细胞在过敏反应中的作用,又能参与对蠕虫的免疫反应。当机体发生过敏反应或蠕虫感染时,嗜酸性粒细胞常增多。

3. 嗜碱性粒细胞　嗜碱性粒细胞中的颗粒能释放肝素、组胺、过敏性慢反应物质。肝素有抗凝血作用,组胺和过敏性慢反应物质可使小血管扩张,毛细血管和微静脉的通透性升高,使支气管及肠道平滑肌收缩,引起哮喘、荨麻疹等过敏反应。

4. 单核细胞　单核细胞吞噬作用较弱,单核细胞在血液中停留2~3d之后进入组织转变为巨噬细胞,其吞噬能力也大大提高,可吞噬病原微生物和衰老损伤的红细胞、血小板,识别和杀伤肿瘤细胞。

5. 淋巴细胞　可分为T淋巴细胞和B淋巴细胞等。T淋巴细胞主要参与细胞免疫,B淋巴细胞主要参与体液免疫。

三、血 小 板

（一）血小板的形态和数量

血小板（platelet）是由巨核细胞脱落的具有生物活性的小块胞质，呈圆形或椭圆形。正常成人血小板数量为（100~300）× 10^9/L。女性月经期血小板减少，进食、剧烈运动后和妊娠中晚期血小板升高。

（二）血小板的生理特性

1. 黏附　当血管损伤，其内膜下的胶原组织暴露时，血小板便黏附于胶原组织上，启动生理性止血。

2. 聚集　血小板黏附到血管壁后，彼此粘连在一起称为聚集。

3. 释放　血小板受到刺激后，将其颗粒中储存的 ADP、5-羟色胺、儿茶酚胺等活性物质释放出来。这些物质可参与止血和凝血过程。

4. 收缩　血小板内的收缩蛋白可发生收缩，使血凝块缩小变硬，牢固地封堵血管破口，巩固止血过程。

5. 吸附　血小板能吸附多种凝血因子，当血管破损时，可使受损局部的凝血因子浓度明显升高，促进止血和凝血。

（三）血小板的功能

1. 维持毛细血管内皮的完整性正常情况下，血小板能填补血管内皮脱落所留下的孔隙，并可融入毛细血管内皮细胞，起到修复内皮的作用。当血小板减少到 50 × 10^9/L 以下时，毛细血管通透性增加，皮肤和黏膜下易出现瘀点或瘀斑甚至紫癜，称为血小板减少性紫癜。

2. 参与生理性止血和凝血　生理情况下，当小血管损伤后出血，数分钟后可自行停止，此种现象称为生理性止血。此过程可分为血管收缩、血小板血栓形成和血液凝固三个过程。临床上常用小针刺破耳垂或指尖，使血液自然流出，然后测定从出血到自然停止的时间，这段时间称为出血时间，正常人出血时间为 1~3min。测定出血时间可了解生理性止血过程是否正常。

 知识拓展

血小板减少性紫癜

血小板减少性紫癜，是一种以血小板减少为特征的出血性疾病，主要包括特发性血小板减少性紫癜和血栓性血小板减少性紫癜。不同类型的血小板减少性紫癜病因不同，主要与免疫、遗传，原发疾病等有关。主要表现为广泛性或局限性皮肤、黏膜下出血，形成皮肤黏膜的红色或暗红色色斑，牙龈出血，严重者甚至可能出现颅内出血。

第四节　血液凝固和纤维蛋白溶解

 导入案例

公司职员小王,自 4 岁起间断出现皮肤、黏膜、牙龈自发性出血,近日出现便血来院就诊。经检查确诊为血友病 A。

请思考:

1. 血液凝固的本质是什么?

2. 血液凝固的基本过程有哪些?

一、血液凝固

血液凝固(blood coagulation)是指血液由流动的液体状态变成不能流动的凝胶状态的过程,简称凝血。此过程包含了一系列复杂的酶促反应,其实质是血浆中可溶性的纤维蛋白原转变成不溶性的纤维蛋白。不溶性的纤维蛋白相互交织成网,将血细胞等血液成分网罗其中而形成血凝块。在血液凝固后 1~2h,血凝块回缩,析出淡黄色的液体,称为血清。血清与血浆的区别主要在于血清中不含纤维蛋白原。

(一)凝血因子

凝血因子是指血浆和组织中直接参与血液凝固的物质。依据发现的先后顺序,用罗马数字编号(表 3-4),已按国际命名法命名的有 12 种,即凝血因子 I~XIII。凝血因子具有以下特点:

表 3-4　按国际命名法编号的凝血因子及其同义名

编号	同义名	编号	同义名
I	纤维蛋白原	VIII	抗血友病因子
II	凝血酶原	IX	血浆凝血激酶
III	组织因子	X	斯图亚特因子
IV	Ca^{2+}	XI	血浆凝血激酶前质
V	前加速素	XII	接触因子
VII	前转变素	XIII	纤维蛋白稳定因子

1. 除因子Ⅲ存在于组织中,其余因子均存在于血浆中。

2. 除因子Ⅳ是 Ca^{2+} 外,其余均为蛋白质。

3. 大部分凝血因子以无活性的酶原形式存在,必须激活才有活性,被激活后的凝血因子在其右下角标"a"以表示其活化型。多数因子在肝脏合成,其中因子Ⅱ、Ⅶ、Ⅸ、Ⅹ的生成需维生素 K 的参与,故肝功能损害或维生素 K 缺乏可出现凝血功能障碍。

（二）凝血过程

凝血过程是由多种凝血因子参与的一系列酶促反应过程,最终使纤维蛋白原转变成纤维蛋白。凝血过程包括凝血酶原激活物的形成、凝血酶的形成和纤维蛋白的形成三个基本步骤（图 3-3）。

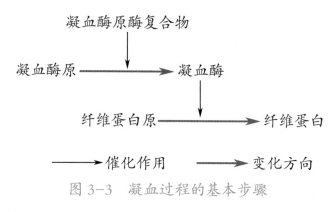

图 3-3　凝血过程的基本步骤

1. 凝血酶原激活物的形成　凝血酶原激活物由因子Ⅹa、因子Ⅴ、 Ca^{2+} 、 PF_3 （血小板第三因子）组成,它的形成需要因子Ⅹ的激活。因子Ⅹ的激活有内源性和外源性两条激活途径。

（1）内源性激活途径:是指参与凝血的因子全部来源于血浆。其启动因子是因子Ⅻ。受损血管内膜下的胶原纤维或异物表面与血液接触时,因子Ⅻ立即被激活成 Ⅻa。Ⅻa可激活因子Ⅺ;Ⅺa可激活因子Ⅸ生成 Ⅸa;Ⅸa在 Ca^{2+} 的存在下与Ⅷ在活化的血小板提供的膜磷脂表面结合成复合物,进而激活因子Ⅹ生成Ⅹa。此过程中,Ⅷ可使 Ⅸa对Ⅹ的激活速度提高 20 万倍。

（2）外源性激活途径:是指参与凝血的因子除来源于血浆外,还来源于组织,其启动因子是因子Ⅲ。血管破裂组织损伤时,血浆中的因子Ⅶ和 Ca^{2+} 与组织中的因子Ⅲ形成复合物,进而激活Ⅹ为Ⅹa。

2. 凝血酶的形成　凝血酶原可被凝血酶原激活物激活生成凝血酶。

3. 纤维蛋白的形成　凝血酶可催化血浆中的纤维蛋白原,使其分解为纤维蛋白单体。凝血酶可将 ⅩⅢ激活成为 ⅩⅢa,在 Ca^{2+} 的存在下ⅩⅢa可进一步使纤维蛋白单体互相聚合转变为结实的纤维蛋白多聚体（图 3-4）。

总之,凝血过程是由多种凝血因子参与的一系列连锁酶促反应,是典型的正反馈过程。凝血过程中任何一个环节出现问题,整个凝血过程都会受到影响或终止。血友病就是因为缺乏凝血因子Ⅷ、Ⅸ或Ⅺ,导致凝血功能障碍。

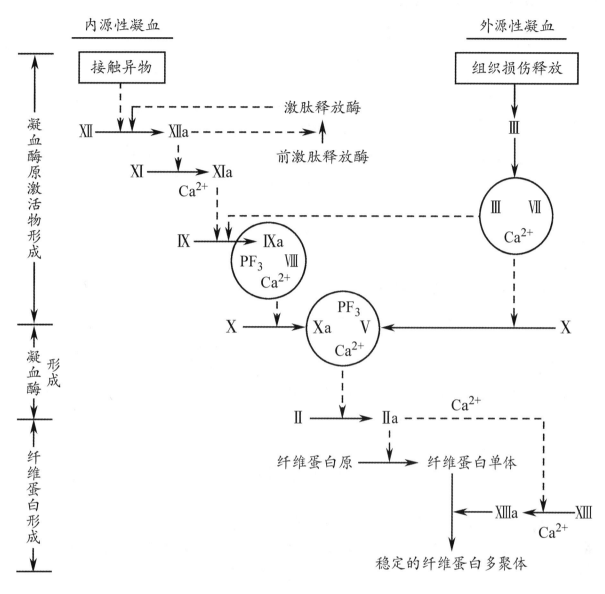

图 3-4 凝血过程示意图

 知识拓展

血 友 病

血友病是由于凝血因子Ⅷ、Ⅸ或Ⅺ缺乏引起的严重凝血障碍遗传性出血性疾病,男女均可发病,但绝大部分患者为男性。主要病理变化是凝血过程的第一阶段生成障碍,一般分为 A、B 两型,以血友病 A 最常见。出血是本病的主要临床表现,患者凝血过程非常缓慢,甚至微小的创伤就可导致出血不止。患者终身有自发出血倾向,轻者发病较晚,重者可在出生后即发病。血友病 A、B 治疗相似,常采用替代疗法,选用新鲜血浆、凝血酶原复合物、冷沉淀物、新鲜冰冻血浆或因子Ⅷ浓缩物等。预防损伤是防止出血的重要措施,一旦由外伤或其他原因引起出血,要及时处置。

(三)抗凝系统

正常情况下,血液在心血管内始终保持流动状态不会在血管内凝固,原因是血液中还存在一些重要的抗凝物质,血浆中的抗凝物质主要有抗凝血酶Ⅲ和肝素等。

1. 抗凝血酶Ⅲ　主要由肝细胞和血管内皮细胞合成,它能与凝血因子 Ⅸa、Ⅹa、Ⅺa、Ⅻa 结合而将其灭活,它还能与凝血酶结合,使其失活,从而发挥抗凝作用。

2. 肝素　肝素是由肥大细胞和嗜碱性粒细胞产生,主要分布在肺、肝等组织,与抗凝血酶Ⅲ结合,增强抗凝血酶Ⅲ与凝血酶的亲和力起到抗凝作用。目前,肝素已广泛用于体内外抗凝。

(四)血液凝固的加速和延缓

有些物理和化学因素可加速或延缓血液凝固,外科手术时常用温热生理盐水纱布进行止血,而降低温度和增加异物表面的光滑度可延缓凝血过程;草酸钠、草酸铵和枸橼酸钠因可与 Ca^{2+} 结合而除去血浆中的 Ca^{2+} 以发挥抗凝作用,常作为体外抗凝剂;维生素 K 拮抗剂华法林因可抑制 Ⅱ、Ⅶ、Ⅸ、Ⅹ 等因子的合成,在体内也有抗凝作用。

二、纤维蛋白溶解

纤维蛋白溶解是指纤维蛋白被溶解液化的过程,简称纤溶。纤溶可以溶解生理性止血过程中产生的局部凝血块,防止血栓形成而维持血液通畅。纤溶系统主要由纤溶酶原、纤溶酶、纤溶酶原激活物及纤溶抑制物四部分组成。纤溶的基本过程分为纤溶酶原的激活和纤维蛋白的降解两个阶段(图 3-5)。

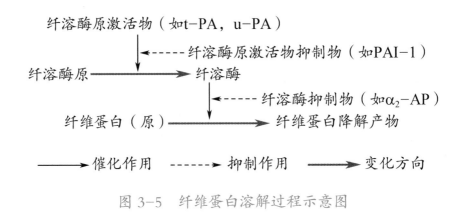

图 3-5　纤维蛋白溶解过程示意图

（一）纤溶酶原的激活

纤溶酶原必须被纤溶酶原激活物激活才具有活性。纤溶酶原激活物主要有 3 类。

1. 血管激活物　是由血管内皮细胞合成和释放的。

2. 组织激活物　存在于多种组织中，尤以子宫、前列腺、甲状腺和肺等组织含量丰富，因此这些部位术后易发生渗血，月经血因含这类激活物而不易发生凝固。组织激活物可在血管外进行纤溶，有利于组织修复和创伤愈合。肾合成并释放的尿激酶是活性很强的组织激活物，可阻止肾小管中纤维蛋白沉淀，已广泛应用于临床溶栓。

3. 血浆激活物　如激肽释放酶，由因子-Ⅻ激活。

（二）纤维蛋白的降解

纤溶酶可降解纤维蛋白或纤维蛋白原，使其分解成可溶性纤维蛋白溶解产物，从而使血凝块液化，并防止再凝固。

（三）纤溶抑制物

包括抗纤溶酶和纤溶酶原激活物的抑制物两类。抗纤溶酶能与纤溶酶结合形成复合物，使纤溶酶失活；纤溶酶原激活物的抑制物能与组织激活物竞争，抑制纤溶酶原的激活。

凝血和纤溶是既对立又统一的两个系统，它们之间保持动态平衡。使机体在出血时既能有效止血，又可防止过度凝血引起血管堵塞。若动态平衡被打破则会形成血栓或有出血倾向。

第五节　血量、血型与输血原则

 导入案例

患者，男，26 岁，车祸致左膝部开放性骨折，左股静脉破裂，急诊入院。患者面色苍白，呼吸急促，脉搏细速，四肢湿冷，血压 70/50mmHg，发生失血性休克。输血前进行血型鉴定，结果为 A 型，经输血和手术治疗，血压 90/60mmHg，面色红润，四肢温暖。

请思考：

1. 若该患者体重为 60kg，推测其血量大概有多少？

2. 输血前除进行血型鉴定外，还需进行什么操作？

一、血　量

血量是指人体内血液的总量。正常成人血量为自身体重的 7%~8%,即每千克体重有 70~80ml 血液,例如体重为 60kg 的人血量为 4.2~4.8L。全身大部分血液在心血管系统内循环流动,即循环血量。小部分血液滞留在肝、脾、腹腔静脉和皮下静脉丛,流动很慢,即贮存血量,在剧烈运动或大出血等情况下可及时补充给循环血量。

人体血量相对恒定是维持血压和器官血量的重要保障。当失血量少于机体总血量的 10% 时,通过各种代偿机制,可使血量很快恢复到正常水平,不会对机体健康造成影响。若一次失血量达机体总血量的 20% 时,将会出现血压下降、脉搏加快、四肢冰冷、眩晕、乏力等症状;若一次失血量达机体总血量的 30% 以上时,可发生休克,需立即抢救,否则将危及生命。

二、血　型

血型(blood group)是指血细胞膜上特异性抗原(凝集原)的类型。血型鉴定不仅可用于输血,还可应用于组织器官移植等多领域。国际输血协会认可的血型系统有 35 个,一般所说的血型是指红细胞膜上特异性抗原类型,其中以 ABO 血型系统和 Rh 血型系统与临床关系最为密切。

 知识窗

ABO 血型系统的发现

1900 年,奥地利医学家、生理学家卡尔·兰德斯坦纳用自己和几位朋友的血液进行大胆实验。首先将红细胞和血清分离,接着互相混合,结果有的发生了凝集,有的没有凝集。1902 年他宣布了 20 世纪医学上的重要发现之一,即 ABO 血型系统。卡尔·兰德斯坦纳于 1930 年获得了诺贝尔生理学或医学奖。ABO 血型的发现具有里程碑的意义,为临床安全输血、抢救生命作出了巨大贡献。

（一）ABO 血型系统

1. 分型依据　根据红细胞膜上有无特异性抗原及其种类不同进行分型。人类的红细胞膜上存在 A 和 B 两种抗原。红细胞膜上只含有 A 抗原者为 A 型血,只含 B 抗原者为 B 型血,同时含有 A、B 两种抗原者为 AB 型血,两者都不含者为 O 型血（表 3-5）。

表 3-5 ABO 血型系统的分型

血型	红细胞膜上的抗原	血清中的抗体
A	A	抗 B
B	B	抗 A
AB	A 和 B	无
O	无 A，无 B	抗 A 和抗 B

2. 红细胞凝集反应 在人类血清中含有与上述抗原相对应的抗体（凝集素），分别为抗 A 和抗 B。当红细胞膜上凝集原与其对应的凝集素相遇时将发生红细胞凝集反应，即红细胞聚集成一簇簇不规则的细胞团的现象，其实质是一种抗原－抗体反应。一旦发生凝集反应，凝集成簇的红细胞会堵塞小血管，聚集的红细胞可破裂溶血。

（二）Rh 血型系统

1. Rh 血型系统的分型 Rh 血型系统是红细胞血型中最复杂的一个系统，包括多种 Rh 抗原，其中与临床关系密切的是 C、c、D、E、e 五种。以 D 抗原的抗原性最强。通常将红细胞膜上含有 D 抗原者称为 Rh 阳性，而红细胞膜上无 D 抗原者称为 Rh 阴性。

2. Rh 血型系统的临床意义 我国汉族和其他大部分民族的人群中，Rh 阳性者约占 99%，Rh 阴性者只占 1% 左右。在有些少数民族中，Rh 阴性者较多，如塔塔尔族约为 15.8%，苗族约为 12.3%，布依族和乌孜别克族约为 8.7%。Rh 血型系统在临床上对以下两种情况具有重要意义。

（1）输血反应：正常人的血清中不存在抗 Rh 的天然抗体，只有当 Rh 阴性者在接受 Rh 阳性者的血液后，才会通过体液免疫产生抗 Rh 抗体。因此，Rh 阴性受血者在第一次接受 Rh 阳性血液后，其体内会产生抗 Rh 抗体；当再次输入 Rh 阳性的血液时，就会发生凝集反应。

（2）母婴血型不合：当 Rh 阴性的孕妇第一次怀有 Rh 阳性的胎儿时，Rh 阳性胎儿的少量红细胞或 D 凝集原可进入母体，刺激母体产生抗 Rh 抗体，若第二次仍孕育 Rh 阳性胎儿，母体内的抗 Rh 抗体可通过胎盘进入胎儿体内而引起新生儿溶血。

三、输 血 原 则

（一）血型鉴定

输血前应鉴定血型，临床上 ABO 血型的鉴定方法是用已知的 A 型标准血清和 B 型标准血清分别与被检测者的红细胞悬液混合，根据是否发生凝集反应，判定被检测者红细胞膜上所含的凝集原，再根据所含凝集原确定血型。

（二）交叉配血试验

为确保血型鉴定无误，同时避免其他不相容的血型或亚型的影响，即使同型输血，输

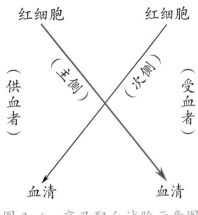

图 3-6　交叉配血试验示意图

血前也必须进行交叉配血试验。该试验分为主侧和次侧,主侧是指将供血者的红细胞与受血者的血清进行混合;次侧是指将受血者的红细胞与供血者的血清进行混合(图 3-6)。

1. 配血相合　主侧、次侧都没有发生凝集反应,可以进行输血。

2. 配血不合　若主侧发生凝集反应,不论次侧是否凝集,均不能输血。

3. 配血基本相合　主侧不发生凝集反应,次侧发生凝集反应。此种情况可见于将 O 型血输给其他血型的受血者或 AB 型受血者接受其他血型的血液。由于输血时首先应考虑供血者的红细胞不被受血者血清所凝集,所以没有同型血的紧急情况下可输入配血基本相合的血液,但血量不超过 200ml,输血速度不宜太快,并在输血过程中应密切观察受血者的情况,一旦出现输血反应,应立即终止输血。

（三）输血原则

输血的基本原则是保证供血者血细胞膜上的凝集原不与受血者血浆中的凝集素发生凝集反应,首选同型输血。输血前要做交叉配血试验。

章末小结

本章学习重点是血液的组成、血浆的主要成分及功能、各种血细胞的特点及作用、血型和输血。学习难点是血浆渗透压的形成及作用、血液凝固过程、血型鉴定。在学习过程中注意联系临床症状来理解血浆渗透压的作用,注意比较 ABO 血型系统和 Rh 血型系统,通过血型鉴定,交叉配血试验和输血原则来指导用血,保证输血安全。

（李　丹）

 思考与练习

一、名词解释

1. 血型

2. 血液凝固

3. 生理性止血

二、填空题

1. 血液由_____和_____两部分组成。

2. 血浆蛋白可以分为_____、_____和_____三类。

3. 血小板的主要生理功能是_____和_____。

4. 红细胞生成的基本原料有_____和_____。

5. 调节红细胞生成的激素主要有_____和_____。

三、简答题

1. 血浆胶体渗透压的形成及作用有哪些？

2. 血液凝固的基本步骤有哪些？

3. ABO 血型系统的分型依据有哪些？

第四章 | 血液循环

04章 数字资源

 导入案例

小丽是一名中职卫校医学影像技术专业的一年级新生，运动时常常感到心脏跳动得很快，气喘、头晕，脸色苍白，休息后心脏跳动就慢慢恢复正常。同学们建议小丽平时要多锻炼。

请思考：

1. 小丽运动后的表现是正常现象吗？

2. 心脏活动是受什么因素调节的？

血液循环是指血液在心血管系统内按照一定方向循环流动。血液循环的动力来源于心脏的跳动,血管则是血液循环的管道,并起着分配血液、调节器官血流量、实现物质交换的作用。血液循环的基本功能是完成体内各种物质的运输和交换,满足机体代谢的需要,维持机体内环境的稳定,保证生命活动的正常进行。一旦循环功能发生障碍,新陈代谢不能正常进行,一些重要器官将受到严重损害,甚至危及生命。

第一节 心脏生理

心脏实现泵血功能是以心肌的收缩和舒张为基础的,但心房和心室之所以能不停地进行有顺序的、协调的收缩与舒张交替的活动,这与组成心脏的心肌细胞及其生物电特点有密切的关系。

一、心肌细胞的生物电现象

组成心脏的心肌细胞有两类,一类是具有收缩舒张功能的工作细胞,包括心室肌和心房肌;另一类是特殊分化的心肌细胞,也称自律细胞,自律细胞没有收缩舒张功能,但具有自动产生并传导兴奋的功能,包括窦房结、房室交界区、房室束、左右束支及浦肯野纤维,即心脏特殊传导系统。与神经细胞和骨骼肌细胞相比,两类心肌细胞的生物电现象有着明显的不同,分别以工作细胞中的心室肌细胞和自律细胞中的窦房结 P 细胞为例,来学习心肌的生物电现象。

(一)心室肌细胞的生物电现象

1. 静息电位　心室肌细胞的静息电位约为 -90mV,产生机制与骨骼肌细胞和神经纤维相似,主要是由 K^+ 外流形成的电 - 化学平衡电位。

2. 动作电位　心室肌细胞的动作电位明显不同于神经细胞和骨骼肌细胞,其主要特征是复极化过程较为复杂,持续时间很长,动作电位的升支和降支明显不对称。心室肌细胞的动作电位分为 0 期、1 期、2 期、3 期、4 期五个时相(图 4-1)。

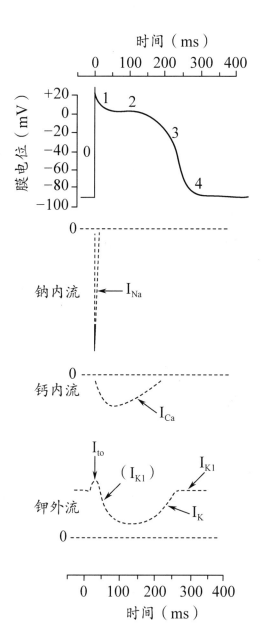

图 4-1　心室肌细胞动作电位示意图
0. 去极化期;1. 快速复极初期;2. 平台期或缓慢复极期;3. 快速复极末期;4. 静息期。

（1）0期（去极化期）：此期膜内电位从 −90mV 迅速上升到 +30mV 左右,构成动作电位的上升支,历时 1~2ms,其形成主要是由 Na^+ 大量快速内流产生的电 − 化学平衡电位。

（2）1期（快速复极初期）：此期膜内电位从 +30mV 迅速下降到 0mV 左右,历时约 10ms,其形成主要是由 K^+ 快速外流产生。

（3）2期（平台期或缓慢复极期）：此期膜内电位基本停滞在 0mV 左右,历时 100~150ms。此期膜上慢 Ca^{2+} 通道开放,Ca^{2+} 缓慢持久的内流并伴有 K^+ 外流,导致膜电位稳定在 0mV 左右而形成平台期。此期是心室肌细胞复极缓慢、动作电位时程长的主要原因,也是心肌区别于骨骼肌和神经纤维动作电位的特征。

（4）3期（快速复极末期）：此期膜内电位从 0mV 迅速下降到 −90mV,历时 100~150ms,主要是因为 Ca^{2+} 内流停止,K^+ 又快速外流而产生。

（5）4期（静息期）：此期膜内电位基本稳定在 −90mV,此时膜上的"离子泵"激活,将在动作电位过程中进入膜内的 Na^+、Ca^{2+} 泵出膜外,同时将外流的 K^+ 摄回膜内,以恢复膜内外离子的正常分布,保持细胞的正常兴奋性。

（二）自律细胞的生物电特点

自律细胞与工作细胞跨膜电位的最大区别在于 4 期。工作细胞 4 期的膜电位是基本稳定的,而自律细胞动作电位 3 期复极末期达到最大复极电位后,4 期的膜电位并不稳定于这一水平,而是立即开始自动去极化,称为 4 期自动去极化。自动去极化达阈电位后即爆发一次新的动作电位,如此周而复始,动作电位按一定节律不断产生。

4 期自动去极化是自律细胞形成自动节律性的基础,也是自律细胞区别于普通心肌细胞的主要特征。窦房结 P 细胞的 4 期自动去极化速度最快,自律性最高,是心脏活动的正常起搏点。

二、心肌的生理特性

心肌的生理特性包括自动节律性、兴奋性、传导性和收缩性。

（一）自动节律性

自动节律性,简称自律性,是指心肌组织能在没有外来刺激情况下自动发生节律性兴奋的能力或特性。自律性形成的基础是自律细胞的 4 期自动去极化,由于不同部位自律细胞 4 期自动去极化速度不同,其自律性高低亦不同。一般情况下,窦房结的自律性最高,约 100 次 /min;房室交界区次之,约 50 次 /min;浦肯野纤维最低,约 25 次 /min。正常心脏的跳动受窦房结控制,窦房结是心脏活动的正常起搏点。窦房结控制的心跳节律称为窦性心律,其他部位的自律细胞在正常情况下仅起兴奋传导作用,而不表现出自身节律性,称为潜在起搏点。当正常起搏点起搏功能障碍或传导发生障碍时,潜在起搏点的自律性就表现出来,称为异位起搏点。由异位起搏点控制的心跳节律称为异位心律。

（二）传导性

传导性是指心肌细胞具有传导兴奋的能力或特性，其传导机制与神经纤维相似。心肌细胞之间兴奋的传播是以心肌细胞间的缝隙连接为基础的。心肌细胞闰盘上有较多的缝隙连接构成细胞间的通道，兴奋以局部电流的形式通过这些低电阻通道直接传给相邻的细胞，实现心肌细胞的同步活动，产生同步收缩，提高心肌泵血效率。

1. 兴奋在心脏的传导通路　正常情况下，窦房结发出的兴奋通过心房肌传播到整个右心房和左心房，并沿着由心房肌组成的优势传导通路迅速传到房室交界区，再经房室束和左、右束支传到浦肯野纤维网，引起心室肌同步兴奋和收缩。

2. 兴奋传导特点和意义　兴奋在心脏不同部位的传导速度存在差异，普通心房肌细胞传导速度约为 0.4m/s，"优势传导通路"速度较快，为 1.0~1.2m/s，兴奋由窦房结发出后，仅需 0.06s 即可同时到达左右心房，使左右心房几乎同时收缩。当兴奋传到房室交界时，由于房室交界区细胞传导速度很慢，其中结区最慢，仅为 0.02m/s，因此兴奋在房室交界区传导需要耽搁约 0.1s，称为房室延搁。房室延搁的存在，保证了心房收缩完成之后，心室才开始收缩，避免了心房和心室重叠收缩现象，有利于心室的充盈和正常泵血。兴奋在浦肯野纤维的传导速度最快，约为 4m/s，在心室肌细胞间传导时速度约为 1m/s。经过房室交界后，兴奋可快速扩布到整个心室，保证左右心室同步收缩，提高射血效率。

（三）兴奋性

1. 心肌兴奋性的周期性变化

在心肌细胞每一次的兴奋过程中，其兴奋性会产生周期性变化，具体可分为以下几个时期（图 4-2）。

（1）有效不应期：从 0 期去极化开始，一直到 3 期膜内电位复极化达 -60mV 的这段时间内，无论给予心肌细胞何种强大的刺激均不能使其再产生动作电位，称为有效不应期。

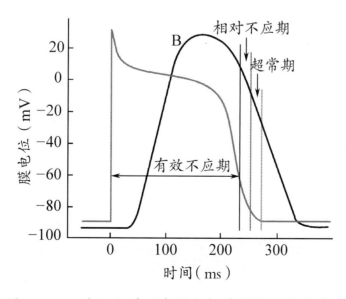

图 4-2　心室肌细胞兴奋性与机械收缩之间的关系

（2）相对不应期：膜内电位复极化从 −60mV 至 −80mV 的这段时间内，给予心肌细胞阈上刺激可使其产生动作电位，称为相对不应期。此时心肌细胞的兴奋性正在逐渐恢复，但仍低于正常。

（3）超常期：膜内电位复极化从 −80mV 至 −90mV 的这段时间内，由于此时心肌细胞膜的电位水平接近阈电位，给予心肌细胞阈下刺激就可引发动作电位，称为超常期。此期心肌的兴奋性高于正常。

2. 心肌细胞兴奋性的特点和意义　心肌细胞兴奋性的周期性变化，其特点是有效不应期特别长，相当于整个收缩期和舒张早期。因此，心肌不会像骨骼肌那样发生完全强直收缩，而始终保持收缩和舒张交替的活动，从而保证心脏的泵血功能。

3. 期前收缩和代偿间歇　正常情况下，由窦房结传来的兴奋节律控制着心脏的节律活动。在异常情况下，如果心室在有效不应期之后，下一次窦房结的兴奋到达之前，接受一个有效的额外刺激，心室可对这一额外刺激产生一次提前的兴奋和收缩，称为期前收缩，临床上称为早搏。同时，期前收缩也有自己的有效不应期，当来自窦房结的下一次正常的兴奋恰好落在这个期前收缩的有效不应期内时，则不能引起心室的兴奋和收缩，造成一次正常的窦性节律的脱失。因此，心室在一次期前收缩之后，会出现一段较长的舒张期，称为代偿间歇。

（四）收缩性

和骨骼肌相比，心肌的收缩具有以下几个特点。

1. 不发生强直收缩　由于心肌细胞动作电位复极缓慢导致有效不应期特别长，此期内心肌细胞对任何刺激都不产生动作电位和收缩，故不能像骨骼肌那样发生强直收缩。

2. 同步收缩　由于心肌特殊传导系统的存在，以及细胞间闰盘的低电阻传导效应，使心房和心室各自形成一个功能合胞体，兴奋可以由心房或心室的某个点快速传递到所有区域，从而引起所有心房肌或心室肌同步收缩，具有"全或无"的特性。这种收缩方式配合心肌细胞螺旋形排列的特点，可以在收缩时产生强力绞拧的效果，从而使整体收缩力增强，提高心脏的泵血效率。

3. 依赖细胞外液 Ca^{2+}　与骨骼肌细胞不同，心肌细胞的肌质网不发达，不具备大量贮存 Ca^{2+} 的功能。心肌细胞兴奋 − 收缩耦联所需的 Ca^{2+} 主要来源于细胞外液，心肌的收缩力受细胞外液中 Ca^{2+} 浓度制约。在一定范围内，Ca^{2+} 浓度升高，心肌收缩力增强，Ca^{2+} 浓度降低则收缩力减弱。

（五）心电图

在每个心动周期中，心脏的生物电变化可通过体液和导电组织传到体表，将测量电极置于体表的一定部位，通过心电图机记录出来的心脏电变化曲线，称为心电图（ECG）。空白的心电图纸由长宽均为 1mm 的正方形小格构成，纵向一小格代表 0.1mV，横向一小格代表 0.04s（图 4-3）。

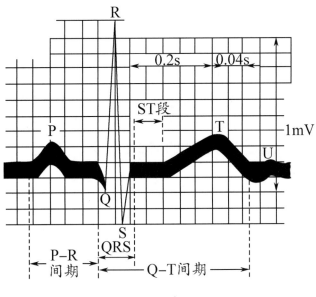

图 4-3　体表心电图

人体正常心电图是由 P 波、QRS 波群和 T 波及各波间的区段组成,各波形代表不同的生理意义(表 4-1)。

表 4-1　正常典型心电图的各波形及生理意义

波形	生理意义
P 波	反映两心房去极化过程
QRS 波群	反映两心室去极化过程
T 波	反映两心室复极化过程
P-R 间期	代表由心房兴奋到心室兴奋所需要的时间
Q-T 间期	代表从心室去极化到完全复极化所经历的时间
ST 段	代表心室各部分均处于去极化状态

三、心脏的泵血功能

心脏是推动血液流动的动力器官,其主要功能是泵血。心脏的泵血依靠心脏收缩和舒张的交替活动得以完成。心脏收缩时将血液射入动脉,并通过动脉系统将血液分配到全身各组织;心脏舒张时则通过静脉系统使血液回流到心脏,为下一次射血做准备。

(一)心率与心动周期

1. 心率　心率是指心脏每分钟跳动的次数。安静状态下,正常成人心率为 60~100 次 /min,平均 75 次 /min。正常情况下,心率可因年龄、性别和生理状况不同而发生变化。新生儿心率可达 140 次 /min 以上,并随年龄增长而逐渐减慢,到 15~16 岁时接近成人水平；女性心率较男性稍快；安静和睡眠时心率减慢,运动和情绪激动时心率增快。

2. 心动周期 心动周期是指心脏收缩和舒张一次构成的机械活动周期。按照心率 75 次 /min 计算,心动周期约为 0.8s。在每个心动周期中,首先是两心房先收缩,持续0.1s,继而舒张,历时约 0.7s。在心房开始舒张的同时,两心室开始收缩,持续 0.3s,继而心室开始舒张,历时约 0.5s。在心室舒张期的前 0.4s 期间,心房也在舒张,称为全心舒张期（图 4-4）。

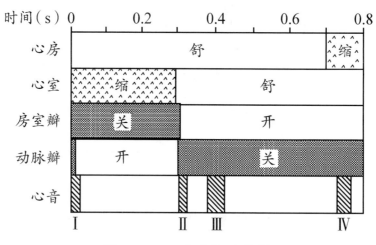

图 4-4　心动周期示意图

在心动周期中,心房和心室是交替收缩的,且舒张期均长于收缩期,尤以心房明显,这样既保证了静脉有充分的时间使血液回流至心房,同时也让心脏得到充分的休息。心率与心动周期之间的关系呈反比,当心率增快时,心动周期缩短,收缩期和舒张期均缩短,但舒张期缩短更显著,这对心脏的持久活动是不利的。当心率过快时,舒张期的缩短更为明显,造成心肌相对做功时间延长,对心脏的持久做功和血液充盈造成负担,这也是快速型心律失常导致心力衰竭的主要原因。因此,在临床实践过程中,面对心率过快的患者,为避免产生心力衰竭,必须采取相应治疗措施减慢心率。

（二）心脏的泵血过程

左、右心室的泵血过程相似,而且几乎同时进行。现以左心室为例,说明心脏泵血的过程。

1. 心室收缩期 心室收缩期可分为等容收缩期和射血期,射血期又可分为快速射血期和减慢射血期。

（1）等容收缩期：心室开始收缩后,心室内压力立即升高,当室内压升高到超过房内压时,即可推动房室瓣使之关闭,血液不会倒流入心房,但此时室内压尚低于主动脉压,因此主动脉瓣仍处于关闭状态,心室暂时成为一个封闭的心腔。从房室瓣关闭到主动脉瓣开启前的这段时期,心室的收缩不能改变心室的容积,故称为等容收缩期。此期持续约0.05s。这一时期的特点是在短时间内,室内压急剧升高。等容收缩期的长短取决于心肌收缩力的强弱和动脉血压的高低。当主动脉压升高或心肌收缩力减弱时,等容收缩期将延长。

（2）射血期：当心室收缩使室内压升高至超过主动脉压时,主动脉瓣开放。这标志着等容收缩期结束,射血期开始。在射血的早期,由于心室射入主动脉的血液量较多,血液速度也很快,故称为快速射血期。此期持续约0.1s。在快速射血期,心室射出的血液量约占总射血量的70%。由于心室内血液很快射入主动脉,主动脉压也随之升高,心室容积明显缩小,但由于心室强烈收缩,室内压继续上升并达到峰值。在射血的后期,由于心室收缩强度减弱,射血的速度逐渐减慢,故称为减慢射血期。此期持续约0.15s。在减慢射血期,室内压和主动脉压都由峰值逐渐下降。

须指出的是,在快速射血期的中期或稍后,乃至整个减慢射血期,室内压已低于主动脉压,但此时心室内的血液因具有较高的动量和惯性,故仍可逆压力梯度继续进入主动脉。减慢射血期末,心室容积降至最小。

2. 心室舒张期　心室舒张期可分为等容舒张期和心室充盈期,心室充盈期又可分为快速充盈期、减慢充盈期和心房收缩期。

（1）等容舒张期：射血后,心室开始舒张,室内压下降,主动脉内的血液向心室方向反流,推动主动脉瓣关闭,但此时室内压仍高于房内压,故房室瓣仍处于关闭状态,心室又暂时成为一个封闭的心腔。从主动脉瓣关闭至房室瓣开启前的这一段时间内,心室舒张而心室的容积并不改变,故称为等容舒张期。此期持续0.06~0.08s,由于此时心室继续舒张,因而室内压短时间内急剧下降。

（2）心室充盈期：当室内压降到低于房内压时,血液冲开房室瓣进入心室,心室开始充盈。由于室内压明显降低,甚至造成负压,这时心房和大静脉内的血液因心室的抽吸作用而快速流入心室,故称为快速充盈期。此期持续约0.11s,进入心室的血液量约为总充盈量的70%。快速充盈期是心室充盈的主要时期,在快速充盈期末,室内压降至最低。快速充盈期后,心室肌继续维持舒张状态,随着心室充盈,室内压逐渐上升,与房内压的压力差减小,心室对血液的抽吸力下降,心室充盈速度减缓,称为减慢充盈期,历时约0.22s。减慢充盈期进入心室的血量较少。在心室舒张期的最后0.1s,心房开始收缩,即进入下一心动周期的心房收缩期。心房的收缩使心房压力升高,在房内压的作用之下将血液继续压入心室,使心室的充盈量再增加20%~30%。心房收缩期末,心室容积达到最大,之后进入下一个心动周期。

如上所述,心室射血完全依靠心室收缩完成,心室充盈70%以上依靠心室舒张造成室内压降低的抽吸作用完成,可见,心室的舒缩活动是心脏泵血的原动力,心房的收缩对心室的充盈起辅助作用。

房颤和室颤

房颤是心房纤维性颤动的简称,是临床上最常见的一种心律失常,发作时心房有效的一致性收缩被心房不规则乱颤取代。大部分房颤患者会有心悸、心慌、胸部不适,但不会引起明显的症状,也不会导致死亡。房颤最大的风险就是可能会导致心房内血栓形成,血栓脱落,有可能会导致脑梗死、肢体的动脉栓塞等。

室颤是心室纤维性颤动的简称,是指患者的心肌突然丧失了整体的协调性,呈不规则的收缩,不能将血液泵出的临床危险状态。与房颤相比,室颤要严重得多,一旦患者发生室颤,相当于心脏失去射血能力,就会导致患者重要脏器供血不足,很快就会出现晕厥,意识丧失,甚至会导致猝死。

(三)心音

心音是指在心动周期中,心肌收缩、瓣膜开合、血流速度改变及血流冲击心腔和血管壁时引起的机械振动,传导至胸壁某些部位后用听诊器可以听到的声音。正常情况下,每一个心动周期中有四个心音,分别称为第一、第二、第三和第四心音。使用听诊器一般只能听到第一心音和第二心音,在某些健康儿童和青年人可以听到第三心音,四十五岁以上的人可能出现第四心音(图4-4)。

1. 第一心音　第一心音是心室开始收缩的标志,由房室瓣关闭、心室收缩以及心室射出的血液冲击动脉管壁等引起。第一心音音调低沉,持续时间较长,最佳听诊部位在心尖搏动处(左锁骨中线与第五肋间隙交点)。第一心音的强弱可反映心室射血能力强弱和房室瓣的开合状态。

2. 第二心音　第二心音是心室开始舒张的标志,由动脉瓣关闭、血流冲击大动脉根部和心室内壁引起的振动引起。第二心音频率较高,持续时间较短,在第二肋间隙与胸骨左右交点的主动脉瓣和肺动脉瓣区域听诊最清晰。第二心音的强弱可以反映动脉血压的变化及动脉瓣的活动状态。

心脏的某些病变可引起心音的异常或出现杂音,如动脉瓣关闭不全或者瓣膜狭窄时,可因血液湍流出现杂音。因此,心音听诊在某些心脏疾病的诊断方面具有重要意义。

心脏杂音及人工心脏瓣膜

心脏发生器质性病变,如瓣膜缺损或关闭不全等情况时,血液在心腔内的流动会出现阻碍,形成湍流,引起振动发出声音。此时,在正常心音之外就会听到心杂音。在不同时期不同部位听到的心杂音具有不同的临床意义。如二尖瓣狭窄的患者,可在心尖区听到隆隆样舒张期杂音;二尖瓣关闭不全的患者,可在心尖部听到吹风样收缩期杂音;主动脉瓣狭窄的患者,在心底可听到吹哨样收缩期杂音;主动脉瓣关闭不全的患者,可在心底处听到吹风样舒张期杂音;心包壁增厚的患者,可听到心包摩擦音等。

人工心脏瓣膜是指人工制造的可替代天然心脏瓣膜并具备完善生理功能的人工器官。当发生心瓣膜病变无法通过修补术改善时,可采用人工心脏瓣膜置换术。人工心脏瓣膜根据使用材料不同分为机械瓣和生物瓣。两者各有利弊,机械瓣使用寿命长,但易形成血栓;生物瓣无需抗凝但容易钙化,使用寿命较短。

(四)心脏泵血功能的评价

心脏的主要功能是泵血,因此,心脏泵血量是评价心脏泵血功能的重要指标,具有较高的临床指导意义。常见的临床评价心功能的指标有以下几种。

1. 每搏输出量　每搏输出量是指一侧心室每次收缩射入动脉的血量,简称搏出量。正常成年人安静状态下,一侧心室舒张末期容积平均约125ml,收缩末期容积平均约55ml,搏出量60~80ml,平均70ml,左右心室几无差别。

2. 射血分数　搏出量占心室舒张末期容积的百分比称为射血分数。正常成人在安静状态下,射血分数为55%~65%。当心功能下降,心肌收缩力减弱引起心室代偿性肥大时,由于心室舒张末期容积增大,搏出量可能正常,但射血分数会明显下降。

3. 心输出量　一侧心室每分钟射入动脉的血量称为每分输出量,简称心输出量。心输出量等于心率与搏出量的乘积。按照正常成人心率平均75次/min,搏出量60~80ml计算,心输出量为4.5~6.0L/min。心输出量可因代谢水平的变化而改变,并与性别、年龄和功能状态相关。如剧烈运动时心输出量可达到安静状态下的5~7倍,而麻醉状态下心输出量可明显下降;老年人的心输出量低于年轻人;相同体重的女性心输出量比男性约低10%。

4. 心指数　研究表明,正常人心输出量与体表面积成正比。以每平方米体表面积计算的心输出量称为心指数。身高170cm,体重60kg的成年人,体表面积约为1.65m²,按照安静状态下心输出量5~6L/min计算,其静息状态下的心指数为3.0~3.5L/(min·m²)。心指数比心输出量更能体现个体间的心功能差异。

(五)影响心输出量的因素

在生理状态下,心输出量随神经和体液等因素的调节产生变化,由于心输出量为心率和搏出量的乘积,所以只要能引起两者产生变化的因素都会影响心输出量。

1. 搏出量的调节　在心率不变的情况下,搏出量成为影响心输出量的主要因素。心脏泵血功能的强弱决定了搏出量的多少,心脏泵血功能受前负荷、后负荷和心肌收缩能力三方面的影响。

（1）前负荷：心肌收缩前所加载的负荷，即心室舒张末期容积。它决定了心室肌在收缩前的初长度。在生理状态下，心室舒张末期容积越大，心室肌初长度越长，则心肌收缩力越强，搏出量越多。这种通过改变心肌初长度而引起心肌收缩力改变的调节，称为异长自身调节。当心肌前负荷过大，如静脉回心血量过多，速度过快时，心肌初长度超过限度值，心肌收缩力不增反减，此时搏出量减少，心输出量下降，严重时甚至会引发心力衰竭。如临床在给患者进行静脉输液时，应根据患者的个体情况控制液体量，以防发生心力衰竭。多数情况下，静脉回心血量是影响心肌前负荷的主要因素。

（2）后负荷：心肌收缩时所加载的负荷。后负荷主要来源于心室射血时受到的阻力，即动脉血压。在没有其他因素影响的情况下，动脉血压升高，心室射血阻力增大，等容收缩期延长，射血期缩短，造成搏出量减少，心输出量下降。后负荷增大后，心室射血末期剩余血量增多，如回心血量不变，则会导致心室舒张末期容积增大，此时可通过增强心肌收缩能力，使搏出量维持正常水平。动脉血压长期升高时，心肌收缩力需持续增强以维持搏出量，长此以往会引起心室肌代偿性肥大，最终导致心力衰竭。

（3）心肌收缩能力：心肌收缩能力是指心肌在不依赖前、后负荷的情况下，改变心肌细胞收缩强度和速度的内在特性。在心肌初长度不变的情况下，心肌收缩能力越强，搏出量越多，心输出量越大。由于这种对心肌收缩力的调节不受心肌初长度的影响，故称为等长自身调节。相关的神经和体液调节和药物作用均可改变心肌的收缩能力。如情绪激动时，交感神经兴奋，引起心肌收缩能力增强，搏出量增加，心输出量增大。静息状态下，迷走神经兴奋，心肌收缩能力减弱，搏出量下降，心输出量随之减少。

2. 心率的调节　当搏出量稳定时，在一定范围内心率加快，心输出量增大。但当心率超过 180 次 /min 时，由于心动周期缩短至不足 0.4s，心室充盈期过短，导致心室充盈量严重不足，引起搏出量减少，心输出量下降。当心率低于 40 次 /min 时，心室舒张期明显延长，此时心室充盈量达到极限，无法继续增加充盈量和搏出量，因此心输出量也减少。由此可见，当心率超过正常范围，过快或过慢时，心输出量都会减少。正常情况下，心率快慢受神经和体液因素的支配，如交感神经兴奋、肾上腺素分泌增多时，心率加快。

（六）心脏泵血功能的储备

心脏泵血功能的储备是指心输出量随机体代谢需要而增加的能力，简称心力储备。心力储备包括搏出量储备和心率储备。心肌强力收缩射血时，可使搏出量增加 55~60ml。健康成人在剧烈运动时心率可由平时的 75 次 /min 增快至 160~180 次 /min，心输出量增加 2~5 倍。

第二节　血　管　生　理

 导入案例

　　患者,男,56 岁,出租车司机。3 年前体检时血压 170/95mmHg,未用药治疗,平时吸烟较多,不饮酒。半年来,一直感觉头晕、头痛,近 1 周加重到医院就诊。体格检查:血压 185/100mmHg,诊断为高血压。X 线胸片显示心界向左下扩大。

请思考:

1. 患者头晕、头痛主要是什么原因引起的?

2. 患者心界向左下扩大可能是什么原因引起的?

　　人体的血管分为动脉、静脉和毛细血管三大类,由心室射出的血液,经动脉、毛细血管和静脉返回心房。血管在血液运输、血液分配、维持血压、调节血容量和物质交换等方面具有重要作用。

一、血流量、血流阻力与血压

　　1. 血流量　是指单位时间内流过血管某一横切面的血量。血流量的多少与血管两端的压力差成正比,与血流阻力成反比。

　　2. 血流阻力　是指血液流经血管时所遇到的阻力。它来源于血液与血管壁及血液内部分子之间的摩擦。根据流体力学的原理,血流阻力大小与血管半径的 4 次方成反比。因此,生理情况下,影响血流阻力的最主要因素是血管半径。在各类血管中,小动脉和微动脉口径较小,是形成血流阻力的主要部位,此处产生的血流阻力称为外周阻力。

　　3. 血压　是指血管内流动的血液对单位面积血管壁的侧压力,临床习惯用 mmHg 来表示。在整个循环系统中,各部分血管之间存在着压力差,即动脉血压 > 毛细血管血压 > 静脉血压,这种压力差是推动血液流动的直接动力。

二、动脉血压与动脉脉搏

(一)动脉血压的概念及正常值

　　1. 动脉血压的概念　动脉血压通常指主动脉血压。在心动周期中,随着心脏的舒缩活动,动脉血压发生周期性变化,心室收缩时动脉血压上升所达到的最高值,称为收缩压。

心室舒张时动脉血压下降达到的最低值,称为舒张压。收缩压与舒张压之间的差值称为脉搏压,简称脉压,它可以反映心动周期中动脉血压的波动幅度。心动周期中动脉血压的平均值称为平均动脉压,约等于舒张压加 1/3 脉压。

2. 动脉血压的正常值 我国健康青年人在安静状态下,收缩压为 100~120mmHg,舒张压为 60~80mmHg,脉压为 30~40mmHg,平均动脉压为 100mmHg。临床上一般用"收缩压/舒张压 mmHg"来表示动脉血压的值。根据 2021 年《中国高血压防治指南》第三版,安静状态下,非同日 3 次测量,收缩压≥140mmHg 和/或舒张压≥90mmHg,即诊断为高血压;收缩压持续低于 90mmHg 或舒张压持续低于 60mmHg,即可视为低血压。

健康成人在安静状态下动脉血压相对稳定,但个体差异较大,血压受年龄、性别、心理、运动等多种因素影响。一般来说,女性略低于男性,儿童低于成人;安静时血压相对稳定,情绪激动或运动时可暂时升高。血压是推动血液正常流动和保证脏器血供的重要条件。血压过低会造成组织器官的供血不足,特别是心、脑等重要脏器可因缺血缺氧而危及生命。血压过高会造成射血阻力增大,后负荷增加,可导致心室代偿性肥大,引发心力衰竭。同时,对于血管脆性较大的人来说,血压过高还可能引起血管壁损伤破裂,引发脑出血等症状。

(二)动脉血压的形成

动脉血压的形成主要包括以下几个方面:

1. 血液充盈量 心血管系统有足够的血液充盈是动脉血压形成的前提条件。

2. 心脏射血和外周阻力 心脏射血产生的动力和血液流动遇到的外周阻力是形成动脉血压的根本因素。由于外周阻力的存在,心室收缩射出的血液只有约 1/3 直接流向外周,其余的暂时储存于主动脉和大动脉中,若没有外周阻力,心室收缩时射出的血液将全部迅速流向外周,动脉血压将不能维持在正常水平。

3. 大动脉管壁的弹性贮器作用 心室收缩射血时,由于外周阻力的存在,大部分血液暂时贮存在大动脉内,大动脉管壁弹性扩张,使收缩压不致过高;心室舒张时,心室射血停止,大动脉内血液失去来自于心腔射血的推动力,扩张的大动脉管壁弹性回缩,维持血压,并推动血液继续流向外周,直至下一次心室射血开始。由此可见,大动脉管壁的弹性贮器功能,可使收缩压不致上升过高,使舒张压不致下降过低,降低了血压的波动速度和波动范围,推动血液的连续流动。

(三)影响动脉血压的因素

凡能影响血压形成的因素,都能影响动脉血压。

1. 搏出量 当搏出量增加时,心缩期射入主动脉的血量增多,收缩压明显升高。由于动脉血压升高,血流速度随之加快,舒张期末存留在大动脉中的血量增加不明显,故舒张压升高相对较小,脉压增大。反之,当搏出量减少时,收缩压降低明显,脉压减小。一般情况下,收缩压的高低主要反映搏出量的多少。

2. 心率　心率加快时,心室舒张期明显缩短,在心舒期内流向外周的血量减少,存留在主动脉内的血量增多,故舒张压明显升高。主动脉内存留的血量增多,可使收缩压也相应升高,但由于此时血流速度加快,因此收缩压升高不如舒张压明显,脉压减小。

3. 外周阻力　外周阻力增大时,心舒期内血流速度减慢,心舒期末存留在大动脉内的血量增多,故舒张压明显升高。心缩期内由于血压升高,血流速度加快,因而收缩压升高不如舒张压明显,脉压减小。反之,当外周阻力减小时,舒张压降低更明显,脉压增大。通常情况下,舒张压主要反映外周阻力的大小。

4. 大动脉管壁的弹性储器作用　大动脉的弹性储器作用可缓冲动脉血压,使心动周期中动脉血压的波动幅度减小。老年人由于动脉管壁硬化、弹性降低,对血压的缓冲作用减弱,因而收缩压增高而舒张压降低,脉压明显加大。

5. 循环血量与血管容量的比例　生理情况下,循环血量与血管系统容量相适应,产生一定的循环系统平均充盈压,这是血压形成的重要前提。当大失血、腹泻、脱水等情况使循环血量减少时,动脉血压随之下降,此时应采取输血补液等措施补充循环血量。当过敏、中毒等情况使血管扩张,容量增大时,也会导致动脉血压下降,此时应使用收缩血管的药物以减小血管容积,使动脉血压回升。

(四)动脉脉搏

在心动周期中,因动脉血压发生周期性变化而引起的动脉管壁周期性波动,称为动脉脉搏,简称脉搏。在动脉走行到体表相对表浅的位置可触及脉搏。脉搏强弱可以反映心肌收缩力强弱,脉搏的节律反映心律是否规则,脉搏的弹性可以反映动脉血管的弹性、甚至是硬化情况。临床常用的脉搏检测部位为桡骨茎突稍内侧,此处可触及桡动脉波动,临床遇到危重患者不能触及桡动脉搏动时,常以触诊大动脉搏动来判断患者的病情,如颈总动脉脉搏。

三、静脉血压与血流

静脉是血液回流入心脏的通道,具有易扩张、容量大的特点,故称为容量血管。人体全部循环血量的 60%~70% 储存于静脉。静脉的收缩或舒张可有效调节心输出量和回心血量,使循环系统功能适应各种生理活动的需求。

(一)静脉血压

血液流经动脉、毛细血管到达微静脉时,血压已降至 15~20mmHg,最后回流到右心房时压力已接近于零。通常将各器官静脉的血压称为外周静脉压,而将右心房和胸腔内大静脉处的血压称为中心静脉压(CVP)。中心静脉压正常值为 4~12cmH$_2$O。

中心静脉压的高低取决于心脏射血能力和静脉回心血量。若心室射血能力较强,能及时将静脉回心血液射入动脉,则中心静脉压降低;反之,若心室射血能力减弱(如有心肌损害、心力衰竭),则中心静脉压升高。临床上中心静脉压常作为判断心血管功能状态、控制补液量和补液速度的重要指标。

(二)影响静脉回心血量的因素

静脉回心血量的多少取决于外周静脉压与中心静脉压之间的压力差。凡能改变这一压力差的因素,均能影响静脉回心血量。

1. 体循环平均充盈压　是反映心血管系统充盈程度的指标。心血管系统内血液充盈程度越高,静脉回心血量越多。当血量增加或容量血管收缩时,体循环平均充盈压升高,静脉回心血量增多;反之,静脉回心血量减少。

2. 心肌收缩力　心肌收缩力增强时,射血期心室排空较完全,心室舒张期室内压降低,对心房和静脉内血液抽吸力增大,回心血量增多。反之,心肌收缩力减弱时,回心血量减少。

3. 体位改变　静脉管壁薄、易扩张,且静脉内血压低,体位改变时可影响静脉跨壁压而改变回心血量。当人由平卧位变为直立位时,身体低垂部分的静脉因跨壁压增大而扩张,容纳的血液增多,可多容纳约 500ml 血液,因此回心血量减少。此时由于心输出量减少,血压降低,可出现头晕、眼前发黑等现象,称为体位性低血压,尤其是体弱久病和长期卧床的患者,应更加注意。

4. 骨骼肌的挤压作用　当骨骼肌收缩时,肌肉内和肌肉间的静脉受到挤压,血液向心回流加快。当骨骼肌舒张时,静脉内压力降低,由于受静脉瓣的阻挡血液不能倒流,毛细血管和微静脉的血液流入静脉。骨骼肌和静脉瓣对静脉回流起着"泵"的作用。

5. 呼吸运动　胸膜腔内压呈负压状态。吸气时胸膜腔负压增大,胸腔内的大静脉和右心房更加扩张,中心静脉压降低,有利于外周静脉血液回流;呼气时则相反,静脉回心血量相应减少。

 知识拓展

心 力 衰 竭

心力衰竭简称心衰,是指由于心脏的收缩功能和 / 或舒张功能发生障碍,不能将静脉回心血量充分排出心脏,导致静脉系统血液淤积,动脉系统血液灌注不足,从而引起血液循环障碍。根据临床症状可分为右心衰、左心衰和全心衰。如右心衰竭时,右心室收缩力降低,体循环静脉回流受阻,造成体循环静脉高压,会出现颈静脉怒张、肝大、下肢水肿等病理症状。左心衰竭时,左心室射血量减少,室内压升高,左心房压和肺静脉压随之升高,造成肺静脉淤血和肺水肿,导致呼吸困难。

四、微　循　环

微循环是指微动脉与微静脉之间的血液循环,其基本功能是实现血液与组织细胞之间的物质交换。

（一）微循环的组成

典型的微循环由微动脉、后微动脉、毛细血管前括约肌、真毛细血管、通血毛细血管、动、静脉吻合支和微静脉等组成(图4-5)。

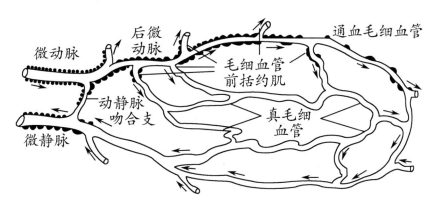

图 4-5　微循环的组成示意图

（二）微循环的血流通路

血液流经微循环有三条通路:

1. 迂回通路　血液经微动脉、后微动脉、毛细血管前括约肌和真毛细血管网汇集到微静脉称为迂回通路。真毛细血管数量多,穿行于组织细胞之间,迂回曲折,交织成网,血流缓慢,加之真毛细血管管壁薄且通透性好,使它成为血液与组织液之间进行物质交换的主要场所,因此又称为“营养通路”。真毛细血管是交替开放的,其开放的多少取决于所在器官、组织的代谢水平。

2. 直捷通路　血液由微动脉经后微动脉、通血毛细血管进入微静脉称为直捷通路。通血毛细血管阻力较小,血流速度较快,经常处于开放状态。这一血流通路可使一部分血液迅速经过微循环进入静脉,以保证静脉回心血量。

3. 动－静脉短路　血液由微动脉经动－静脉吻合支直接流入微静脉称为动－静脉短路。微动脉与微静脉之间压力差较大,动静脉吻合支一旦开放,血液可迅速从微动脉流入微静脉,此通路不能进行物质交换。动－静脉短路多分布于手指、足趾、耳郭等处的皮肤内,一般情况下处于关闭状态。当人体需要大量散热时,此通路开放,使皮肤血流量增加有利于机体散热,因此这一通路对体温调节有一定作用。

（三）微循环的调节

微循环内血管的活动主要受神经体液因素和局部代谢产物的影响。

1. 神经体液调节因素　交感神经兴奋时,微动脉和微静脉均收缩,微动脉收缩较明显,微循环血流量下降;交感神经抑制时,微动脉和微静脉舒张,微循环内血量增多。后微动脉、毛细血管前括约肌无直接神经支配,其舒缩活动主要受体液因素控制,体液当中的缩血管物质如肾上腺素、去甲肾上腺素、血管升压素等可以使其收缩,微循环血量降低;体液中的舒血管物质如腺苷、CO_2、组胺等可使其舒张,微循环血量增多。

2. 局部代谢产物的调节　安静状态下,组织代谢水平低,局部代谢产物积聚较少,后微动脉和毛细血管前括约肌收缩,大部分毛细血管网处于关闭状态,血流量较少。经过一段时间后,该毛细血管周围组织代谢产物积聚增多,后微动脉和毛细血管前括约肌舒张,毛细血管网开放,血流量增多,加速清理代谢产物。代谢产物清除完毕后,毛细血管网又重新关闭,如此周而复始。总之,微循环受神经、体液双重因素的控制,以局部体液调节为主。

五、组织液生成与淋巴循环

组织液是存在于组织细胞间隙内的细胞外液,是血液与组织细胞之间进行物质交换的中介。绝大部分组织液呈胶胨状,不能自由流动,其成分除蛋白质浓度明显低于血浆外,其他与血浆相同。组织液渗入毛细淋巴管即成为淋巴液,经淋巴管系统回流入静脉。

(一)组织液的生成与回流

组织液是血浆通过毛细血管壁滤过形成的,同时一部分组织液又通过重吸收回流入毛细血管,另一部分组织液则经毛细淋巴管回流,因此正常组织液的量处于动态平衡状态(图4-6)。毛细血管壁通透性是组织液生成的结构基础,有效滤过压是组织液生成的动力。

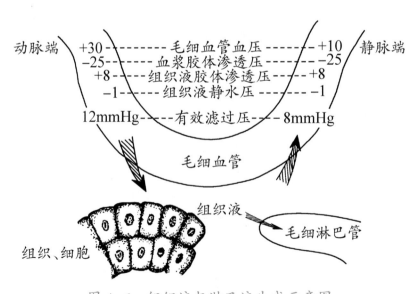

图 4-6　组织液与淋巴液生成示意图

滤过的力量和重吸收的力量之差,即为有效滤过压。即:有效滤过压 =(毛细血管血压 + 组织液胶体渗透压)-(血浆胶体渗透压 + 组织液静水压)。经测量,毛细血管动脉端的血压为 30mmHg;毛细血管静脉端的血压为 12mmHg;组织液胶体渗透压为 15mmHg;血浆胶体渗透压为 25mmHg;组织液静水压为 10mmHg。按上式计算,毛细血管动脉端有效滤过压为 10mmHg,表明组织液不断的生成;毛细血管静脉端的有效滤过压为 -8mmHg,表明组织液回流入毛细血管。组织液的生成与回流保持着动态平衡,如果组织液生成增多或回流减少,组织间隙有过多液体潴留,可形成组织水肿。

(二)影响组织液生成和回流的因素

1. 毛细血管血压　在排除其他影响因素的情况下,毛细血管血压升高时,有效滤过压增大,造成组织液生成增多,回流减少,可形成组织水肿。一般来说,毛细血管血压是造成有效滤过压正向改变从而推动组织液生成的主要因素。

2. 血浆胶体渗透压　血浆胶体渗透压是促使组织液回流的重要因素。血浆胶体渗透压的维持主要依赖血浆白蛋白数量。当由于各种原因导致血浆白蛋白减少时,会造成血浆胶体渗透压下降,有效滤过压升高,组织液生成增多,形成水肿。如肝病患者出现腹水症状;长期营养不良的人会出现身体浮肿症状等。

3. 毛细血管通透性　正常情况下,血浆蛋白因为体积较大不易通过正常毛细血管壁,血浆胶体渗透压和组织液胶体渗透压基本不变。当机体出现变态反应或局部烧伤时,毛细血管通透性出现异常增大,血浆蛋白可穿透血管壁半透膜进入组织当中,从而使组织液生成增多,出现水肿现象。

4. 淋巴回流　一般情况下,约有 10% 的组织液经毛细淋巴管吸收,通过淋巴循环回流入静脉。当淋巴管阻塞或受压迫时,可引起淋巴液回流受阻,从而形成淋巴水肿。

(三)淋巴循环的意义

淋巴循环作为血液循环的重要辅助部分,有重要的生理意义。

1. 回收蛋白质　回收蛋白质是淋巴回流最主要的生理作用,同时淋巴回流也是血液回收蛋白质的主要途径,每天通过淋巴液运回血液的蛋白质可达 75~200g。

2. 维持体液平衡　生成的组织液约有 10% 需经淋巴系统回流入血。

3. 运输脂肪及其他营养物质　小肠吸收的脂肪 80%~90% 经过淋巴吸收入血。

4. 防御和免疫功能　淋巴液流经淋巴结时,其中的细菌、异物等可被巨噬细胞清除。此外,淋巴结还能产生淋巴细胞,参与免疫反应。

(杜会强)

第三节　心血管活动的调节

正常人心脏的节律性搏动、心输出量、动脉血压和静脉回流量等经常保持相对稳定，在机体内外环境发生变化时，心血管活动相应的调整，使心输出量和各组织器官的血流量适应当时新陈代谢和主要功能活动的需要。心血管活动的调节主要包括神经调节和体液调节等。

一、神　经　调　节

心脏和血管受自主神经支配。神经系统对心血管活动的调节是通过各种心血管反射活动实现的。

（一）心血管的神经支配和作用

1. 心脏的神经支配　心脏受心交感神经和心迷走神经的双重支配。

（1）心交感神经及其作用：心交感神经节前纤维起自脊髓第 1~5 胸段侧角的交感神经核，其节后纤维到达窦房结、房室交界、房室束、心房肌和心室肌。当心交感神经兴奋时，节后纤维末梢释放去甲肾上腺素（NE），与心肌细胞膜上的 β_1 受体结合，产生兴奋作用，表现为心率加快、兴奋传导速度加快、心肌收缩力增强、心输出量增多，血压升高。房室交界和心室肌受左侧心交感神经支配，左侧心交感神经兴奋时，心肌收缩力加强；窦房结受右侧心交感神经支配，右侧心交感神经兴奋时，主要表现为心率加快。心交感神经的兴奋作用可以被 β_1 受体阻断剂美托洛尔阻断。

（2）心迷走神经及其作用：支配心脏的副交感神经为心迷走神经。心迷走神经的节前纤维起自延髓的迷走神经背核和疑核，行走于迷走神经干中，在心壁内的神经节换元后，其节后纤维主要支配窦房结、房室交界、房室束、心房肌及部分心室肌。心迷走神经兴奋时，末梢释放乙酰胆碱（ACh），与心肌细胞膜上的 M 受体结合，产生抑制作用，表现为心率减慢，传导速度减慢，心肌收缩能力减弱，心输出量减少，血压下降。左右心迷走神经也有敏感调节区域，右侧心迷走神经主要支配窦房结，左侧心迷走神经对房室交界的影响较大，但两者的差异不如左右心交感神经明显。心迷走神经的兴奋可被 M 受体阻断剂阿托品阻断。

2. 血管的神经支配　除毛细血管没有血管平滑肌以外，其他所有的血管活动均由管壁平滑肌完成。支配血管平滑肌的神经纤维，主要有缩血管神经纤维和舒血管神经纤维。

（1）缩血管神经纤维：缩血管神经纤维都属于交感神经纤维，也称之为交感缩血管神经纤维，其节前纤维起自脊髓灰质中间外侧核，经椎旁节和椎前节换元后，节后神经纤维到达血管平滑肌。当交感缩血管神经兴奋时，其末梢释放去甲肾上腺素（NE），与血管

平滑肌细胞膜上的 α 受体相结合产生缩血管效果；与 β_2 受体结合产生舒血管效果。由于去甲肾上腺素与 α 受体的亲和力要强于 β_2 受体，因此，交感缩血管神经纤维兴奋时主要表现为血管平滑肌收缩，外周阻力增大，血压升高。常见的 α 受体阻断剂为酚妥拉明，可以阻断交感缩血管神经的缩血管效应。

交感缩血管神经纤维几乎支配全身的血管，其中分布密度最大的是皮肤血管，其次是骨骼肌和内脏血管，脑血管和冠状动脉中密度最低。交感缩血管神经在同一器官各类血管中的分布密度也不同，其中微动脉中分布密度最高，毛细血管前括约肌中密度最低，毛细血管不受神经纤维支配。交感缩血管神经纤维发放的神经冲动频率可在低于 1 次/s 到 8~10 次/s 的范围内波动。在安静状态下，交感缩血管纤维持续地发放约 1~3 次/s 低频率冲动，称为交感缩血管紧张，使血管平滑肌维持一定程度的收缩状态。在此基础上，当交感缩血管纤维活动增强时，血管平滑肌进一步收缩；当交感缩血管神经纤维活动减弱时，则血管舒张，从而在不同状态下调节不同器官的血流阻力和血流量。

（2）舒血管神经纤维：舒血管神经纤维分为交感舒血管神经纤维和副交感舒血管神经纤维两种类型。

交感舒血管神经纤维主要支配骨骼肌血管，其节后纤维末梢释放乙酰胆碱（ACh），与肌细胞膜 M 受体结合后使血管平滑肌舒张，血流阻力下降，血流量增加，与肌肉活动强度相适应，为肌肉活动提供充足的氧气和能量来源。

副交感舒血管神经纤维分布区域较少，主要集中在脑膜、唾液腺、胃肠道的腺体和外生殖器等部位。其节后纤维末梢释放的递质为乙酰胆碱，与肌细胞膜上的 M 受体结合后，可以引起血管平滑肌舒张，血流量增加。副交感舒血管神经纤维主要调控其支配靶器官的局部血流，对总外周阻力影响不大。

（二）心血管中枢

心血管中枢是指中枢神经系统中与心血管活动调节有关的神经元集中分布的区域。心血管中枢广泛分布于从脊髓到大脑皮层的各个部位，它们功能各异又相互联系，使心血管活动协调一致并与机体的功能活动相适应。

1. 延髓心血管中枢　心血管活动的基本中枢位于延髓，包括有心交感中枢、心迷走中枢和交感缩血管中枢。它们分别通过心交感神经、心迷走神经和交感缩血管神经，支配着心脏和血管的活动。正常情况下，延髓的心血管基本中枢经常保持一定程度的兴奋性，即具有紧张性，从而控制心血管活动，使心率、心输出量和血压维持在正常范围。心交感中枢和心迷走中枢的紧张性活动是相互拮抗的。安静时，心迷走中枢的紧张性较高，心交感中枢的紧张性相对较低，故心率较慢（75 次/min 左右）。当情绪激动或运动时，心交感中枢紧张性增高，故心率加快，心肌收缩力增强，心输出量增多。

2. 延髓以上的心血管中枢　除延髓外，心血管中枢还分布在脑干、下丘脑、小脑和大脑皮层等多个区域。高位中枢的主要功能是调节心血管系统与其他系统之间功能的整合和利用,将各系统单一的功能活动相互整合,形成复杂而统一的完整生理过程,从而满足机体在不同状态下的生理需求。如外环境温度升高时,下丘脑中枢区在激活散热系统的同时对心血管系统进行调控,使心输出量增大,皮下微循环系统开放,血液循环加快,提高机体散热速度。当出现紧张、恐惧和情绪激动等状态时,伴随有心率加快、心脏收缩力增强、血压升高以及呼吸和其他内脏活动的变化,也是高位中枢整合的效果。这种多系统的协调运作在机体的日常生理活动中极为常见,通过神经系统的整合作用,可以使心血管活动与机体实时生理状态和代谢水平相适应,完成正常的生理功能。

(三)心血管反射

心血管活动的神经调节以反射的方式进行。在人体内存在多种心血管反射,使机体能及时、准确适应内外环境的变化,满足各种生命活动的需要。

1. 颈动脉窦和主动脉弓压力感受性反射　颈动脉窦和主动脉弓血管壁内有对牵拉敏感的神经末梢,对周围的压力变化敏感,故称为压力感受器(图 4-7)。颈动脉窦的传入神经是窦神经,向上延伸为舌咽神经;主动脉弓的传入神经是主动脉神经,向上传导至迷走神经。它们都传入延髓心血管中枢;传出神经是心迷走神经、心交感神经和交感缩血管神经;效应器是心脏和血管。

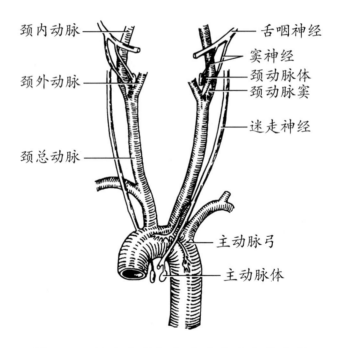

图 4-7　颈动脉窦和主动脉弓压力感受器

当动脉血压升高时,动脉管壁扩张,主动脉弓和颈动脉窦压力感受器受牵拉刺激而产生神经冲动,冲动沿窦神经和主动脉神经传入延髓反射中枢,使心迷走中枢的紧张性活动增强,心交感中枢紧张性活动减弱,心肌收缩力减弱,搏出量减少,心率减慢,心输出量下降,同时交感缩血管中枢活动减弱,血管平滑肌舒张,外周阻力下降,最终使血压下降。压力感受性反射可以在动脉血压升高时,通过压力感受器的兴奋,反射性地使血压回落到正常范围内。因此,又将压力感受性反射称为减压反射。当血压突然下降时,减压反射活动随之减弱,动脉血压升高恢复正常。

压力感受性反射属于典型的负反馈调节,在日常生活中,改变体位、劳动或运动状态导致血压发生变化时,起经常性调节作用。其感受的血压变化范围60~180mmHg,对快速变化的血压敏感,可缓冲血压的急剧变化,维持动脉血压的相对稳定。

高血压患者的血压升高是一个长期缓慢的过程,由于压力感受器对血压的快速改变敏感,而对持续缓慢的血压改变不敏感。因此,高血压患者不能通过减压反射使血压恢复正常水平。

 知识拓展

眼－心反射及高尔兹反射

用手指压迫眼球,或敲击、挤压腹部等可反射性的兴奋迷走神经,引起心率减慢,甚至心脏停搏。前者称为眼－心反射,后者称为高尔兹反射。有些室上性心动过速的患者,发作时立即用按压眼球的方法来缓解发作,有一定的自我控制效果。在拳击比赛规则中,禁止运动员拳击对方腹部,也与该反射有关。

2. 颈动脉体和主动脉体化学感受性反射　在颈总动脉分叉处和主动脉弓下方有颈动脉体和主动脉体,能感受血液某些化学成分变化,属化学感受器。当血液中某些化学成分发生变化时,如缺O_2、CO_2浓度升高或H^+浓度升高时,都可以刺激这些化学感受器,产生兴奋,分别经窦神经和主动脉神经传入延髓,使呼吸加深加快。同时,对交感缩血管中枢也有兴奋作用,使血管收缩,外周阻力增大,动脉血压升高。在生理情况下,化学感受性反射主要调节呼吸运动,对心血管活动并不起明显的调节作用。只有在低氧、窒息、失血、动脉血压过低和酸中毒等情况下才对心血管活动发挥明显调节作用,使动脉血压升高,血量重新分配,以保证心、脑等重要器官的血液供应。

二、体液调节

心血管活动受血液或组织液中多种激素和代谢产物的调节。根据其调节范围不同,体液调节可分为全身性体液调节和局部性体液调节两大类。

(一)全身性体液调节

1. 肾上腺素和去甲肾上腺素　血液中的肾上腺素和去甲肾上腺素主要来自肾上腺

髓质的分泌。交感神经末梢释放的去甲肾上腺素在血液中只占了极小一部分。两者都可以与肾上腺素能受体结合产生反应,影响心血管系统的功能活动。

（1）肾上腺素:肾上腺素既可以结合 α 受体也可以结合 β 受体。在心脏,肾上腺素结合 β_1 受体,引起心率加快,心肌收缩力增强,心输出量增加,血压升高。肾上腺素对血管的作用根据受体的不同有差异。肾上腺素与皮肤、肾和消化道血管平滑肌细胞上 α 受体结合时,产生兴奋效果,引起血管收缩;与骨骼肌、肝血管平滑肌细胞的 β_2 受体结合时出现抑制效果,引起血管舒张。由此可见,肾上腺素可以增强心脏的活性,但对血管的整体影响较小,对外周阻力改变不大。临床上常作为强心药。

（2）去甲肾上腺素:去甲肾上腺素主要结合 α 受体和 β_1 受体。与心肌细胞上 β_1 受体结合,可使心脏活动加强,这一机制与肾上腺素类似,但效果没有肾上腺素明显。由于去甲肾上腺素主要结合 α 受体,与 β_2 受体亲和力极差,因此去甲肾上腺素对血管平滑肌的作用主要表现为结合 α 受体后的兴奋效果,使大多数血管收缩(冠状动脉除外),外周阻力增大,血压升高。临床上常作为升压药。

2. 肾素－血管紧张素－醛固酮系统　肾血流量不足或血 Na^+ 降低时,可刺激肾的球旁细胞合成和分泌肾素。肾素可将血液中的血管紧张素原,转变成血管紧张素 Ⅰ 。血管紧张素 Ⅰ 在肺循环过程中,在血管紧张素转换酶的作用下,生成血管紧张素 Ⅱ 。血管紧张素 Ⅱ 在血浆和组织中的氨基肽酶的作用下,水解形成血管紧张素 Ⅲ 。其中,血管紧张素 Ⅱ 缩血管效应最强,且与血管紧张素 Ⅲ 共同作用,促使肾上腺合成和分泌醛固酮,促进肾小管对 Na^+ 和水的重吸收,增加循环血量,进一步升高血压。由于肾素与血管紧张素和醛固酮三者之间呈递进式激活关系,因此,将三者合称为肾素－血管紧张素－醛固酮系统。

正常情况下,肾血流量充足,肾素－血管紧张素系统对血压的调节作用不大;但在大失血等情况下,由于肾血流量减少,使肾素大量分泌,血管紧张素大量生成,使血压回升或阻止血压过度下降。如果肾疾病使肾血流量长期减少,可使肾素分泌量增加,血管紧张素产生过多,导致动脉血压升高,称为肾性高血压。血管紧张素转换酶的活性可以被药物抑制,常见的血管紧张素转换酶抑制剂是卡托普利。

3. 血管升压素　血管升压素属于肽类激素,由下丘脑视上核和室旁核合成和分泌,贮存于神经垂体中。当机体生理活动需求时血管升压素由神经垂体释放入血。血管升压素可促进远曲小管和集合管对水的重吸收,使循环血量增多,尿量减少,又称为抗利尿激素(ADH)。血管升压素还可作用于血管平滑肌细胞膜上的相应受体,引起强烈的缩血管反应。血管升压素是已知的最强的缩血管物质之一。在生理状态下,血管升压素在血中浓度较低,主要发挥抗利尿作用,调节机体水平衡。当机体处于大量失水或血容量快速下降等状态时,神经垂体释放血管升压素增多,可引起全身血管收缩,血管总容积下降,循环血量增多,血压快速升高,对于维持正常血压和内环境的稳态有重要的生理意义。

4. 心房钠尿肽　心房钠尿肽（NP）也称为心钠素，是由心房肌细胞及周围组织合成和分泌的一种多肽类激素。心房钠尿肽具有极强的排钠、利尿和舒张血管平滑肌的功能。当心房扩张时，可通过牵张刺激使心房肌细胞分泌心房钠尿肽增多。心房钠尿肽还可抑制肾素、血管紧张素Ⅱ和醛固酮的分泌，使血管舒张，血容量下降，血压降低，在机体水盐平衡等调节上起重要作用。临床上心衰患者可以因心肌细胞功能降低造成心房钠尿肽合成减少，从而引起钠水潴留而发生水肿。

（二）局部性液调节

1. 激肽　常见的激肽有缓激肽和赖氨酰缓激肽（又称血管舒张素）等，具有强烈的舒张血管作用，并能增加毛细血管壁的通透性，是已知最强烈的舒血管物质。在一些腺体器官中生成的激肽，可使器官局部血管扩张，血流量增加。循环系统中的血管舒张素和缓激肽也参与对动脉血压的调节，可使血管舒张，血压降低。

2. 组胺　具有强烈的舒血管效果，广泛分布于组织中的肥大细胞中。当组织受到损伤或发生炎症和过敏反应时，可引起组胺释放，使血管舒张，周围毛细血管通透性增加，组织液生成增多，引起局部水肿。

3. 其他　近年来发现血管内皮细胞可以合成、分泌和释放多种血管活性物质，调节血管平滑肌的舒缩状态。内皮素可引起血管强烈收缩，而一氧化氮（NO）、前列环素（PGI_2）则可使血管舒张。

> **章末小结**　本章的学习重点是心动周期、心率的概念；心脏泵血功能的评价及影响心输出量的因素；动脉血压的形成、正常值及影响因素；影响静脉回流的因素；微循环的血流通路及意义；心血管的基本中枢和神经支配；减压反射及生理意义；肾上腺素和去甲肾上腺素对心血管功能的调节等。学习难点为心肌生理特性；心脏的泵血过程；心输出量、动脉血压、静脉回流的影响因素；心血管活动的调节。在学习过程中注意心率和心动周期的关系；心脏泵血过程和心音之间的关系；心肌各生理特性之间的关联；心肌的传导性、兴奋性和心电图之间的关系；动脉血压、静脉血流和微循环之间的联系和区别；联系解剖学基础知识、临床案例和生活常识，提高运用所学知识分析解决问题的能力，并在学习心音听诊、动脉血压测量和心电图检查的过程中培养严谨细致、助患爱患的职业精神。

（王晓梅）

思考和练习

一、名词解释

1. 心动周期
2. 搏出量
3. 心输出量
4. 射血分数
5. 心指数
6. 窦性心律
7. 有效不应期
8. 房室延搁
9. 收缩压
10. 舒张压
11. 中心静脉压

二、填空题

1. 根据电生理特性及功能的不同,心肌细胞可分为_____和_____两大类。

2. 心肌细胞的生理特性有_____、_____、_____和_____。

3. 心室肌细胞动作电位可分为五期,分别称为____、____、____、____和____,使心室肌细胞动作电位明显区别于神经细胞的是_____,其产生机制是_____。

4. 心肌细胞兴奋性的周期性变化依次为_____、_____和_____。

5. 心脏的正常起搏点是_____,其他部位的自律细胞称为_____。由窦房结控制的心律称为_____,由窦房结以外部位控制的心律称为_____。

6. 心肌的收缩性有_____、_____和_____三个特点。

7. 心电图的 P 波代表_____,QRS 综合波代表_____,T 波代表_____。

8. 在一个心动周期中,心室的射血是由_____完成,心室充盈主要依靠_____完成,心房起着初级泵的作用。

9. 第一心音标志着_____的开始,其特点是_____;第二心音标志着_____的开始,其特点是_____。

10. 影响心输出量的因素有_____、_____、_____和_____。

11. 心室肌的前负荷是_____,后负荷是_____。

12. 我国健康青年人安静状况下,收缩压一般为_____mmHg,舒张压一般为_____mmHg。

13. 中心静脉压的高低取决于_____和_____。

14. 在微循环中,迂回通路的作用是＿＿＿＿＿＿＿＿＿＿＿＿,直捷通路的作用是＿＿＿＿＿＿＿＿,动－静脉短路的作用是＿＿＿＿＿＿＿＿＿。

15. 组织液生成与回流取决于四种力量的对比,其中动力是＿＿＿＿＿＿和＿＿＿＿＿＿,阻力是＿＿＿＿＿＿和＿＿＿＿＿＿。

16. 心血管活动的基本中枢位于＿＿＿＿＿＿。

17. 除毛细血管外,几乎所有血管都接受＿＿＿＿＿＿＿＿＿＿＿＿神经支配。

18. 压力感受性反射最敏感的血压变化范围是＿＿＿＿＿＿＿＿＿＿,其感受器位于＿＿＿＿＿＿和＿＿＿＿＿＿。

19. 在临床上,肾上腺素常用做＿＿＿＿＿＿,去甲肾上腺素常用做＿＿＿＿＿＿。

三、问答题

1. 心脏的泵血过程分为哪几个时期?

2. 简述兴奋在心脏的传导途径。

3. 简述动脉血压的形成和影响因素。

4. 影响静脉回流的因素有哪些?

5. 简述心脏的神经支配及作用。

6. 简述减压反射的过程及意义。

第五章 | 呼 吸

05章 数字资源

呼吸是指机体与外界环境之间的气体交换过程。在人和高等动物,呼吸的全过程包括三个连续的环节:①外呼吸,即肺毛细血管血液与外界环境之间的气体交换过程,包括肺通气和肺换气;②气体在血液中的运输,即由血液循环将O_2从肺运输到组织,同时将CO_2从组织运输到肺的过程;③内呼吸,又称组织换气,即组织毛细血管血液与组织细胞之间的气体交换过程。这三个环节相互衔接且同时进行(图5-1)。

呼吸系统的主要功能是从外界环境摄取机体新陈代谢所需要的O_2,同时向外界环境排出代谢产生的CO_2。因此,呼吸是维持机体生命活动所必需的基本生理功能之一,呼吸一旦停止,意味着生命即将结束。

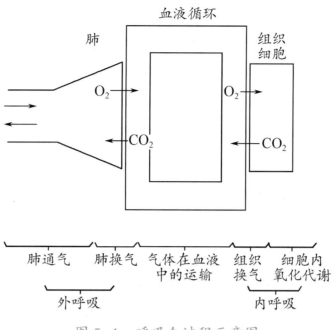

图 5-1　呼吸全过程示意图

第一节　肺　通　气

导入案例

小明不慎溺水,被人救起后,发现呼吸停止,现场人员对其立即采取人工呼吸等急救措施,数分钟后,小明苏醒并恢复自主呼吸。

请思考:

1. 人工呼吸的原理是什么?

2. 正常机体是如何进行呼吸运动的?

肺通气是指肺泡与外界环境之间的气体交换过程。实现肺通气的主要结构包括呼吸道、肺泡、胸膜腔、膈和胸廓等。呼吸道是气体进出肺泡的通道,对吸入的气体具有加温加湿、过滤清洁以及引起防御反射等作用;肺泡是肺换气的主要场所;胸膜腔是连接肺和胸廓的重要结构,使肺能在呼吸过程中随胸廓的运动而舒缩;膈和胸廓中的胸壁肌则是实现肺通气的动力来源。

一、肺通气的动力

气体进出肺取决于推动气体流动的动力和阻止气体流动的阻力之间的相互作用,动力必须克服阻力,才能实现肺通气。

按照物理学原理,气体总是从气压高处流向气压低处,所以气体进出肺,必须在肺内压与大气压之间存在一定的压力差。可见,肺内压与大气压之间的压力差是实现肺通气的直接动力。

在一定的海拔高度,大气压是相对恒定的,因而在呼吸过程中,发生变化的只能是肺内压。肺内压的变化取决于肺的扩张和缩小引起的肺容积变化,但肺自身并不具有主动张缩能力,必须依赖于胸廓的节律性扩张和缩小,而胸廓的张缩则由呼吸肌的收缩和舒张所引起。因此,呼吸肌的收缩和舒张所引起的节律性呼吸运动是实现肺通气的原动力(图5-2)。

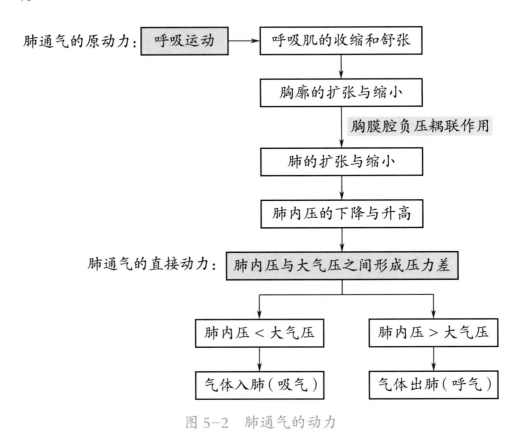

图5-2 肺通气的动力

(一)呼吸运动

呼吸运动包括吸气运动和呼气运动。吸气肌主要有膈肌和肋间外肌,呼气肌主要有肋间内肌和腹肌。此外,还有一些辅助吸气肌,如胸大肌、胸锁乳突肌等,这些肌肉只在用力呼吸时参与呼吸运动。

1. 平静呼吸和用力呼吸　安静状态下的呼吸运动称为平静呼吸。正常成人呼吸频率为12~18次/min。平静吸气时,膈肌收缩,膈肌顶下移,使胸廓的上下径增大;肋间外肌收缩,使胸骨和肋骨上抬,同时肋骨下缘外展,使胸廓的前后径增大、左右径也略增大。由于膈肌和肋间外肌的收缩使胸廓扩大,肺也随着扩张,肺容积增大,肺内压低于大气压,外界气体进入肺内,完成吸气过程。平静呼气时,膈肌和肋间外肌舒张,膈肌顶、肋骨和胸骨均回位,从而使胸廓和肺的容积缩小,肺内压高于大气压,肺内气体排出,完成呼气过程。平静呼吸时,吸气是由吸气肌收缩引起的,是主动过程;呼气是由吸气肌舒张引起的,是被动过程。

机体在运动或劳动时,呼吸运动加深加快,称为用力呼吸。用力吸气时,除肋间外肌和膈肌加强收缩外,辅助吸气肌也参与收缩,使胸廓进一步扩大,肺容积明显增大,肺内压大幅度下降,从而吸入更多气体;用力呼气时,除吸气肌舒张外,呼气肌也参与收缩,使胸廓进一步缩小,肺容积明显减小,肺内压大幅度升高,从而呼出大量气体。用力呼吸时,吸气过程和呼气过程都有呼吸肌发生收缩,因此,用力呼吸时,吸气和呼气均为主动过程。

2. 腹式呼吸和胸式呼吸　腹式呼吸是以膈肌收缩和舒张活动为主,造成腹壁起伏明显的呼吸运动。胸式呼吸是指以肋间外肌收缩和舒张活动为主,造成胸壁起伏明显的呼吸运动。一般情况下,成年人的呼吸运动为混合式呼吸,只有胸部或腹部活动受限时,才会出现某种单一形式的呼吸运动。因此临床上观察呼吸类型可以辅助诊断某些疾病。

（二）肺内压

肺内压是指肺泡内气体的压力,在呼吸过程中呈周期性变化。吸气初,肺容积增大,肺内压下降,当低于大气压时,外界气体进入肺泡。随着肺内气体量的增加,肺内压也升高,到吸气末,肺内压等于大气压,气体停止流动,吸气停止。呼气初,肺容积减小,肺内压升高,当高于大气压时,气体流出肺。随着肺内气体量的减少,肺内压下降,到呼气末,肺内压等于大气压,呼气停止。在呼吸运动过程中,正是由于肺内压的这种周期性变化,造成肺内压与大气压之间的压力差,推动气体流动,从而实现肺通气。

 知识拓展

人 工 呼 吸

在自然呼吸停止时,用人工方法建立起肺内压与大气压之间的压力差以维持肺通气,纠正全身缺氧,改善大脑的缺氧情况,促进自主性呼吸的恢复,称为人工呼吸。在缺乏医疗设备的条件下,对需要急救的患者可施行简便易行的口对口人工呼吸、节律性地举臂压背或挤压胸廓等方法。在医院内,且在非紧急情况下,可采用不同类型的人工呼吸机实施人工呼吸。在实施人工呼吸时注意须先清除呼吸道内的异物和痰液等,以保持呼吸道的通畅。

（三）胸膜腔内压

在肺和胸廓之间存在一个潜在的腔隙，即胸膜腔。正常情况下，胸膜腔是个密闭的腔隙，腔中没有气体只有少量浆液。这些浆液有两方面的作用：①在两层胸膜之间起润滑作用，以减轻呼吸运动时两层胸膜之间的摩擦；②浆液分子之间的内聚力，使两层胸膜紧紧相贴，不易分开，从而保证肺可随胸廓的张缩而张缩。

胸膜腔内的压力称为胸膜腔内压，简称胸内压，其压力大小可通过直接法或间接法测量。直接法是指用与检压计相连接的注射针头斜刺入胸膜腔测定，其缺点是有刺破胸膜脏层和肺的危险。间接法是让受试者吞下带有薄壁气囊的导管至下胸段食管内，测量食管内压。通过测定食管内压的变化来间接反映呼吸过程中胸膜腔内压力的变化。测量结果表明，正常成人平静呼吸过程中，胸膜腔内压始终低于大气压。若大气压值计为 0，则胸膜腔内压为负压，并随呼吸过程而发生周期性的波动。通常在平静呼吸时，吸气末胸膜腔内压为 −10~−5mmHg；呼气末为 −5~−3mmHg。

胸膜腔负压的形成与作用于胸膜腔的两种方向相反的力有关，一是使肺泡扩张的肺内压，二是使肺泡缩小的肺回缩力。胸膜腔内的压力正是这两种方向相反力的代数和，即：

$$胸膜腔内压 = 肺内压 - 肺回缩力$$

在吸气末与呼气末，肺内压等于大气压，所以

$$胸膜腔内压 = 大气压 - 肺回缩力$$

若大气压值计为 0，则

$$胸膜腔内压 = - 肺回缩力$$

可见，胸膜腔负压的大小是由肺回缩力所决定的。在呼吸过程中，肺始终处于被扩张状态而总是倾向于回缩。只是在吸气时肺扩张程度增大，肺回缩力增大，导致胸膜腔负压更大；呼气时，肺扩张程度减少，肺回缩力减小，导致胸膜腔负压减小。

胸膜腔保持负压具有重要生理意义：①维持肺的扩张状态；②使肺能随胸廓的张缩而张缩；③降低心房、腔静脉和胸导管内的压力，促进静脉血和淋巴液的回流。

胸膜腔内保持负压的一个前提条件是胸膜腔必须保持其密闭性。临床上，一旦密闭的胸膜腔与大气相通，气体将顺压力差进入胸膜腔造成气胸。此时，胸膜腔负压将减小，甚至消失，肺因其回缩力而塌陷，造成肺不张，此时即使有呼吸运动，也无法完成肺通气，同时也阻碍静脉血和淋巴液回流。气胸严重时，不仅患侧呼吸和循环功能发生障碍，健侧的呼吸和循环也会被累及，此时若不及时处理，将危及生命。

患者,男性,56 岁。因车祸急诊入院。患者面色苍白,呼吸困难。体格检查:血压78/40mmHg,右胸部大面积挫伤,胸廓饱满,气管左移。X 线检查:右第 1~5 肋骨骨折,右肺萎缩,有少量胸腔积液,纵隔左移。诊断:闭合性气胸。

问题与思考:

1. 患者为什么会出现呼吸困难与循环功能障碍?

2. 胸膜腔负压的生理意义?

二、肺通气的阻力

肺通气过程中所遇到的阻力称为肺通气阻力,可分为弹性阻力和非弹性阻力两类。前者约占通气总阻力的 70%,后者约占通气总阻力的 30%。临床上肺通气功能障碍最常见的原因是由于肺通气阻力增大所致。

(一)弹性阻力

弹性阻力是指弹性物体在外力作用下变形时所产生的对抗变形的力。肺通气的弹性阻力来自胸廓和肺,一般情况下主要来自肺。

1. 肺的弹性阻力　肺的弹性阻力有两个来源:一是肺泡表面张力,约占肺弹性阻力的 2/3;二是肺的弹性回缩力,约占肺弹性阻力的 1/3。

(1)肺泡表面张力:在肺泡内表面有一薄层液体,由于液体分子间的相互吸引,产生了一种向心的力量,使肺泡表面积尽可能缩小,即肺泡表面张力,其作用使肺泡趋于缩小,成为肺泡扩张的阻力。肺泡液体层来源于血浆,表面张力较大,可对呼吸产生许多不良影响。如:使肺泡难以扩张,阻碍肺吸气;对肺泡间质产生"抽吸"作用,使液体积聚在肺泡内,导致肺水肿;破坏相通的大小肺泡的稳定性等。但实际情况并非如此,这是由于在肺泡壁液体分子层表面存在肺泡表面活性物质。

肺泡表面活性物质是由肺泡 Ⅱ 型上皮细胞合成和分泌,是一种脂蛋白混合物,主要成分是二棕榈酰卵磷脂,主要作用是降低肺泡表面张力。其生理意义:①减小肺的弹性阻力,使肺容易扩张,保证肺通气的顺利进行;②避免肺毛细血管中液体渗入肺泡,防止发生肺水肿;③维持大小肺泡的稳定性。正常机体大小肺泡彼此相通,根据Laplace 定理,肺泡回缩力(P)与肺泡表面张力(T)成正比,而与肺泡半径(r)成反比,即P=2T/r。如果不同肺泡的表面张力相同,则大肺泡回缩力小,小肺泡回缩力大,气体将从小肺泡流向大肺泡,使大肺泡不断膨胀,甚至破裂,而小肺泡越来越小,甚至塌陷。但是这种情况在正常机体是不会发生的,这是因为肺泡表面活性物质的分子密度可随肺泡面积的变化而变化。大肺泡表面活性物质分布密度较小,降低肺泡表面张力的作用减弱,表面张力增大,因此肺泡会有所回缩,可以防止肺泡因过度膨胀而破裂;小肺泡表面活性物质密度较大,降低肺泡表面张力的作用相应增强,表面张力减弱,可以防止肺泡塌陷。

 知识链接

新生儿呼吸窘迫综合征

胎儿在六七个月或更后,肺泡Ⅱ型上皮细胞才开始合成和分泌肺泡表面活性物质。故早产儿,可出现由于缺乏肺泡表面活性物质,导致发生肺不张。且由于肺泡表面张力过高,吸引肺毛细血管血浆进入肺泡,在肺泡内壁形成一层"透明膜"阻碍气体交换,出现新生儿呼吸窘迫综合征(NRDS),表现为呼吸困难和呼吸衰竭,严重时可致死亡。

由于肺泡液可进入羊水,临床上可通过抽取羊水检查其表面活性物质的含量和成分,来诊断这种疾病发生的可能性,从而采取相应措施加以预防。如果检测出肺泡表面活性物质含量过低,可通过延长妊娠时间或者用药物(如:糖皮质激素)促进其合成,防止NRDS 的发生。出生后也可给予外源性表面活性物质进行替代治疗。

(2)肺的弹性回缩力:主要来自肺自身的弹力纤维和胶原纤维等。当肺扩张时,这些纤维被牵拉而倾向于回缩。在一定范围内,肺被扩张的越大,其牵拉作用越强,肺的回缩力和肺弹性阻力也越大;反之,则越小。

2. 胸廓的弹性阻力 胸廓作为一个双向弹性体,在所处位置不同时,其回缩力不同。胸廓处于自然位置时,无变形,不存在弹性阻力,此时相当于平静吸气末,肺容量相当于肺总量的 67% 左右。平静呼气末,胸廓小于其自然位置,此弹性回缩力方向向外,有利于吸气,是呼气的阻力。当深吸气时,胸廓大于其自然位置,此时其弹性回缩力方向向内,成为吸气的阻力,呼气的动力。可见,胸廓的弹性回缩力既能成为吸气的阻力,也能变成吸气的动力,其作用如何由胸廓的位置决定。

3. 顺应性 肺和胸廓的弹性阻力难测定,常用顺应性来表示。顺应性是指在外力作用下,弹性物体发生变形的难易程度。当弹性阻力小时,在较小的外力作用下能引起较大的变形,表明顺应性大;反之,顺应性小,可见顺应性与弹性阻力成反比关系。

(二)非弹性阻力

非弹性阻力包括气道阻力、惯性阻力和黏滞阻力,其中气道阻力占非弹性阻力的80%~90%。

气道阻力是指气体进出呼吸道时所产生的摩擦力,一般情况下,气道阻力虽然仅占呼吸道总阻力的 1/3 左右,但是,气道阻力增加却是临床上通气障碍最常见的原因。

气道阻力的大小与呼吸道口径、气流速度和气流形式有关,但主要取决于呼吸道口径,气道阻力与呼吸道半径的 4 次方成反比。呼吸道管壁上有丰富的平滑肌,尤其是细支气管部位,平滑肌的收缩和舒张可以明显改变呼吸道口径。呼吸道平滑肌受自主神经支配,如副交感神经兴奋,平滑肌收缩,呼吸道口径变小,阻力增大;交感神经兴奋时,平滑肌舒张,呼吸道口径变大,阻力变小。临床上支气管哮喘患者发作时,因支气管平滑肌痉挛,气道阻力明显增大,表现为呼吸困难,可用支气管解痉药物进行缓解。没有软骨支撑的细支气管和肺泡管,主要依靠肺实质对气道壁的外向放射状牵引作用保持气道通畅。在肺气肿时,由于肺弹性纤维被大量破坏,对小气道的牵拉作用减弱,呼吸道阻力增高,患者表现为呼吸困难。

三、肺通气功能的评价

(一)肺容积和肺容量

1. 肺容积　不同状态下,肺所能容纳的气体量称为肺容积,其大小随呼吸运动而发生变化(图 5-3)。

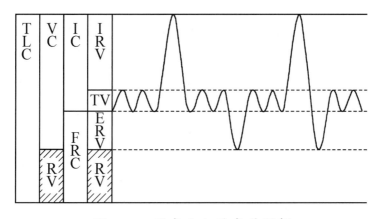

图 5-3　肺容积与肺容量图解

(1)潮气量(tidal volume, TV):每次呼吸时吸入或呼出的气体量称为潮气量,正常成人平静呼吸时的潮气量为 400~600ml,平均为 500ml。运动时,潮气量增大,最大可达肺活量大小。

(2)补吸气量(inspiratory reserve volume, IRV):平静吸气末,再尽力吸气所能吸入的气体量称为补吸气量,正常成人约为 1 500~2 000ml,反映吸气的储备量。

(3)补呼气量(expiratory reserve volume, ERV):平静呼气末,再尽力呼气所能呼出的气体量称为补呼气量,正常成人约为 900~1 200ml,反映呼气的储备量。

(4)余气量(residual volume, RV):最大呼气末尚存留于肺内不能再呼出的气体量称为余气量,正常成人约为 1 000~1 500ml。余气量的存在可避免肺泡发生塌陷。支气管哮喘和肺气肿患者,因呼吸困难而余气量增大。

2. 肺容量　肺容积中两项或两项以上的联合气体量称为肺容量（图5-3）。

（1）深吸气量（inspiratory capacity，IC）：在平静呼气末做最大吸气时所能吸入的气体量称为深吸气量，它是潮气量与补吸气量之和，是衡量最大通气潜力的指标之一。

（2）功能余气量（functional residual capacity，FRC）：平静呼气末尚存留于肺内的气体量称为功能余气量，它是余气量与补呼气量之和，正常成人约为2 500ml。肺气肿患者功能余气量增多，而肺实质病变患者功能余气量减少。功能余气量的生理意义是缓冲呼吸过程中肺泡气O_2分压和CO_2分压的变化幅度，从而有利于肺换气。

（3）肺活量（vital capacity，VC）：尽力吸气后，从肺内所能呼出的最大气体量称为肺活量，它是潮气量、补吸气量与补呼气量之和。正常成年男性平均约为3 500ml，女性平均约为2 500ml。肺活量的大小反映一次呼吸时肺所能达到的最大通气量，可作为评价肺通气功能的指标。但测定时没有时间限制，临床通气功能有障碍的患者，可通过延长呼气时间，使肺活量仍能达到正常范围，所以肺活量不能完全反映肺通气功能的状况。

（4）用力肺活量（forced vital capacity，FVC）：一次最大吸气后，尽力尽快呼气所能呼出的最大气体量称为用力肺活量（FVC）。正常时，用力肺活量略小于在没有时间限制条件下的肺活量，但在气道阻力增高时，用力肺活量低于肺活量。

（5）用力呼气量（forced expiratory volume，FEV）：一次最大吸气后尽力尽快呼气，在一定时间内所能呼出的气体量称为用力呼气量（FEV），也称为时间肺活量。通常以第1、2、3秒末的FEV所占FVC的百分数来表示。正常人的FEV_1/FVC、FEV_2/FVC、FEV_3/FVC分别为83%、96%、99%，其中以FEV_1/FVC的临床意义最大，是临床上鉴别阻塞性和限制性肺疾病的最常用指标。肺功能检查对确定吸气受限有重要意义，吸入气管扩张剂以后，第1秒用力呼气量占用力肺活量之比（FEV_1/FVC）小于70%是临床确定患者存在气流受限且不能完全逆转的主要依据之一。因此，用力呼气量可作为评价肺通气功能的较好指标。

（6）肺总量（total lung capacity，TLC）：肺所能容纳的最大气体量称为肺总量，它是肺活量和余气量之和，其大小因性别、年龄、身材、体育锻炼和体位而差异较大，正常成人男性约为5 000ml，女性约为3 500ml。

（二）肺通气量和肺泡通气量

1. 肺通气量　每分钟吸入或呼出的气体总量称为肺通气量，等于潮气量与呼吸频率的乘积。

$$肺通气量 = 潮气量 \times 呼吸频率$$

正常成人平静呼吸时，潮气量约为0.5L，呼吸频率为12~18次/min，则肺通气量为6.0~9.0L/min。肺通气量随性别、年龄、身材和活动量的不同而有所差异。机体劳动或运动时，肺通气量增大。最大通气量指尽力做深快呼吸时，每分钟所能吸入或呼出的最大的气体量，一般可达150L，它反映单位时间内充分发挥全部通气能力所能达到的通气量，是估计一个人能进行最大运动量的生理指标之一。

2. 肺泡通气量　每次吸入的气体,一部分将留在鼻或口到终末细支气管之间的呼吸道内,这部分气体不能参与气体交换,称为解剖无效腔,其容积约为150ml。进入肺泡内的气体,由于血流在肺内分布不均而未能参与气体交换,这部分肺泡容量称为肺泡无效腔。解剖无效腔与肺泡无效腔合称生理无效腔。健康人平卧时,生理无效腔等于或接近于解剖无效腔。

由于无效腔的存在,肺通气量中总有一部分气体不能进行气体交换,所以肺通气量并不等于能与血液进行气体交换的气体量。因此,为了计算真正有效的气体交换,应以肺泡通气量为准。肺泡通气量是指每分钟进入肺泡且能有效与血液进行气体交换的气体量。其计算公式为:

$$肺泡通气量 =(潮气量 - 无效腔气量)× 呼吸频率$$

由于解剖无效腔的容积是个常数,所以肺泡通气量主要受潮气量和呼吸频率的影响。但潮气量和呼吸频率改变时对肺通气量和肺泡通气量影响不同(表5-1)。从表5-1可以看出,深慢呼吸比浅快呼吸的气体交换率高。

表5-1　不同呼吸频率和潮气量时的肺通气量和肺泡通气量

呼吸形式	呼吸频率 /（次 /min）	潮气量 /（ml/ 次）	肺通气量 /（ml/min）	肺泡通气量 /（ml/min）
平静呼吸	16	500	16×500=8 000	16×（500-150）=5 600
浅快呼吸	32	250	32×250=8 000	32×（250-150）=3 200
深慢呼吸	8	1 000	8×1 000=8 000	8×（1 000-150）=6 800

第二节　气体的交换

气体的交换包括肺换气和组织换气,这两处换气的原理一样。

一、气体交换的基本原理

(一)人体不同部位气体的分压

气体交换的动力是气体分压差,气体总是从分压高处向分压低处扩散。在混合气体的总压力中,某种气体所占的压力,称为该气体的分压,它不受其他气体存在的影响,在温度和总压力恒定时,该气体的分压只取决于自身在混合气体中所占的容积比。肺泡、血液和组织内氧分压(PO_2)和二氧化碳分压(PCO_2)值见表5-2。不同组织中的PO_2和PCO_2不同,在同一组织,它们还受组织活动水平的影响,表中值仅代表安静状态下的大致数值。

表 5-2　安静时肺泡、血液和组织内 O_2 和 CO_2 的分压　单位：mmHg

气体分压	肺泡气	静脉血	动脉血	组织
PO_2	102	40	100	30
PCO_2	40	46	40	50

（二）气体的扩散

气体分子不停地进行无定向的运动，当不同区域存在气压差时，气体分子将从气压高处向气压低处发生净转移，这一过程称为气体的扩散。肺换气和组织换气均以扩散方式进行。单位时间内气体扩散的量称为气体扩散速率。根据 Fick 弥散定律，气体在通过薄层组织时，扩散速率与组织两侧的气体分压差、温度、扩散面积和气体分子溶解度成正比，而与扩散距离和气体分子量的平方根成反比。气体扩散速率与各影响因素的关系如下式所示，即

$$气体扩散速率 \propto \frac{气体分压差 \times 溶解度 \times 温度 \times 扩散面积}{扩散距离 \times \sqrt{分子量}}$$

1. 气体的分压差　气体的分压差是指两个区域之间某气体分压的差值，它是气体扩散的动力和决定气体扩散方向的关键因素。

2. 温度　在正常人体，体温相对恒定，温度因素可忽略不计。

3. 扩散面积和距离　扩散面积越大，所扩散的分子总数也越多；分子扩散的距离越大，扩散需要的时间也越长。

4. 气体的分子量和溶解度　溶解度与分子量的平方根之比称为扩散系数，它取决于气体分子本身的特性。因为 CO_2 在血浆中的溶解度约为 O_2 的 24 倍，CO_2 的分子量（44）略大于 O_2（32）的分子量，所以 CO_2 的扩散系数约为 O_2 的 20 倍，但在肺内，O_2 的分压差是 CO_2 的 10 倍，CO_2 扩散速率实际约为 O_2 的 2 倍。临床上，肺功能衰竭患者往往缺氧显著，CO_2 潴留不明显。

二、肺 换 气

（一）肺换气过程

肺换气是指肺泡与肺毛细血管之间的气体交换过程。静脉血流经肺毛细血管时，肺泡的 PO_2（102mmHg）大于静脉血的 PO_2（40mmHg），肺泡的 PCO_2（40mmHg）小于静脉血的 PCO_2（46mmHg），在分压差的作用下，O_2 由肺泡向血液扩散，CO_2 则由血液向肺泡扩散，进行气体交换，从而静脉血变为动脉血。实际上，O_2 和 CO_2 在血液和肺泡间的扩散速度非常快，不到 0.3s 即可达到平衡。通常血液流经肺毛细血管的时间约为 0.7s。

因此,当血液流经肺毛细血管全长约 1/3 时,已基本完成肺换气过程,可见肺换气有很大贮备能力。

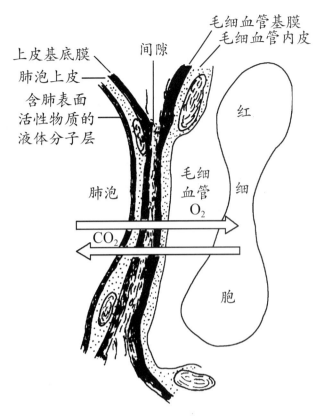

图 5-4　呼吸膜结构示意图

(二)影响肺换气的因素

前已述及,气体分压差、温度、扩散面积、扩散距离和扩散系数均可影响气体的扩散速率。这里进一步讨论扩散距离、扩散面积以及通气／血流比值对肺换气的影响。

1. 呼吸膜的厚度　肺泡与血液进行气体交换必须通过呼吸膜才能进行。气体扩散速率与呼吸膜厚度成反比,呼吸膜越厚,气体交换的量越少。呼吸膜由六层结构组成(图 5-4),但总厚度不到 1μm,有的部位仅 0.2μm,故通透性很大,气体很容易通过。肺毛细血管直径平均约为 5μm,红细胞需要挤过肺毛细血管,因此,红细胞膜能直接接触到毛细血管壁,O_2 和 CO_2 不必经过大量的血浆层就可到达红细胞或进入肺泡,扩散距离短,交换速度快。病理情况下,当呼吸膜厚度增加(如肺炎、肺纤维化、肺水肿等)时,可导致气体交换效率下降。

2. 呼吸膜的面积　气体扩散速率与扩散面积成正比。正常成人的扩散总面积约 70m^2。安静时能进行交换的面积约为 40m^2,运动时扩散面积可达 70m^2,因此,有相当大的储备面积。当呼吸膜面积减小(如肺不张、肺气肿、肺实变或肺毛细血管关闭和阻塞等)时,可导致气体交换效率下降。

3. 通气／血流比值　由于肺换气是发生在肺泡与血液之间,要达到高效率气体交换,既要有充足的通气量,又要有足够的血液量供给,它们之间应有一个适当的比值,即每分肺泡通气量与每分肺血流量的比值,称为通气／血流比值。正常成人安静时,每分肺泡通气量约为 4.2L,每分肺血流量约为 5L,通气／血流比值为 0.84,此时,通气量和血流量的比例最适当,肺换气效率最高。当比值 >0.84,意味着通气过剩,血流相对不足,有部分肺泡气体未能与血液进行气体交换,致使肺泡无效腔增大;当比值 <0.84,则意味着通气不足,血流相对过多,部分血液流经通气不良的肺泡,静脉血中的气体未得到充分更新,没有变成动脉血就流回心脏,形成了功能性动-静脉短路。因此,比值增大或减小,均可使肺换气效率降低,气体交换量减少,导致机体缺 O_2 和 CO_2 潴留,但缺氧更常见。

三、组 织 换 气

组织换气是指组织毛细血管血液与组织细胞之间的气体交换过程。组织换气的机制和影响因素与肺换气相似。当动脉血液流经组织时,动脉血的 PO_2(100mmHg)大于组织的 PO_2(30mmHg),组织的 PCO_2(50mmHg)大于动脉血的 PCO_2(40mmHg),在分压差的作用下,动脉血中的 O_2 顺分压差从血液向组织细胞扩散,CO_2 则由组织细胞向血液扩散,动脉血变成静脉血。

第三节　气体在血液中的运输

血液是运输 O_2 和 CO_2 的媒介。气体在血液中的运输,沟通了肺换气和组织换气。O_2 和 CO_2 均以物理溶解和化学结合两种形式运输。物理溶解运输的量很少,但很重要,起着"桥梁"的作用。进入血液的气体必须先溶解,然后才能化学结合;气体释放也必须从化学结合状态解离成溶解状态,然后才能离开血液。二者之间处于动态平衡。

一、氧 的 运 输

(一)物理溶解

O_2 在血液中溶解的量很少,仅占血液运输 O_2 总量的 1.5%。

(二)化学结合

血液中的 O_2 主要以氧合血红蛋白(HbO_2)形式来运输。它是 O_2 在血液中运输的主要形式,占血液运输 O_2 总量的 98.5%。O_2 与 Hb 的结合可用下式表示:

$$Hb + O_2 \xrightleftharpoons[PO_2 低(组织)]{PO_2 高(肺部)} Hb + O_2$$

1. Hb 与 O_2 结合的特征　该反应有以下特征:①反应快,可逆,不需酶的催化,反应方向取决于 PO_2 的高低。当血液流经 PO_2 高的肺部时,Hb 与 O_2 结合,形成 HbO_2;当血液流经 PO_2 低的组织时,HbO_2 迅速解离,释放出 O_2,成为 Hb;②Hb 的 Fe^{2+} 与 O_2 结合后仍是 Fe^{2+},因此该反应为氧合反应,而不是氧化反应。

HbO_2 呈鲜红色,而 Hb 呈紫蓝色。当血液中 Hb 含量超过 50g/L 以上时,皮肤、黏膜呈暗紫色,称为发绀。发绀通常表示机体缺氧,但也有例外。如高原性红细胞增多症患者,由于血液中 Hb 含量超过 50g/L,虽然机体不缺氧,也会出现发绀。而严重贫血患者由于血液中 Hb 总量减少,虽然机体缺氧,但血液中 Hb 含量达不到 50g/L,不会出现发绀。还有 CO 中毒时,由于 CO 与 Hb 的亲和力远远大于 O_2 与 Hb 的亲和力,因而形成大量的 HbCO,使 Hb 失去结合 O_2 的能力,导致人体缺氧,但此时 Hb 并不增多,患者不会出现发绀,反而出现特有的樱桃红色。

2. Hb 结合 O_2 的量 1 分子 Hb 可结合 4 分子 O_2。在 100ml 血液中,Hb 所能结合的最大 O_2 量称为 Hb 氧容量,Hb 实际结合的 O_2 量称为 Hb 氧含量。Hb 氧含量与氧容量的百分比称为 Hb 氧饱和度。通常情况下,血浆中溶解的 O_2 极少,可忽略不计。因此,Hb 氧容量、Hb 氧含量和 Hb 氧饱和度可分别视为血氧容量、血氧含量和血氧饱和度。

3. 氧解离曲线 氧解离曲线是表示血液 PO_2 与 Hb 氧饱和度关系的曲线,呈 S 形(图 5-5)。该曲线既表示在不同 PO_2 下,O_2 与 Hb 的解离情况,也反映在不同 PO_2 时,O_2 与 Hb 的结合情况。根据氧解离曲线的 S 形变化趋势和功能意义,可人为分为三段。

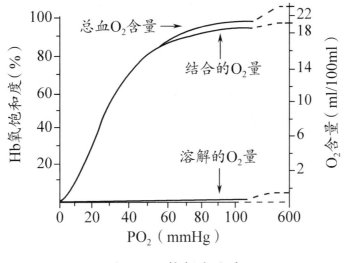

图 5-5 氧解离曲线

（1）上段:氧解离曲线的上段相当于 PO_2 在 60~100mmHg 时的 Hb 氧饱和度,其特点是比较平坦,是反映 Hb 和 O_2 结合的部分,表明在此范围内 PO_2 对 Hb 氧饱和度影响不大。因此,在高原、高空或在某些肺通气或换气功能障碍性疾病患者,吸入气 PO_2 有所下降,但只要动脉血 PO_2 不低于 60mmHg,Hb 氧饱和度仍能维持在 90% 以上,血液仍可携带足够量的 O_2,不致引起明显的低氧血症,同时也说明在此阶段仅靠提高吸入气中 PO_2,对 O_2 的摄取并无帮助。

（2）中段:氧解离曲线的中段相当于 PO_2 在 40~60mmHg 时 Hb 氧饱和度,其特点是曲线较陡,是反映 HbO_2 释放 O_2 的部分。显示安静状态下机体的供 O_2 情况。

（3）下段:氧解离曲线的下段相当于 PO_2 在 15~40mmHg 时的 Hb 氧饱和度,其特点是最为陡直,反映 Hb 与 O_2 解离的部分,表明 PO_2 稍有下降,HbO_2 就释放大量 O_2。这段曲线可反映血液供 O_2 的储备能力。另外,该段曲线的特点还提示,当血液 PO_2 较低时,只要吸入少量的氧,便可提高 PO_2,从而显著提高氧含量和氧饱和度。因此,慢性阻塞性呼吸障碍患者出现低氧血症时,可以采用间断、低浓度吸氧疗法进行治疗。

4. 影响氧解离曲线的因素　氧解离曲线位置发生偏移则意味着 Hb 对 O_2 的亲和力发生变化。通常用 P_{50}(是使 Hb 氧饱和度达 50% 时的 PO_2)来表示 Hb 对 O_2 的亲和力。P_{50} 增大时氧解离曲线右移,表示 Hb 对 O_2 的亲和力降低,释放氧气。反之,左移。pH 降低、PCO_2 升高、温度升高和酸性代谢产物增大,都可使曲线右移,促进 O_2 的释放,从而提供更多的 O_2,有利于机体对低氧环境的适应(图 5-6)。

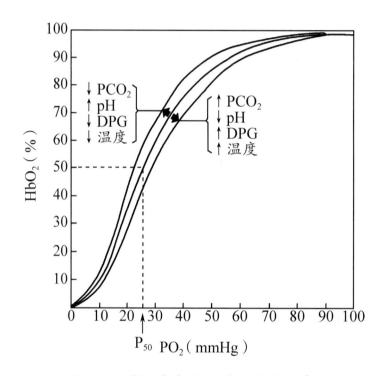

图 5-6　影响氧解离曲线的主要因素

二、二氧化碳的运输

(一)物理溶解

血液中物理溶解的 CO_2 约占 CO_2 总运输量的 5%。

(二)化学结合

化学结合的 CO_2 量占 CO_2 总运输量的 95%,其中 88% 形成碳酸氢盐,另外 7% 形成氨基甲酸血红蛋白。

1. 碳酸氢盐　组织细胞代谢产生的 CO_2,首先进入毛细血管溶解于血浆,然后大部分迅速扩散入红细胞。在红细胞内碳酸酐酶的作用下,CO_2 迅速与 H_2O 生成 H_2CO_3,H_2CO_3 又解离为 HCO_3^- 和 H^+。此反应中产生的 HCO_3^- 少部分形成 $KHCO_3$,大部分顺浓度梯度扩散进入血浆形成 $NaHCO_3$,并主要以此形式在血液中运输(图 5-7)。

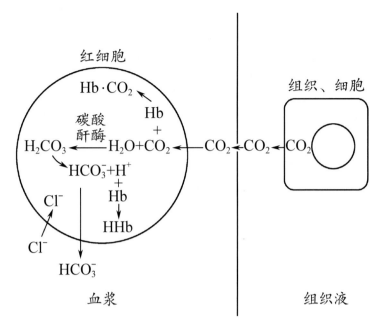

图 5-7　二氧化碳在血液中的运输示意图

2. 氨基甲酸血红蛋白　进入红细胞内的一小部分 CO_2 能直接与 Hb 上的自由氨基结合形成氨基甲酸血红蛋白。此反应快而可逆,不需要酶催化。虽然氨基甲酸血红蛋白形式运输的 CO_2 仅占其总运输量的 7%,但在肺排出的 CO_2 约有 17.5% 是以这种形式运输。

第四节　呼吸运动的调节

呼吸运动是由许多呼吸肌共同完成的节律性运动。随着内、外环境条件的改变,呼吸的深度和频率可相应变化,使肺通气量与机体代谢水平相适应,维持内环境的稳态。这种呼吸节律的变化主要依赖于机体的神经调节。

一、呼　吸　中　枢

呼吸中枢是指在中枢神经系统内产生呼吸节律和调节呼吸运动的神经元细胞群。它们分布于大脑皮层、间脑、脑桥、延髓和脊髓等部位,各级中枢在呼吸运动的产生和调节中起着不同的作用,但通过各级中枢之间的相互协调和相互制约作用,共同完成机体的正常呼吸运动。

1. 脊髓　脊髓中支配呼吸肌的运动神经元位于第 3~5 颈段(支配膈肌)和胸段(支配肋间肌和腹肌等)的前角。动物实验中,在延髓和脊髓之间横断,呼吸立即停止,说明呼吸节律不是由脊髓产生的,它只是联系高位中枢控制呼吸肌的中继站和整合某些呼吸反射的初级中枢。

2. 延髓　在延髓中存在支配呼吸运动的两组神经元。一组主要集中在延髓的背内侧,主要含有吸气神经元,其主要作用是使吸气肌收缩而引起吸气;另一组主要集中在延髓的腹侧,既含有吸气神经元,也含有呼气神经元,其主要作用是使呼气肌收缩而引起主动呼气。动物实验中,在延髓和脑桥之间横切,保留延髓和脊髓时,呼吸运动仍能进行,但其节律不规整,呈喘息样呼吸,说明延髓是产生呼吸运动的基本中枢,但正常呼吸节律的形成还与上位呼吸中枢的调节有关。

3. 脑桥　脑桥内呼吸神经元相对集中,它们与延髓呼吸神经元之间有广泛的双向联系。动物实验中,在动物的中脑和脑桥之间横断,保留延髓与脑桥的正常联系,动物的呼吸节律无明显变化。若在脑桥上、中部之间横切,呼吸将变慢变深,如再切断双侧迷走神经,吸气时间将大大延长。这一结果说明,脑桥中有调整延髓呼吸神经元活动的结构,其主要作用是限制吸气,促使吸气向呼气转化,防止吸气过长过深,因此正常呼吸节律的产生,有赖于延髓和脑桥这两个呼吸中枢的共同作用。

4. 大脑皮层　呼吸运动在一定范围内可随意进行,并能按自身主观意志,在一定限度内屏气或改变呼吸的频率和深度,这些都是在大脑皮层的控制和协调下完成的,例如说话、唱歌、吹奏乐器等。

二、呼吸的反射性调节

中枢神经系统接受各种感受器传入冲动,通过反射方式实现对呼吸运动调节的过程,称为呼吸的反射性调节,主要包括化学感受性反射和机械感受性反射。

(一)化学感受性反射

化学因素对呼吸运动的调节是一种反射性调节,称为化学感受性反射。这里的化学因素是指动脉血、组织液或脑脊液中的 PO_2、PCO_2 和 H^+。

1. 化学感受器　化学感受器有两种:一类是外周化学感受器,位于颈动脉体和主动脉体,当动脉血中 PO_2 降低、PCO_2 升高或 H^+ 浓度升高时受到刺激,经窦神经(后并入舌咽神经)和迷走神经传入延髓呼吸中枢,反射性使呼吸运动加强;另一类是中枢化学感受器,位于延髓腹外侧浅表部位,其适宜刺激是脑脊液和局部脑组织细胞外液的 H^+,而不是 CO_2。但血液中的 CO_2 能迅速通过血-脑屏障,使化学感受器周围细胞外液中的 H^+ 浓度升高,从而刺激中枢化学感受器,引起呼吸中枢兴奋。而血液中的 H^+ 不易透过血-脑屏障,故血液 pH 的变化对中枢化学感受器的刺激作用较弱,也较缓慢。

2. CO_2、O_2 和 H^+ 对呼吸运动的调节

(1) CO_2 对呼吸运动的调节:CO_2 是调节呼吸运动最重要的生理性刺激因素。事实证明,血液中维持一定浓度的 CO_2,是维持正常呼吸运动的必要条件。如过度通气时,可使呼吸减弱,甚至呼吸暂停。在一定范围内适当增加吸入气中 CO_2 浓度,可使呼吸增强。

如当吸入气中 CO_2 增加时,肺泡中的 PCO_2 升高,动脉血中 PCO_2 也随之升高,可使呼吸加深加快,肺通气量增加,进而使 CO_2 排出增加,肺泡气和动脉血 PCO_2 可重新接近正常水平。但当吸入气 CO_2 含量过高,肺泡及血液中 PCO_2 显著升高,肺通气量不能相应增加,使 CO_2 积聚过多,则抑制呼吸中枢,引起呼吸困难、头痛、头昏,甚至昏迷,出现 CO_2 麻醉。

CO_2 对呼吸运动的调节是通过刺激中枢化学感受器和外周化学感受器两条途径实现的,但以刺激中枢化学感受器途径为主。当血液中 PCO_2 升高后,可迅速通过血－脑屏障进入脑脊液中,与 H_2O 反应生成 H_2CO_3,然后解离出 H^+,刺激中枢化学感受器而引起呼吸中枢兴奋。

(2)低 O_2 对呼吸运动的调节:当吸入气中 PO_2 降低时,动脉血中 PO_2 即下降,可导致呼吸加深加快,肺通气量增加。通常在动脉血中 PO_2 降低到 80mmHg 时,肺通气量才出现可觉察的增加,可见,动脉血 PO_2 的改变对正常呼吸的调节作用不大,仅在机体严重缺氧时才有重要意义。

低 O_2 对呼吸运动的兴奋调节作用完全是通过刺激外周化学感受器途径实现的,而其对呼吸中枢的直接作用是抑制。在轻度缺氧时,通过刺激外周化学感受器对呼吸中枢的兴奋作用可抵抗其呼吸中枢的直接抑制作用,表现为呼吸兴奋。但在严重缺氧时,来自对外周化学感受器的兴奋作用对抗不了其对呼吸中枢的直接抑制作用,表现为呼吸减弱,甚至停止。

(3)H^+ 对呼吸运动的调节:当动脉血中 H^+ 浓度升高时,呼吸加深加快,肺通气量增加;H^+ 浓度降低时,呼吸抑制,肺通气量降低。

H^+ 对呼吸运动的调节主要是通过刺激外周化学感受器的途径实现的,这是由于血液中的 H^+ 不易通过血－脑屏障,从而限制了它对中枢化学感受器的刺激作用。

总之,上述三种情况单独作用时,都可以兴奋呼吸运动,尤以 CO_2 对呼吸运动的刺激作用最强。但实际上,在整个机体内往往不会只有一个因素单独改变,而是三者之间相互影响,相互作用,共同发生变化。

 知识拓展

严重肺气肿或肺心病患者为何不能吸入纯氧

在一定范围内,PCO_2 升高和 PO_2 降低都可通过刺激化学感受器使呼吸中枢兴奋,但以 CO_2 刺激为主。在严重肺气肿、肺心病患者,由于长期肺换气功能障碍,导致机体慢性缺 O_2 和 CO_2 潴留,长时间 CO_2 潴留能使中枢化学感受器对 CO_2 的刺激发生适应,而外周化学感受器对低 O_2 刺激的适应性很慢,在这种情况下,低 O_2 对外周化学感受器的刺激就成为驱动呼吸运动的主要刺激因素。因此,如果在慢性肺通气或肺换气障碍引起机体缺氧的情况下,给患者吸入纯 O_2,则可能由于解除了低 O_2 的刺激作用而引起呼吸抑制,所以在临床应用氧疗时应充分考虑这一点而予以高度警惕。

(二)机械感受性反射

1. 肺牵张反射 由肺扩张或肺萎陷引起的吸气抑制或吸气兴奋的反射,称为肺牵张反射,也称黑-伯反射,它包括肺扩张反射和肺萎陷反射。

(1)肺扩张反射:是指肺扩张时抑制吸气活动的反射。肺扩张反射过程如下:吸气时,肺扩张,牵拉刺激了支气管和细支气管平滑肌的肺牵张感受器,冲动增加,经迷走神经传入延髓,通过延髓和脑桥呼吸中枢的作用,促使吸气停止转为呼气。

肺扩张反射的生理意义在于加速吸气向呼气的转换,使呼吸频率加快。动物实验中,切断双侧迷走神经后,动物吸气过程延长,吸气加深,呼吸变得深而慢。正常成人在潮气量超过 1 500ml 时才能引起肺扩张反射,因此在平静呼吸时,肺扩张反射一般不参与呼吸运动的调节。

(2)肺萎陷反射:是指肺萎陷时增强吸气活动或促进呼气转换为吸气的反射。其感受器也位于气道平滑肌内,但其性质尚不清楚。

2. 防御性呼吸反射 防御性呼吸反射是指呼吸道黏膜受到刺激时,引起的对机体有保护作用的呼吸反射。主要有咳嗽反射和喷嚏反射。

(1)咳嗽反射:咳嗽反射是最常见的一种防御反射。正常咳嗽反射具有清洁、保护和维持呼吸道通畅的生理意义,但长期剧烈咳嗽对人体不利,应及时治疗。

(2)喷嚏反射:喷嚏反射类似于咳嗽反射,其生理意义是清除鼻腔内的异物。

3. 呼吸肌本体感受性反射 由呼吸肌本体感受器传入冲动引起的反射性呼吸变化称为呼吸肌本体感受性反射。肌梭和腱器官是骨骼肌的本体感受器。当肌梭受到牵张刺激时,可反射性引起其所在骨骼肌的收缩。但在平静呼吸时这一反射作用不明显,只有当运动或呼吸肌负荷增加时其作用才较为明显。

章末小结 本章学习的重点是肺通气的动力、胸膜腔内压、肺换气的影响因素、O_2 和 CO_2 的主要运输形式以及 CO_2、O_2、H^+ 对呼吸运动的调节。学习的难点是肺通气的动力、肺泡表面活性物质的作用、氧解离曲线及影响因素。在学习过程中注意比较肺通气功能的不同评价指标及意义以及 CO_2、O_2、H^+ 对呼吸运动的不同调节。通过本章知识的学习,能理解人工呼吸的原理,判断呼吸系统疾病中出现的呼吸异常变化,并解释其产生原因,提高运用知识解决问题的能力。

(董娟娟)

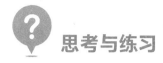

思考与练习

一、名词解释

1. 呼吸

2. 潮气量

3. 肺泡通气量

4. 通气 / 血流

5. 发绀

二、填空题

1. 呼吸全过程包括 _____ 、_____ 和 _____ 三个环节,其中外呼吸又包括 _____ 和 _____ 两个过程。

2. 肺通气的原动力是 _____,直接动力是 _____。

3. 决定胸膜腔内负压的主要因素是 _____。

4. 肺活量等于 _____ 、_____ 和 _____ 三者之和。

5. 产生呼吸节律的基本中枢位于 ____,正常呼吸节律的形成主要依赖于 ____ 和 ____ 两个呼吸中枢的共同作用。

三、简答题

1. 简述呼吸的全过程以及呼吸系统的主要生理功能。

2. 比较平静呼吸和用力呼吸的异同点。

3. 简述肺泡表面活性物质的合成、分泌及生理意义。

4. 简述 O_2 和 CO_2 在血液中的运输形式。

四、分析题

试分析支气管扩张、肺炎、肺纤维化时,对肺换气的影响作用。

第六章 | 消化和吸收

06章 数字资源

1. 掌握消化和吸收的概念；胃液、胰液、胆汁的成分及作用；小肠的吸收；排便反射。

2. 熟悉胃的运动形式及胃排空；小肠的运动形式；主要营养物质的吸收；交感神经和副交感神经对消化道的主要作用。

3. 了解口腔内消化；小肠液及其作用；肝脏的消化功能和其他生理作用；大肠的功能；胃肠激素的概念和主要作用。

4. 学会应用本章所学知识，解释日常生活现象和常见消化系统疾病问题。

5. 能认识消化系统健康的重要性，养成良好的生活习惯，具有指导患者科学、合理饮食及调节心理状态的基本能力。

6. 培养理解关爱患者疾苦，为人民健康服务的理想情操。

 导入案例

　　小李寒假去某地游玩，被当地新奇的小吃吸引，品尝了各种美食。当晚，小李感觉上腹不适，在医生指导下服用助消化药后好转。

请思考：

1. 什么是消化和吸收？

2. 食物在体内是如何消化和吸收的？

　　人体生命活动中，从外界摄入的营养物质包括蛋白质、脂肪、糖类、无机盐、维生素和水六大类。前三类蛋白质、脂肪、糖类属于结构复杂的大分子物质，必须先将其分解为结构简单的小分子物质才能被机体吸收，而后三类无机盐、水和大多数维生素为小分子物质,可直接被吸收利用。

食物在消化道内被分解为可吸收的小分子物质的过程,称为消化。消化有两种方式:一是机械性消化,即通过消化道的活动,将食物研磨的同时使食物与消化液充分混合,并将其向消化道远端推送的过程;二是化学性消化,即通过消化液中消化酶的作用,将食物中大分子物质分解为小分子物质的过程。在整个消化过程中,机械性消化和化学性消化同时进行,相互配合,完成对食物的消化。

消化后的小分子物质以及无机盐、维生素和水透过消化道黏膜,进入血液或淋巴的过程,称为吸收。消化是吸收的前提,吸收是消化的根本目的,两者是相辅相成、紧密联系的。

第一节　口腔内消化

消化过程是从口腔开始的,食物在口腔内被咀嚼磨碎,并和唾液混合,形成食团,进而经吞咽通过咽和食管入胃。同时,唾液对食物有一定的化学性消化作用。

一、唾液及其作用

人的口腔内有三对大唾液腺,即腮腺、下颌下腺和舌下腺,还有散在的小唾液腺,唾液就是由这些大唾液腺和小唾液腺分泌的混合液。

(一)唾液的性质和成分

唾液为无色无味近于中性(pH6.6~7.1)的低渗液体,正常成人每日分泌量为1.0~1.5L。唾液的成分主要是水,约占99%,其余为有机物和无机物。有机物主要有黏蛋白、免疫球蛋白、唾液淀粉酶和溶菌酶等,无机物有 Na^+、K^+、Cl^- 等,还有一定量的 O_2、CO_2 等气体。

(二)唾液的作用

唾液的主要作用有:①湿润口腔和溶解食物,使食物易于吞咽,并帮助产生味觉;②清洁和保护口腔,唾液中的溶菌酶和免疫球蛋白具有杀菌和杀病毒作用;③初步消化作用,唾液淀粉酶可使食物中的淀粉分解为麦芽糖;④排泄功能,某些进入体内的重金属(如铅、汞)、氰化物和狂犬病毒等可随唾液排出。

二、咀嚼和吞咽

口腔内的机械性消化是通过咀嚼与吞咽来实现的。

(一)咀嚼

咀嚼是由咀嚼肌按一定顺序收缩所组成的复杂的节律性动作。咀嚼肌(如咬肌、颞肌等）属于骨骼肌，可做随意运动。当食物触及齿龈、硬腭前部和舌表面时，口腔内感受器和咀嚼肌的本体感受器受到刺激，产生传入冲动，引起节律性的咀嚼活动。

咀嚼的作用是：①将食物切碎、研磨、搅拌，使食物与唾液混合而形成食团，便于吞咽；②使食物与唾液充分混合有利于唾液淀粉酶发挥化学性消化作用；③咀嚼动作能反射性地引起胃、胰、肝和胆囊的活动加强，有利于食物的进一步消化。

（二）吞咽

吞咽是指食团由舌背推动经咽和食管进入胃的活动。吞咽动作由一系列高度协调的反射活动组成。根据食团在吞咽时经过的解剖部位，可将吞咽动作分为三个时期。

1. 口腔期　是指食团从口腔进入咽的时期，主要通过舌的运动把食团由舌背推入咽部，是一种随意运动，受大脑皮层控制。

2. 咽期　是指食团从咽部进入食管上端的时期，其基本过程是：食团刺激咽部的触觉感受器，冲动传到位于延髓和脑桥下端网状结构的吞咽中枢，立刻发动一系列快速反射动作，即软腭上举，咽后壁向前突出，以封闭鼻、口、喉通道，防止食物进入气管或逆流到鼻腔，而食管上括约肌舒张，以利于食团从咽部进入食管。

3. 食管期　是指食团由食管上端经贲门进入胃的时期，是不随意运动，主要由食管的蠕动来完成。蠕动是消化道共有的一种运动形式，是消化道平滑肌顺序性舒缩形成的一种向前推进的波形运动。食管蠕动时，食团前的食管出现舒张波，食团后的食管跟随有收缩波，从而挤压食团，使食团向食管下端移动（图6-1）。

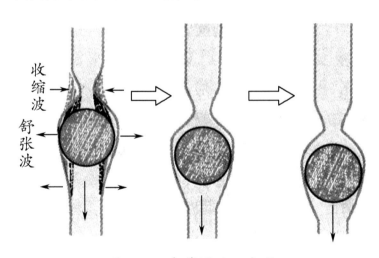

图6-1　食管蠕动示意图

第二节　胃内消化

胃是消化道中最膨大的部分，成年人胃的容量为1~2L，具有暂时储存食物和初步消化食物的功能。食物入胃后，受到胃液的化学性消化和胃运动的机械性消化，食团逐渐形成食糜，并逐次、少量地通过幽门，被推送入十二指肠。

一、胃液及其作用

胃液是由胃黏膜的贲门腺、泌酸腺和幽门腺的上皮细胞共同分泌的,纯净的胃液是无色透明的酸性液体,pH 为 0.9~1.5。正常成人每日分泌量约为 1.5~2.5L,其主要成分有盐酸、胃蛋白酶原、黏液和内因子,其余为水、HCO_3^-、Na^+、K^+ 等无机物。

1. 盐酸　胃液中的盐酸也称胃酸,由胃泌酸腺的壁细胞分泌。盐酸的主要生理作用是:①激活胃蛋白酶原,使其转变为有活性的胃蛋白酶,并为胃蛋白酶提供适宜的酸性环境;②使食物中的蛋白质变性而易于消化;③杀灭随食物进入胃内的细菌;④盐酸进入小肠还可促进胰液、胆汁和小肠液的分泌;⑤盐酸造成的酸性环境有利于小肠对铁和钙的吸收。

由于盐酸属于强酸,对胃和十二指肠黏膜具有侵蚀作用,如果盐酸分泌过多,将损伤胃和十二指肠黏膜,诱发或加重溃疡病;若盐酸分泌过少,则可引起腹胀、腹泻等消化不良症状。

2. 胃蛋白酶原　胃蛋白酶原主要由胃泌酸腺的主细胞合成和分泌,以无活性的酶原形式储存在细胞内。当其释放入胃腔后,在盐酸的作用下,转变为有活性的胃蛋白酶,且已被激活的胃蛋白酶对胃蛋白酶原也有激活作用(正反馈)。胃蛋白酶能使食物中的蛋白质水解,生成䏶和胨,以及少量的多肽及游离氨基酸。胃蛋白酶只有在酸性环境中才能发挥作用,其最适 pH 为 1.8~3.5。当 pH>5.0 时,胃蛋白酶便完全失活。

3. 黏液　胃液中含有大量的黏液,它们是由胃黏膜表面的上皮细胞和泌酸腺、贲门腺、幽门腺的黏液细胞共同分泌的,其主要成分为糖蛋白,分泌后即覆盖于胃黏膜表面,在胃黏膜表面形成一层厚约 500μm 的凝胶样保护层,一方面可在黏膜表面起润滑作用,减少粗糙食物对胃黏膜的机械性损伤;另一方面,黏液还与胃黏膜上皮细胞分泌的 HCO_3^- 共同构成黏液－碳酸氢盐屏障,减缓胃腔内的 H^+ 向胃黏膜扩散的同时有效防止了胃蛋白酶原的在胃黏膜上皮细胞侧的激活,能有效地保护胃黏膜不受胃腔内盐酸和胃蛋白酶的侵蚀。

4. 内因子　由胃泌酸腺的壁细胞分泌的一种糖蛋白。可与食物中的维生素 B_{12} 结合形成复合物,保护维生素 B_{12} 不被消化道内的消化酶所破坏,并能促进回肠对维生素 B_{12} 的吸收。如果内因子缺乏,会导致维生素 B_{12} 吸收障碍而影响红细胞生成,导致巨幼红细胞性贫血。

二、胃 的 运 动

(一)胃的运动形式

1. 紧张性收缩　胃壁平滑肌常处于一定程度的缓慢持续收缩状态,称为紧张性收缩。其生理意义在于:①维持胃的正常位置和形态,防止胃下垂;②保持胃腔内具有一定的基础压力,促进胃液渗入食团进行化学性消化;③是其他运动形式的基础。

2. 容受性舒张　进食时食物刺激口腔、咽、食管等处的感受器,可反射性地引起胃底和胃体上部平滑肌舒张,称为容受性舒张,是胃特有的运动形式。它能使胃容纳大量食物而胃内压无明显升高。其生理意义是使胃能更好地完成容纳和储存食物的功能。

3. 蠕动　蠕动出现在食物入胃后 5min 左右。蠕动波始于胃的中部,逐步向幽门方向推进,并逐渐加强、加快,大约 3 次 /min。一个蠕动波约需 1min 到达幽门,通常是一波未平,一波又起(图 6-2)。其生理意义是:①磨碎进入胃内的食团,使之与胃液充分混合,形成糊状食糜,有利于化学性消化;②将食糜从胃体向幽门方向推送,逐步推入十二指肠。

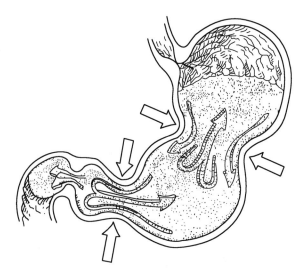

图 6-2　胃的蠕动示意图

胃蠕动始于胃的中部,向幽门方向推进;胃蠕动可将食糜推入十二指肠;强有力的蠕动波可将部分食糜反向推回到近侧胃窦或胃体,使食糜在胃内进一步被磨碎。

(二)胃排空

食糜由胃排入十二指肠的过程,称为胃排空。一般食物入胃后 5min 就开始胃排空,其速度与食糜的物理性状和化学组成有关。一般来说,稀薄的、液态的食糜比黏稠、固态的食物排空快;小颗粒食物比大块食物排空快;等渗液比非等渗液排空快。在三大营养物质中,糖类排空最快,蛋白质次之,脂肪最慢。混合性食物由胃完全排空需 4~6h。

胃排空受胃和十二指肠两方面因素的控制。当胃内有足够的食物时,食物对胃的扩张性刺激可通过反射活动,引起胃的运动加强,胃排空的速度加快。食糜中的胃酸和脂肪在进入十二指肠后,通过神经和体液调节,抑制胃的运动和胃排空。随着食糜在小肠的消化和吸收,其对胃排空的抑制逐渐消失,胃运动又增强,再推送部分食糜进入十二指肠。如此反复,直至食糜从胃全部排入十二指肠为止。因此,胃排空是间断进行的,并与十二指肠内的消化和吸收的速度相适应。

(三)呕吐

呕吐是指将胃及上段小肠内容物从口腔强有力驱出的一种反射活动。当舌根、咽、胃、肠道、胆总管、腹膜、泌尿生殖器官和前庭器官等处的感受器受刺激时,均可反射性地引起呕吐。呕吐中枢位于延髓,颅内压增高时,可直接刺激呕吐中枢,引起喷射性呕吐。呕吐是一种具有保护意义的防御反射,能将胃肠内有害物质排出,但剧烈或频繁的呕吐会影响正常进食,使大量消化液丢失而造成体内水、电解质和酸碱平衡的紊乱。

食物中毒的抢救

抢救食物中毒患者时,通过刺激舌根和咽部进行催吐,或使用药物催吐,从而达到排出毒物的目的。但过度催吐,会导致大量消化液丢失,会造成体内水、电解质和酸碱平衡紊乱,所以催吐后要注意补充水、电解质等。

第三节　小肠内消化

食糜由胃进入十二指肠后便开始小肠内的消化。小肠内消化是整个消化过程中最为重要的阶段。在小肠内,食糜受到胰液、胆汁和小肠液的化学性消化和小肠运动的机械性消化后,消化过程基本完成,大多数物质在此被吸收,未被消化的食物残渣进入大肠参与粪便的形成。食糜在小肠内停留的时间随食物的性质而有所不同,混合性食物一般在小肠内停留 3~8h。

一、胰液及其作用

胰液是由胰腺的腺泡细胞和小导管管壁细胞分泌的无色透明的碱性液体,pH 为 7.8~8.4,渗透压与血浆大致相等,成人每天分泌量约为 1~2L。胰液含有无机物和有机物。无机物主要由小导管管壁细胞分泌,包括大量水分以及 HCO_3^-、Cl^-、Na^+、K^+ 和 Ca^{2+} 等;有机物主要是由腺泡细胞分泌的多种消化酶,如胰淀粉酶、胰脂肪酶、胰蛋白酶原、糜蛋白酶原、羧基肽酶、核糖核酸酶和脱氧核糖核酸酶等。其主要成分和作用如下:

1. 碳酸氢盐　HCO_3^- 是胰液呈碱性的主要原因,主要作用是中和进入十二指肠的胃酸,使肠黏膜免受强酸的侵蚀;同时也为小肠内的多种消化酶提供适宜的 pH 环境(pH7~8)。

2. 胰淀粉酶　是水解淀粉效率很高的一种 α-淀粉酶,最适 pH 为 6.7~7.0,能将食物中大量淀粉分解为糊精、麦芽糖。

3. 胰脂肪酶　可将脂肪分解为甘油一酯、甘油和脂肪酸,最适 pH 为 7.5~8.5。胰脂肪酶只有在辅脂酶的存在下才能发挥作用。辅脂酶是胰腺分泌的一种小分子蛋白质,能防止胆盐将胰脂肪酶从脂滴表面清除出去,使胰脂肪酶能锚定于脂滴表面而发挥其分解脂肪的作用。

4. 胰蛋白酶原和糜蛋白酶原　在胰液中胰蛋白酶和糜蛋白酶两种蛋白水解酶都是以酶原形式存在,不具有活性。小肠液中的肠激酶可将无活性的胰蛋白酶原激活,同时,已被激活的胰蛋白酶也能激活胰蛋白酶原而形成正反馈，加速其活化。糜蛋白酶原主要在胰蛋白酶的作用下转化为有活性的糜蛋白酶。胰蛋白酶和糜蛋白酶作用相似，都可使食物中蛋白质分解为胨和胨，当两者同时作用于蛋白质时，可将其分解成小分子多肽和游离氨基酸。

在胰液中含有水解糖、脂肪和蛋白质三大类营养物质的消化酶，因而它是所有消化液中消化功能最全面、消化力最强的，所以是最重要的一种消化液。当胰液分泌障碍时，会明显影响蛋白质和脂肪的消化和吸收，常可发生脂肪泻，亦可使脂溶性维生素 A、D、E、K 等吸收受到影响，但对糖的消化和吸收影响不大。

二、胆汁及其作用

肝细胞能持续分泌胆汁。在非消化期，肝脏分泌的胆汁主要经胆囊管进入胆囊储存。进食后，肝脏分泌的胆汁则经肝管、胆总管直接排入十二指肠，同时，食物及消化液可刺激胆囊收缩，将储存于胆囊内的胆汁也排入十二指肠。由肝细胞分泌后直接排入小肠的胆汁称为肝胆汁，储存在胆囊内并由胆囊排出的胆汁称为胆囊胆汁。

（一）胆汁的性质和成分

胆汁是一种有色、味苦、较浓稠的液体。肝胆汁呈金黄色，透明清亮，呈弱碱性（pH7.4）。胆囊胆汁因被浓缩而颜色加深，为深棕色，呈弱酸性（pH6.8）。正常成人每天分泌胆汁约 0.8~1.0L。

胆汁的成分较为复杂，除水分外，含有胆盐、胆色素、胆固醇、卵磷脂等有机物和 Na^+、K^+、Ca^{2+}、HCO_3^- 等无机物。胆汁是唯一不含消化酶的消化液。

（二）胆汁的作用

胆汁成分里不含消化酶，但其中的胆盐对促进脂肪的消化与吸收具有重要意义。

1. 乳化脂肪，促进脂肪消化　胆汁中的胆盐、胆固醇和卵磷脂等都可作为乳化剂，能降低脂肪的表面张力，使脂肪乳化为微小脂滴，分散于肠腔并溶于水，增加与胰脂肪酶的作用面积，促进脂肪的消化。

2. 促进脂肪吸收　胆盐能与脂肪酸、甘油一酯等结合形成水溶性复合物（混合微胶粒），使这些不溶于水的脂肪分解产物易于通过肠上皮表面的静水层而到达肠黏膜表面，从而促进肠黏膜上皮细胞对脂肪分解产物的吸收。

3. 促进脂溶性维生素的吸收　由于胆汁能促进脂肪分解产物的吸收，所以对脂溶性维生素 A、D、E、K 的吸收也有促进作用。

肝脏、胆道患病者，胆汁排放减少或受阻，会出现脂肪的消化不良、吸收不良以及脂溶性维生素的吸收障碍。

三、小肠液及其作用

（一）小肠液的性质与成分

小肠液由十二指肠腺和小肠腺共同分泌,成人每天分泌量约为 1~3L,是消化液中最多的一种,呈弱碱性,pH 约为 7.6,渗透压和血浆相等。十二指肠腺分泌含黏蛋白的碱性黏稠液体,可防止胃酸对十二指肠上皮的侵蚀。小肠腺分泌量很大,是小肠液的主要部分。小肠液的主要成分为水、无机盐、黏蛋白和肠激酶等。

（二）小肠液的作用

小肠液的主要作用有:①保护十二指肠黏膜免遭胃酸的侵蚀;②小肠液中的黏蛋白具有润滑作用,并在黏膜表面形成一道抵抗机械损伤的屏障;③大量的小肠液可稀释肠内消化产物,使其渗透压降低,有利于吸收;④小肠液中的肠激酶可激活胰液中的胰蛋白酶原,有利于蛋白质的消化。

除肠腔内的消化酶对食物进行消化外,小肠对食物的消化还存在一种特殊的方式。在小肠上皮细胞的刷状缘或上皮细胞内还含有多种消化酶,如分解寡肽的肽酶、分解双糖的蔗糖酶和麦芽糖酶等,可将肠腔内消化不完全的产物寡肽和双糖进一步分解为氨基酸和单糖。这些酶可随脱落的肠上皮细胞入肠腔内,但它们对肠腔内消化并不起作用。

四、小肠的运动

小肠的运动是靠其肠壁内、外两层平滑肌的舒缩活动完成的。空腹时,小肠运动很弱,进食后逐渐增强,可对食糜进一步研磨,并使其与小肠内消化液充分混合,与肠黏膜广泛接触,促进食糜的消化和吸收,同时推送食糜向大肠方向移动。

（一）小肠的运动形式

1. 紧张性收缩　是指小肠平滑肌维持一定的紧张性,是小肠进行其他运动的基础,利于保持肠道一定的形状,并维持一定的肠腔内压,有助于肠内容物的混合与推进。

2. 分节运动　分节运动是一段肠管上多点环行肌同时节律性收缩和舒张的运动。食糜所在的肠管上一定间隔的环行肌同时收缩,把食糜分割成许多节段,随后原收缩处舒张,而原舒张处收缩,使原来的节段分成两半而邻近的两半合拢来形成一个新的节段,如此反复进行,可使食糜得以不断地分开,又不断地混合(图 6-3)。分节运动向

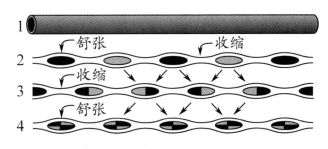

图 6-3　小肠分节运动模式图

1. 肠管表面观;2、3、4. 肠管纵切面观,表示不同阶段的食糜节段分割与合拢的情况

下段肠管推送肠内容物的作用很小,其主要作用是:①使食糜与消化液充分混合,有利于食物的化学性消化;②使食糜与肠管壁紧密接触,为吸收创造有利条件;③挤压肠壁有助于血液和淋巴液的回流,有利于吸收。

3. 蠕动　小肠的任何部位均可发生蠕动,但其速度很慢、推送距离很短。通常每个蠕动波将食糜向前推送一段距离后即消失,但可以反复发生。其意义在于将经分节运动作用后的食糜向前推进,到达一个新肠段再开始新的分节运动。在小肠还有一种进行速度快,传播距离较远的蠕动,称为蠕动冲。蠕动冲可以把食糜一次性从小肠始端推送到小肠末端,甚至直达大肠。

 知识链接

肠　鸣　音

肠蠕动时,由于肠腔内容物(包括水和气体)被推动,产生声音,称为肠鸣音。肠蠕动亢进时,肠鸣音增强;肠麻痹时,肠鸣音减弱或消失。肠鸣音可作为临床腹部手术后判断肠运动功能的一个客观指征。

(二)回盲括约肌的功能

在回肠末端与盲肠交界处的环行肌显著增厚,称回盲括约肌,它经常保持一定的收缩状态。当小肠的蠕动波到达回肠末端时,括约肌舒张,可有少量食糜排入结肠。故回盲括约肌的主要功能是防止回肠内容物过快地进入大肠,从而延长食糜在小肠内停留的时间,有利于小肠内容物的完全消化和吸收;回盲括约肌具有活瓣样作用,它还阻止大肠内容物反流入回肠。

第四节　肝脏的消化功能和其他生理作用

肝脏是人体内最大的消化腺,也是体内新陈代谢的中心站,是维持生命活动的一个必不可少的器官。

一、肝脏的功能特点

(一)肝脏的血液供应

肝脏的血液供应极为丰富,其所含血量相当于人体血液总量的14%,有门静脉和肝动脉双重来源,两种血液在肝内窦状隙混合。门静脉收集来自腹腔内脏的血液,内含从消化道吸收入血的丰富的营养物质,它们在肝内被加工、储存或转运;同时门静脉血中的有害物质及微生物抗原性物质也将在肝内被解毒或清除。肝血供的 1/4 来自肝动脉,含有丰富的 O_2,为肝细胞供氧的主要来源。流经肝脏的血液最后由肝静脉进入下腔静脉而回流到心脏。

（二）肝脏的代谢特点

肝脏的主要功能是进行三大营养物质的代谢,包括糖的分解和糖原合成、蛋白质及脂肪的分解与合成、维生素及激素的代谢等。肝脏内的各种代谢活动十分活跃,这与它所含有的酶类十分丰富有关。肝细胞内存在体内几乎所有的酶类,酶蛋白含量约占肝内总蛋白量的 2/3,大体分为两类:肝内和肝外组织均有的酶;仅存在于肝内的酶。

二、肝脏主要的生理功能

肝脏具有分泌胆汁、吞噬和防御、制造凝血因子、调节血容量及水电解质平衡、产生热量等多种功能。在胚胎时期肝脏还有造血功能。

（一）肝脏分泌胆汁的功能

肝细胞能不断生成胆汁酸和分泌胆汁,胆汁在消化过程中可促进脂肪在小肠内的消化和吸收。若无胆汁,食入的脂肪将有 40% 从粪便中丢失,且伴有脂溶性维生素的吸收不良。胆汁还有排泄有害物质的作用。

（二）肝脏在物质代谢中的功能

1. 肝与糖代谢　单糖经小肠黏膜吸收后,由门静脉到达肝脏,在肝内转变为肝糖原而储存。一般成年人肝内约含 100g 肝糖原,仅够禁食 24h 之用。肝糖原在调节血糖浓度以维持其稳定中具有重要作用。当劳动、饥饿、发热时,血糖大量消耗,肝细胞又能把肝糖原分解为葡萄糖进入循环血液,所以患肝病时血糖常有变化。

2. 肝与蛋白质代谢　由消化道吸收的氨基酸在肝脏内进行蛋白质合成,尤其是血浆蛋白的合成对维持机体蛋白质代谢有重要意义。另外,肝脏将氨基酸代谢产生的氨合成尿素,经肾脏排出体外。所以肝病时血浆蛋白减少,血氨升高。

3. 肝与脂肪代谢　肝脏是脂肪运输的枢纽。消化吸收后的部分脂肪可进入肝脏转变为脂质储存,饥饿时,储存的体脂又可被运送到肝脏分解利用。肝脏还是体内脂肪酸、胆固醇、磷脂合成的主要器官之一。人体内血脂的各种成分比例的相对恒定靠肝细胞调节。当脂代谢紊乱时,可使脂肪堆积于肝脏内形成脂肪肝。

4. 维生素代谢　肝脏可储存脂溶性维生素,人体 95% 的维生素 A 都储存在肝内,肝脏是维生素 C、D、E、K、B_1、B_6、B_{12}、烟酸、叶酸等多种维生素储存和代谢的场所。

5. 激素代谢　正常情况下,血液中各种激素都保持一定含量,多余的则经肝脏处理而被灭活。当患肝病时,可出现雌激素灭活障碍,引起男性乳房发育、女性月经不调及性征改变等。如果出现醛固酮和血管升压素灭活障碍,则可引起钠、水潴留而发生水肿。

（三）肝脏的解毒功能

肝脏是人体的主要解毒器官,它能保护机体免受损害,使毒物成为比较无毒或溶解度大的物质,随胆汁或尿液排出体外。如有毒代谢产物氨可在肝内被合成尿素,随尿排出体外(化学作用);汞等重金属、肠道的细菌,可随胆汁分泌排出(分泌作用)。

（四）肝脏的防御和免疫功能

肝静脉窦内皮层含有大量的库普弗细胞,能吞噬血液中的异物、细菌、染料及其他颗粒物质。此外,肝脏中的单核-巨噬细胞可吞噬抗原物质,进而刺激机体的免疫反应。

（五）肝脏的其他功能

肝脏还能调节循环血量。肝脏也是多种凝血因子合成的主要场所。此外,机体热量的产生、水电解质的平衡等,都需要肝脏的参与。

第五节 大肠的功能

经小肠消化和吸收后,剩下的食物残渣排入大肠。人类的大肠没有重要的消化活动,其主要功能是:吸收水、无机盐和部分维生素,暂时储存食物残渣,并将食物残渣转变成粪便排出体外。

一、大肠液及细菌的作用

大肠液由大肠黏膜表面的柱状上皮细胞及杯状细胞分泌,呈碱性,其 pH 为 8.3~8.4,主要成分为黏蛋白和碳酸氢盐,有保护肠黏膜和润滑粪便的作用。

大肠内有许多细菌,主要来自食物和空气,约占粪便固体总量的 20%~30%。大肠内的 pH 和温度对一般细菌的繁殖极为适宜。细菌对糖及脂肪的分解称为发酵,主要产物有乳酸、乙酸、CO_2、甲烷等;细菌对蛋白质的分解称为腐败,主要产物有氨、硫化氢、组胺、吲哚等。这些分解产物大部分是有害的,可随粪便或气体排出体外,少量由肠壁吸收后到肝脏进行解毒。同时,细菌中含有能分解食物残渣的酶,利用肠内食物残渣合成维生素 B_1、维生素 B_2 和维生素 K,被人体吸收利用。若长期服用广谱抗生素,可抑制大肠有益菌群造成机体某些维生素缺乏。

二、大肠的运动和排便

大肠的运动相对少而慢,对刺激的反应也较迟缓,这有利于粪便的暂时储存。

（一）大肠的运动形式

1. 袋状往返运动 是空腹时最多见的一种大肠运动形式,由管壁环行肌无规律地收缩所引起,它使结肠呈现一串结肠袋,使结肠内的压力升高,使结肠袋中的内容物向前、后两个方向作短距离的移动,对内容物仅起缓慢的搓揉作用,但并不向前推进。这种运动有助于促进水的吸收。

2. 分节推进和多袋推进运动　分节推进运动是环形肌有规律地收缩,使一个结肠袋的内容物被推送到下一邻近肠段的运动;如果在一段较长的结肠壁上同时发生多个结肠袋收缩,并使其内容物向下推移,则称为多袋推进运动。进食后或副交感神经兴奋时,这种运动增强。

3. 蠕动　大肠的蠕动由一些稳定向前的收缩波组成,通常蠕动比较缓慢。此外,大肠还有一种运动速度很快且推进距离很远的蠕动,称为集团蠕动,通常开始于横结肠,可推送大肠内容物到降结肠或乙状结肠甚至直肠。集团蠕动常为进食(尤其早餐后)所引起,可能是食物进入十二指肠刺激肠黏膜,通过壁内神经丛反射引起的,称为十二指肠－结肠反射。

(二)排便

食物残渣在大肠内可停留 10h 以上,绝大部分的水、无机盐和维生素被大肠黏膜吸收,剩余部分经结肠内细菌分解后形成粪便。其实,粪便中除食物残渣外,还包括脱落的肠上皮细胞、大量的细菌及机体的某些代谢产物(如由肝排出的胆色素衍生物等)。

排便是一种反射活动。人的直肠内通常是没有粪便的,当粪便被集团蠕动推进直肠时,可刺激直肠壁内的感受器产生神经冲动,冲动经盆神经和腹下神经传至脊髓腰骶段的初级排便中枢,同时上传至大脑皮层,产生便意。经大脑分析环境条件允许时,即可发生排便反射。此时冲动经盆神经传出,分别使降结肠、乙状结肠和直肠平滑肌收缩,肛门内括约肌舒张,同时抑制阴部神经,使其传出冲动减少,肛门外括约肌舒张将粪便排出体外;此外,排便时膈肌和腹部肌肉收缩,增加腹内压,促进粪便排出体外。如果条件不允许,皮层发出冲动,下行抑制脊髓腰骶段初级排便中枢的排便活动,抑制排便反射。

如果大脑皮层经常有意抑制排便,会降低直肠壁感受器对粪便压力刺激的敏感性,从而不易产生便意,导致粪便在大肠内停留时间过久,且因水分吸收过多而变得干硬,引起排便困难,这是产生便秘最常见的原因之一。临床上昏迷或脊髓腰骶段以上横断的患者,因其初级排便中枢失去了大脑皮层的控制作用,排便的意识控制作用将丧失,引起大便失禁。若初级排便中枢受损,则引起粪便潴留。

 知识链接

食物中的纤维素

食物中的纤维素对肠功能和胃肠疾病的重要影响,近年来已受到医学界的重视。纤维素对肠功能的影响主要有:①纤维素能与水结合形成凝胶,限制水的吸收,增加粪便体积,促进排便;②能刺激肠运动,缩短粪便在肠内停留时间,以减少有害物质对胃肠及整个机体的毒害作用;③能降低食物中热量比率,减少高能量物质的摄取,有助于纠正异常肥胖。一般认为,增加食物中纤维素的含量,有益于增进健康,可预防便秘、痔疮、结肠癌等疾病的发生。

第六节　吸　　收

食物消化后的小分子物质及维生素、无机盐和水,经消化道上皮细胞进入血液或淋巴的过程称为吸收。

一、吸收的部位

消化道不同部位的吸收能力和吸收速度是不同的,这主要取决于各部分消化道的组织结构,以及食物在各部位被消化的程度和停留时间。食物在口腔和食管内一般不能被吸收,只有某些脂溶性药物(如硝酸甘油)能通过口腔黏膜进入血液;在胃内,食物也很少被吸收,仅有乙醇和少量水分以及某些药物(如阿司匹林)可在胃内被吸收;食物中的大部分成分都在小肠被吸收,一般认为糖、蛋白质和脂肪的消化产物大部分在经过十二指肠、空肠后已基本被吸收,回肠只吸收胆盐和维生素 B_{12}(图6-4),所以小肠是吸收最主要的部位。大肠内可被吸收的营养物质已非常少,一般只能吸收水分、无机盐和一些维生素(如维生素 B 复合物、维生素 K)。

小肠是吸收营养物质的主要部位,在吸收中的有利条件为:①小肠黏膜有巨大的吸收面积,人的小肠长约 5~7m,黏膜形成许多环形皱襞,皱襞上有大量的绒毛,绒毛上又有许多微绒毛,皱襞、绒毛和微绒毛的逐级放大,使小肠的吸收面积增加约 600 倍(图6-5);②食物在小肠内停留时间较长,3~8h,有充分的吸收时间;③食物在小肠内已被消化成适于吸收的小分子物质;④小肠黏膜的绒毛内有丰富的毛细血管和毛细淋巴管,绒毛的活动会促进血液和淋巴的流动,有利于营养物质的吸收。

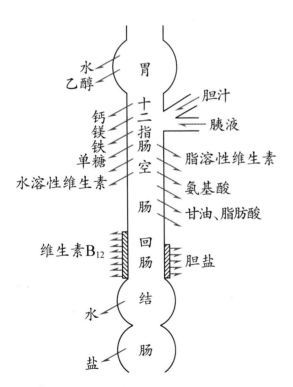

图6-4　各种物质在小肠吸收部位示意图

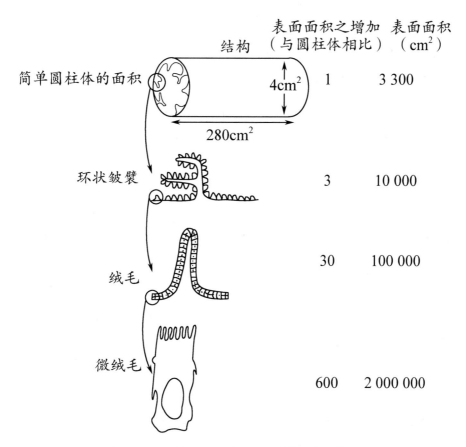

结构	表面面积之增加（与圆柱体相比）	表面面积（cm^2）
简单圆柱体的面积	1	3 300
环状皱襞	3	10 000
绒毛	30	100 000
微绒毛	600	2 000 000

图 6-5 增加小肠表面积的机制示意图

二、主要营养物质的吸收

（一）糖的吸收

食物中的糖类一般须被分解为单糖时才能被小肠吸收。各种单糖吸收的速度差异较大,半乳糖和葡萄糖吸收最快,果糖次之,甘露糖最慢。吸收方式是逆浓度梯度进行的继发性主动转运过程,其动力来自小肠黏膜上皮细胞的钠泵活动。在肠黏膜上皮细胞刷状缘上存在特异的转运体,能选择性地把葡萄糖或半乳糖从肠腔转运入肠黏膜上皮细胞内。进入细胞的单糖则通过载体易化扩散的方式离开细胞进入组织间隙,再扩散入血,然后经血液为全身利用。各种单糖与转运体的亲和力不同,因此吸收的速率也不同。

（二）蛋白质的吸收

食物中的蛋白质被分解为氨基酸后,几乎全部被小肠吸收。氨基酸的吸收方式和单糖相似,也是继发性主动转运,其吸收途径是通过毛细血管进入血液。某些情况下,小量的完整蛋白质也可以通过小肠上皮细胞进入血液,作为抗原引起过敏反应,这对人体是不利的。

（三）脂肪的吸收

脂肪在小肠内被分解为甘油、脂肪酸和甘油一酯。脂肪的吸收包括血液和淋巴两种途径。甘油、短链脂肪酸和含短链脂肪酸的甘油一酯,可直接经毛细血管进入血液。而长链脂肪酸与甘油一酯进入肠上皮细胞后重新合成为甘油三酯,经毛细淋巴管进入淋巴液。由于膳食中的动、植物油中含有长链脂肪酸较多,所以脂肪分解产物的吸收途径以淋巴为主。

（四）水的吸收

成人每天由胃肠道吸收的水分可达 8L,其中绝大部分是在小肠吸收的。水的吸收主要依靠渗透作用,各种溶质特别是主动重吸收 Na^+ 所产生的渗透梯度是水分吸收的主要动力。水可被小肠直接吸收入血液。

（五）无机盐的吸收

小肠内吸收的无机盐少数来自摄入,大多数来源于消化液。因此,严重腹泻、呕吐时,大量消化液丢失,导致体内水和电解质紊乱,破坏内环境稳态,甚至危及生命,应及时给予补液治疗。

成人每天经口摄入的 Na^+ 为 5~8g,每天分泌入消化液的 Na^+ 为 20~30g,其中肠内容物中 95%~99% 的 Na^+ 被小肠黏膜主动吸收,动力来自钠泵。

人每天吸收的铁约 1mg,仅为膳食中含铁量的 1/10,食物中的铁绝大多数为三价的高铁(Fe^{3+}),需还原为二价的亚铁(Fe^{2+})后方能被吸收。维生素 C 能将 Fe^{3+} 还原为 Fe^{2+} 有利于吸收;胃酸可使铁溶解,并使高铁转变为亚铁,所以胃液中的盐酸有促进铁吸收的作用。当某些原因导致胃酸减少时,可发生缺铁性贫血。因此,贫血患者补铁常配合口服维生素 C 或稀盐酸。

食物中的钙有 30%~80% 在肠内被吸收, Ca^{2+} 只有在游离状态才能被吸收。维生素 D 可促进钙的吸收;酸性环境可促进 Ca^{2+} 的吸收。当机体缺钙或对钙的需要增加时,钙的吸收会增加。如儿童、低钙饮食、孕妇和哺乳期妇女,钙的吸收会增加。

（六）维生素的吸收

大多数水溶性维生素(如维生素 B_1 、B_2 、B_6 、PP)通过依赖于 Na^+ 的同向转运体在小肠上段被吸收进入血液。只有维生素 B_{12} 须与内因子结合为复合物,在回肠被吸收入血。脂溶性维生素 A、D、E、K 的吸收与脂类消化产物相同。

第七节　消化器官活动的调节

消化系统的各个部分具有不同的结构和功能特点,在进行消化和吸收的过程中,它们相互配合、协调一致地进行活动,同时与整个机体的需要相适应,这依赖于神经和体液因素的共同调节。

一、神 经 调 节

（一）消化器官的神经支配及其作用

口腔、咽、食管上段及肛门外括约肌为骨骼肌，受躯体运动神经支配；其余大部分消化器官主要受自主神经系统的交感神经和副交感神经双重支配。通常交感神经兴奋对消化活动起抑制作用，表现为胃肠道运动减弱，消化腺分泌减少，括约肌收缩。副交感神经兴奋对消化活动起兴奋作用，表现为胃肠道运动增强，消化腺分泌增多，胆囊收缩，胆汁排放，括约肌舒张。一般以副交感神经的作用占优势。

此外，从食管中段到肛门的绝大部分消化道壁内，广泛分布有由大量神经元和神经纤维组成的复杂的神经网络，称为壁内神经丛，包括黏膜下神经丛和肌间神经丛两部分，可以独立完成消化腺分泌、消化道运动及血管舒缩等局部反射。但在整体情况下，壁内神经丛的活动受交感神经和副交感神经的调控。

（二）消化器官活动的反射性调节

调节消化器官活动的神经中枢位于延髓、下丘脑和大脑皮层等处。调节消化活动的反射包括非条件反射与条件反射。

1. 非条件反射　是指食物刺激口腔等处的感受器，能反射性地引起消化道的运动以及腺体的分泌，这种反射活动受交感神经和副交感神经的支配。通过这些反射活动，消化器官各部分的活动相互影响，密切配合，更好地完成消化功能。

2. 条件反射　在非条件反射的基础上，食物的种类、颜色、形状、气味，可刺激视觉、嗅觉感受器，反射性地引起胃肠道运动和消化腺分泌的变化，这就属于条件反射，它使消化器官的活动更加协调一致。

二、体 液 调 节

在胃肠道黏膜上存在着大量的内分泌细胞，它们能合成、分泌多种具有生物活性的化学物质，统称为胃肠激素。其主要生理作用是：调节胃肠道的运动和消化腺的分泌；调节其他激素的释放；刺激消化道组织的代谢和生长。主要的胃肠激素有促胃液素、促胰液素、缩胆囊素、抑胃肽四种，其分泌部位和作用归纳如下（表6-1）。

另外，人体的消化和吸收也受社会、心理因素的调节。进食时情绪、语言、文字的刺激以及进食的环境会显著影响消化活动。社会、心理因素通过神经系统、内分泌系统和免疫系统，影响消化腺的分泌、消化道黏膜血管的充盈和胃肠道的蠕动等，因此与消化不良及溃疡的发生有密切关系。所以保持积极乐观的情绪，布置良好的饮食环境，注重食物的色、香、味、形以及愉快的交谈等可以增进食欲，促进消化器官的功能活动，有益于健康。

表6-1 主要胃肠激素的分泌和生理作用

激素名称	分泌部位及细胞	主要生理作用
促胃液素	胃窦、十二指肠 G 细胞	促进胃液分泌（以 HCl 为主）、胃肠运动、黏膜生长，促进胰液和胆汁分泌
促胰液素	十二指肠、空肠 S 细胞	促进胰液中水和 HCO_3^- 的分泌，抑制胃液分泌和胃肠运动
缩胆囊素 （促胰酶素）	十二指肠、空肠 I 细胞	促进胰酶分泌，促进胆囊收缩和胆汁排放，增强小肠的运动，促进胰腺外分泌组织生长
抑胃肽	小肠上部 K 细胞	抑制胃液分泌和胃的运动，促进胰岛素的释放

章末小结 本章的学习重点是消化和吸收的概念、各段消化管的机械性消化和化学性消化及营养物质的吸收。学习难点为胃液的成分和作用、胰液的成分和作用、排便反射。在学习过程中注意比较各类消化液的成分和作用的区别，总结食物在各部消化道的消化情况，注重联系肝脏的解剖知识，理解肝的功能特点，提高运用知识解决问题的能力。

（万云云）

思考与练习

一、名词解释

1. 消化
2. 吸收
3. 蠕动
4. 胃排空
5. 胃肠激素

二、填空题

1. 食物的消化包括_____和_____两种形式。
2. 内因子是 ___ 细胞分泌的，其化学本质是____，它能保护和促进 ___ 的吸收。
3. 可激活胃蛋白酶原的物质是_____和_____。
4. 胃的运动形式有_____、_____和_____。
5. 小肠内的消化液有_____、_____、_____。其中含消化

酶多、消化力最强的是_____，它所含的消化酶是_____、_____、
_____和_____。

6. 器官的消化绝大部分都受_____和_____神经双重支配。

7. 支配消化器官的副交感神经兴奋可使胃肠运动_____，消化腺分泌_____。

三、简答题

1. 胃的运动形式有哪几种？

2. 小肠有哪几种运动形式？各有何生理意义？

3. 简述胰液的主要成分及作用。

4. 简述胆汁的成分及其在消化中的作用。

5. 为什么说小肠是营养物质吸收的主要部位？

6. 简述消化道的神经支配及其作用。

7. 简述四种胃肠激素的作用。

四、问答题

1. 试述胃液的成分及其作用。

2. 试总结蛋白质食物在消化道内的分解过程。

第七章 | 能量代谢和体温

07章 数字资源

 导入案例

冬天来了,又到了职教住校生晨起跑操的时候了。刚从暖和的被窝里爬出来的学明,站在清晨的操场上冻得瑟瑟发抖。跑完三圈之后,学明感觉不到冷,甚至身体微微出汗了,跑步让学明的能量代谢率增加了。

请思考:

1. 什么是能量代谢?
2. 影响能量代谢的因素有哪些?

第一节 能 量 代 谢

生命活动最基本的特征是新陈代谢。新陈代谢过程中,能量代谢与物质代谢紧密相联。生理学中通常把在物质代谢过程中所伴随的能量的释放、转移、贮存和利用,称为能量代谢。

一、能量的来源和利用

（一）能量的来源

机体生命活动所需的能量，主要来源于体内三大营养物质的氧化分解，其中50%~70%来自于糖，其次是脂肪。在生理状态下，蛋白质是机体细胞的重要组成成分，不作为供能物质。只有在某些特殊情况下，如长期饥饿或体力消耗量极大时，能量极度缺乏，机体才开始分解蛋白质供能，以维持必需的生命活动。

（二）能量的利用

糖、脂肪和蛋白质等能源物质在体内氧化时所释放的能量，其总量的50%以上直接转化为热能，用来维持体温；其余不足50%的能量以高能磷酸键的形式贮存于三磷酸腺苷（ATP）分子中。ATP分解时，高能磷酸键断裂，转变成二磷酸腺苷（ADP），同时释放出大量能量，供机体完成各种生理功能，如肌肉收缩、神经传导、各种生物活性物质的合成、物质转运和腺体分泌等。因此，ATP既是体内重要的贮能物质，又是直接的供能物质。当机体产能过剩时，ATP将高能磷酸键转移给肌酸，形成磷酸肌酸（CP）。CP可以储存能量，但不能直接供能。在ATP消耗较快时，CP可将高能磷酸键再转给ADP，重新形成ATP用于供能。

二、影响能量代谢的因素

能量代谢率是指机体在单位时间内的能量代谢量，用来衡量能量代谢水平，它与体表面积基本成正比，临床上以单位时间每平方米体表面积的产热量作为衡量能量代谢率的标准。能量代谢受多种因素影响。

（一）肌肉活动

肌肉活动对能量代谢的影响最为显著。运动强度越大，能量消耗也越多。人在剧烈运动或劳动时，机体的产热量可达安静时的10~20倍，而且在肌肉活动停止后，其能量代谢率在一段时间内仍然维持在较高水平。不同的劳动强度或运动水平，能量代谢率亦有不同（表7-1）。

表7-1　机体不同状态下的能量代谢率

机体的状态	产热量 kJ/(m² · min)	机体的状态	产热量 kJ/(m² · min)
静卧	2.73	扫地	11.37
开会	3.40	打排球	17.50
擦玻璃窗	8.30	打篮球	24.22
洗衣	9.89	踢足球	24.98

（二）环境温度

机体在安静状态下,环境温度 20~30℃时能量代谢最稳定。环境温度过高或过低,机体能量代谢率均会增加。低温寒冷,机体发生寒战或肌紧张增强,能量代谢率显著提高;高温环境下,体内的生化反应速度加快,呼吸、循环等功能加强,能量代谢率亦提高。

（三）食物的特殊动力效应

进食后一段时间内,一般从进食后 1h 左右开始,延续 7~8h,即使机体处于安静状态,其产热量也比进食前有所增加。这种由进食引起机体额外产生热量的现象,称为食物的特殊动力效应。不同食物产生的特殊动力效应不同,蛋白质最高,可达 30% 左右,糖和脂肪约增加 6% 和 4%,混合性食物约增加 10%。食物特殊动力效应的机制目前尚不清楚,可能与肝脏处理氨基酸或合成糖原等反应有关。

（四）精神活动

机体处于精神紧张状态,如激动、愤怒、恐惧、焦虑时,能量代谢率增高。这可能是精神状态变化时,肌紧张增强,交感神经－肾上腺髓质系统兴奋,参与代谢的甲状腺激素、肾上腺素等分泌增多,使机体代谢增强所致。

三、基 础 代 谢

（一）基础代谢和基础代谢率

基础代谢是指机体在基础状态下的能量代谢。基础状态是指机体处于清醒、安静,不受肌肉活动、环境温度、精神紧张及食物等因素影响时的状态。基础代谢率（BMR）是指在基础状态下单位时间内的能量代谢。在测定 BMR 时,受试者保持清醒、静卧,肌肉放松,至少 2h 以上无剧烈运动,无精神紧张,禁食 12~14h,室温保持在 20~25℃。这种状态排除了以上因素对能量代谢的影响,其能量消耗仅限于维持机体最基本的生命活动如心跳、呼吸等,代谢水平比较稳定。

（二）基础代谢率的正常值及临床意义

基础代谢率受性别、年龄的影响,当其他情况相同时,男性略高于女性,幼儿略高于成人,年龄越大,代谢率越低（表 7-2）。

表 7-2　我国正常人基础代谢率平均值 kJ/（m² · h）

年龄（岁）	11~15	16~17	18~19	20~30	31~40	41~50	51 以上
男性	195.5	193.4	166.2	157.8	158.6	154.0	149.0
女性	172.5	181.7	154.0	146.5	146.9	142.4	138.6

一般来说,BMR 的实际测定值和上述正常平均值比较,如相差在 ±15% 以内,都属正常。当相差超过 ±20% 时,才有可能是病理性变化。在各种疾病中,甲状腺功能亢进

时，BMR 可比正常值高 25%~80%；甲状腺功能减退时，BMR 可比正常值低 20%~40%。因此，BMR 的测定是临床诊断甲状腺疾病的辅助方法。此外，糖尿病、红细胞增多症、白血病等，BMR 升高；肾上腺皮质功能减退、肾病综合征以及垂体性肥胖症等，BMR 降低；发热时 BMR 会升高，一般体温每升高 1℃，基础代谢率约升高 13%。

第二节 体 温

 导入案例

患者，男，16 岁，3 天前因受凉出现发热、头痛、咳嗽、咳痰等症状，自觉乏力，精神不振。测体温 39.2℃，血压 110/70mmHg，呼吸 18 次 /min，脉搏 83 次 /min，咽充血，心、肺、腹无异常。诊断：急性上呼吸道感染。给予物理降温，多饮水等对症治疗，体温降至正常。

请思考：

1. 体温的概念是什么？
2. 常用的测量体温的方法有哪些？
3. 面对发热患者，结合所学生理学知识，我们可采取哪些物理降温方法？

人和高等动物的体温都是相对恒定的，体表温度容易受环境温度的影响而发生变化，机体深部的温度称体核温度，比体表温度高，相对稳定。生理学中将机体深部的平均温度称为体温。

一、正常体温及生理变动

（一）正常体温

临床上常用直肠、口腔和腋窝等部位的温度来代表体温（表 7–3）。

表 7–3 机体体温正常值

测量部位	正常范围	正常平均值
腋窝	36.0~37.4℃	36.5℃
口腔	36.7~37.7℃	37.0℃
直肠	36.9~37.9℃	37.5℃

测量直肠温度时，需将温度计插入直肠 6cm 以上，所测得的数值才接近机体深部温度。测量口腔温度时，需要排除经口呼吸及进食冷、热食物等因素的影响，此外，对于不能

配合的患者,如哭闹的小儿以及烦躁的患者,则不适宜测口腔温度。由于腋窝温度属于皮温,易受环境温度影响,因此,在测量时,需夹紧腋窝,保持腋窝处干燥,且测量时间需要持续 5~10min,这样才能使温度逐渐升高至接近机体深部温度的水平。

(二)体温的生理性变动

在生理情况下,体温可随许多因素而有所波动,波动幅度一般不超过 1℃。

1. 昼夜变化　正常人的体温按昼夜变化呈周期性波动,清晨 2~6 时最低,午后 1~6 时最高,波动幅度一般不超过 1℃。体温的这种昼夜周期性波动称为昼夜节律或日节律。

2. 性别　成年女性的体温平均比男性高 0.3℃,且随月经周期发生规律性变化。月经期和增生期体温较低,排卵日最低,排卵后体温升高 0.3~0.6℃,并且维持在较高水平,直到下次月经期前。这种变化与体内孕激素周期性变化有关。临床上通过测定女性月经周期中基础体温的变化,有助于判断有无排卵及排卵的日期。

3. 年龄　儿童、青少年的体温较高,随着年龄增长体温逐渐接近成人体温。老年人因基础代谢率低而体温偏低。新生儿尤其是早产儿的体温调节中枢发育还不成熟,体温易受环境温度影响。因此,老年人和新生儿要特别注意保暖。

4. 肌肉活动与精神因素　肌肉活动、情绪激动、精神紧张等情况,都会使机体产热量增加,造成体温升高。因此,测量体温应在安静状态下进行。

二、机体的产热和散热

机体体温的相对稳定,是在体温调节中枢的控制下,产热与散热两个生理过程保持动态平衡的结果。

(一)机体的产热

在安静状态下,主要的产热器官是内脏,约占全身产热量的 56%,其中肝的代谢最旺盛,产热量最高。劳动或运动时,骨骼肌是主要的产热器官,剧烈运动时其产热量可达到机体产热量的 90%(表 7-4)。

表 7-4　几种组织在不同状态下的产热量

组织器官	重量 (占体重的 %)	产热量(占机体总产热量 %)	
		安静状态	运动或劳动
脑	2.5	16	3
内脏	34	56	22
肌肉	40	18	73
其他	23.5	10	2

（二）机体的散热

机体的热量除小部分随呼出气、尿、粪等排泄物散发外，大部分通过皮肤散发，因此，皮肤是最主要的散热器官，其散热方式主要有辐射、传导、对流和蒸发等。

1. 辐射散热　指机体以热射线形式将热量传给外界较冷物体的散热方式。散热量多少取决于皮肤与周围环境的温度差和有效散热面积。皮肤与环境之间的温差越大，有效散热面积越大，则散热量越多，反之则越少。在环境温度 21℃ 且机体处于安静状态时，此方式散热量约占总散热量的 60%。当环境温度超过皮肤温度时，皮肤反而会吸收周围的热量，使体温升高。

2. 传导散热　指机体将热量直接传给与皮肤接触的较冷物体的散热方式。散热量的多少取决于皮肤与接触物体的温度差、接触面积以及与皮肤接触物体的导热性。棉毛织物、木材、脂肪导热性能差，传导散热量少。水的导热性能较好，临床治疗中常利用冰帽、冰袋等给高热患者降温。

3. 对流散热　指通过气体流动来交换散热的方式，它是传导散热的一种特殊形式。其散热量的多少取决于温差大小、机体有效散热面积以及风速。风速越大，散热量越多。棉、毛、羽绒等纤维间空气不易流动，有利于保温；夏季通过吹风扇，增加对流散热达到降温的目的。

4. 蒸发散热　是机体通过体表水分的蒸发来散热的一种方式。体表每蒸发 1ml 水，可使机体散发 2.43kJ 的热量。在环境温度接近或高于体表温度时，蒸发散热是机体唯一的散热方式。临床上对一些高热患者采用酒精擦浴，就是通过蒸发散热达到降温的目的。蒸发散热分为不感蒸发和出汗两种形式。

（1）不感蒸发：是指体内水分直接透过皮肤和黏膜表面蒸发，这种蒸发不易察觉。机体 24h 的不感蒸发量约为 1L，体温上升 1℃ 时，蒸发量增加约 15%。

（2）出汗：是汗腺分泌汗液的过程，又称可感蒸发。人在安静状态下，环境温度达到 30℃ 左右便开始出汗，如果空气湿度大，气温达 25℃ 便可引起出汗。人在劳动或运动时，气温在 20℃ 以下，亦可引起出汗。因此，人在高温、高湿、通风差的环境下劳作，容易中暑。

汗液中水分占 99% 以上，溶质以 NaCl 为主，还有少量的 KCl 和尿素等。实验表明，汗液是汗腺细胞主动分泌的，刚从汗腺分泌出来的汗液是等渗的，但在流经汗腺管腔时，在醛固酮的作用下，汗液中的 NaCl 被重吸收，最后排出的汗液是低渗的，大量出汗造成机体脱水时，常表现为高渗性脱水。如果大量出汗后只补充水分而不补充 NaCl，则可能导致血浆渗透压降低，因此，在补充水分的同时还应适当补充 NaCl，防止出现电解质紊乱。

三、体温调节

环境温度发生变化时，人和其他恒温动物的体温仍能保持相对稳定，是因为机体具有一套完善的体温调节机制，使机体的产热和散热过程处于动态平衡之中。

体温调节机制包括自主性体温调节和行为性体温调节。自主性体温调节是在下丘脑体温调节中枢的控制下，通过改变皮肤血流量、汗腺活动、战栗等反应，维持体温相对稳定的过程。行为性体温调节是指机体通过改变自身的姿势和行为，来保暖或增加散热的过程，如在寒冷环境下增加衣服，在炎热环境中减少衣服等。

（一）体温调节中枢

调节体温的中枢存在于从脊髓到大脑皮层的整个中枢神经系统中，但是体温调节的基本中枢位于下丘脑。实验表明，视前区－下丘脑前部（PO/AH）是体温调节中枢整合的关键部位。由 PO/AH 发出的指令性信号可通过不同途径调节效应器活动，以维持体温的稳定。

（二）体温调定点学说

该学说认为，在 PO/AH 中设置了一个体温调节的平衡点，即体温调定点。一般认为，体温调定点为 37℃。当体温处于这个温度值时，热敏神经元和冷敏神经元相互协调，使产热和散热处于平衡状态。当体温高于调定点水平时，热敏神经元活动增强，增加散热；当温度低于 37℃时，冷敏神经元活动增强，增加产热，最终使体温维持在 37℃左右。此学说认为，细菌感染所致的发热，是致热原导致体温调定点上移，体内的产热活动加强，散热活动减弱，于是体温升高，导致发热。

章末小结　本章的学习重点是影响能量代谢的因素、体温正常值和生理变动、机体的散热方式等。学习难点为机体的散热、体温调节。在学习过程中注意体温测量中常用的腋窝、口腔和直肠这三个部位的正常值是不同的；机体不同的散热方式具有不同的生理意义；在体温测量的实践中要考虑体温的生理变动等影响因素。能正确运用物理降温的方法，并能在言行中关爱帮助发热的患者，提高职业修养。

（王晓梅）

 思考与练习

一、名词解释

1. 能量代谢
2. 基础代谢率
3. 体温
4. 食物的特殊动力效应

二、填空题

1. 一般情况下，为机体提供 50%~70% 所需能量的物质是＿＿＿＿＿，能储存并直接供能的物质是_____。

2. 影响能量代谢的因素有_____、_____、_____和_____,其中最显著的是_____。

3. 基础代谢率的正常值范围是_____,测量基础代谢率主要用来诊断_____的疾病。

4. 测量体温时常用的部位有腋窝、口腔和直肠,不同部位的正常值亦不同,其正常值分别为_____、_____和_____。

5. 面对中暑患者,脱去其过多的衣物是为了增加_____散热;将患者转移至通风的地方是为了增加_____散热;给高热患者用冰袋降温是为了增加_____散热;用酒精或温水擦浴是为了增加_____散热。

6. 体温调节中枢位于_____。

7. 体温调定点学说将体温设定在_____。

三、问答题

1. 影响体温正常变动的因素有哪些?

2. 何为基础状态?何为基础代谢率,基础代谢率的测定有何意义?

3. 根据皮肤散热方式的不同,尝试描述不同的物理降温的方法和原理。

4. 肥胖有害健康,从能量代谢的角度说明肥胖产生的原因及预防措施。

第八章 │ 尿的生成和排出

08章 数字资源

学习目标

1. 掌握肾小球的滤过；影响肾小球滤过的因素；尿量、尿液的成分及理化性质。
2. 熟悉肾小管和集合管的重吸收和分泌；影响肾小管、集合管重吸收和分泌的因素；尿的排放。
3. 了解尿的浓缩和稀释及其影响因素。
4. 能应用尿的生成和排出的理论内容分析常见泌尿系统疾病的临床表现。
5. 能应用辩证唯物主义观点看待各因素对尿生成的影响。

导入案例

　　患者，男，8岁，3周前曾感染链球菌，现因眼睑浮肿3天，尿量减少，肉眼血尿入院，尿液化验发现含有蛋白、红细胞和白细胞。初步诊断为急性肾小球肾炎。

　　请思考：

1. 该患者为何会出现尿的变化？
2. 尿是如何形成的？

　　机体新陈代谢过程中产生的各种终产物、体内的过剩物质及有害物质，经血液循环由某些器官排出体外的过程称为排泄（excretion）。人体的主要排泄器官有肾、消化器官、肺和皮肤。肾以尿液的形式排泄，其排出的代谢物种类最多、数量最大，是人体最重要的排泄器官。肾可以根据机体的状况调整尿液的成分和量，调节体内水、电解质和酸碱平衡，维持机体内环境的稳态。此外，肾还具有内分泌功能，可分泌肾素、促红细胞生成素、前列腺素等多种激素。

第一节 尿生成的过程

人体每侧肾各含有 80 万 ~100 万个肾单位,每个肾单位均具有独立生产尿液的能力,肾单位是肾脏的基本功能单位,肾单位和集合管共同完成尿的生成过程。每个肾单位由肾小体和与其相连的肾小管组成,肾小体由肾小球和肾小囊组成,肾小管由近端小管、髓袢细段和远端小管构成。肾小囊延续肾小管,肾小管末端与集合管相续。尿生成的基本过程包括三个相互联系的环节:①肾小球的滤过;②肾小管和集合管的重吸收;③肾小管和集合管的分泌。肾脏形成尿液受神经、体液及肾脏自身的调节。

一、肾小球的滤过功能

肾小球的滤过是指血液流经肾小球毛细血管时,除蛋白质以外的血浆成分透过滤过膜进入肾小囊腔的过程。肾小球的滤过,是尿生成的第一步,滤入肾小囊腔的液体即原尿。除蛋白质以外,原尿中其余成分的浓度与血浆非常接近,渗透压和酸碱度也与血浆非常接近(表 8-1)。

表 8-1 血浆、原尿和终尿的主要成分比较   单位:g/L

成分	血浆	原尿	终尿	重吸收率
葡萄糖	1.0	1.0	极微量	约 100%
蛋白质	60~80	0.3	微量	约 100%
水	900	980	960	99%
Na^+	3.3	3.3	3.5	99%
Cl^-	3.7	3.7	6.0	99%

(一)滤过膜

1. 结构　滤过膜是肾小球滤过的结构基础,由三层结构组成:内层是肾小球毛细血管内皮细胞;中间层是基膜;外层是肾小囊脏层上皮细胞(图 8-1)。

2. 通透性　血浆中的不同物质能否通过滤过膜,取决于其本身的分子大小及所带电荷。滤过膜的三层结构上存在着大小不同的孔道,是滤过膜的机械屏障。有效半径小于 2.0nm 的中性物质,如葡萄糖可自由滤过;有效半径大于 4.2nm 的大分子物质,如血细胞不能滤过;有效半径在 2.0~4.2nm 的物质,随着有效半径的增大,物质滤过的量逐渐降低。此外,滤过膜各层结构上均含有带负电荷的物质,是滤过膜的电学屏障,限制带负电荷的血浆蛋白滤过,故原尿中几乎无蛋白质。

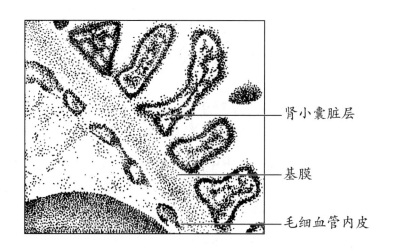

图 8-1　滤过膜结构示意图

右侧标注（从上到下）：
肾小囊脏层
基膜
毛细血管内皮

3. 面积　正常成人两肾滤过膜的总面积约 1.5m²，有利于血浆的滤过。正常情况下，滤过膜的面积保持相对稳定。

（二）有效滤过压

肾小球滤过的动力用有效滤过压来表示。有效滤过压的形成与组织液生成的有效滤过压相似，是促滤过的动力与抗滤过的阻力之间的差值。促滤过的动力是肾小球毛细血管血压，抗滤过的阻力是血浆胶体渗透压和肾小囊内压（图 8-2）。

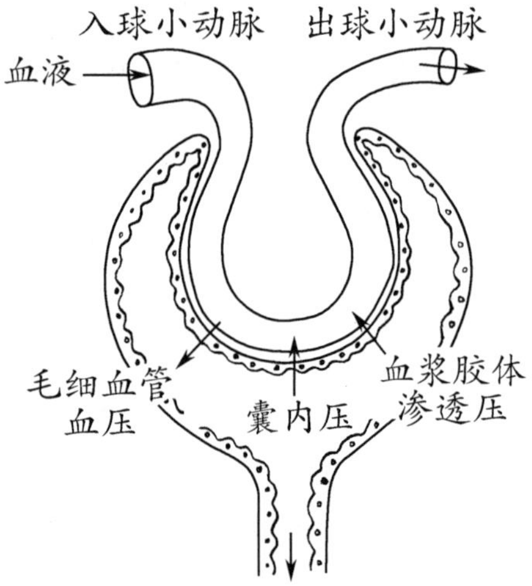

肾小球有效滤过压＝肾小球毛细血管血压－（血浆胶体渗透压＋肾小囊内压）

正常情况下，肾小球毛细血管血压约为 45mmHg，肾小囊内压约为 10mmHg，都比较稳定。肾小球毛细血管入球端的血浆胶体渗透压约为 25mmHg，由于血液从入球端流向出球端的过程中，水和小分子物质不断被滤出，使得血浆蛋白浓度逐渐增加，血浆胶体渗透压也逐渐升高，肾小球毛细血管出球端的血浆胶体渗透压约为 35mmHg。根据上述数值，可得：

入球端肾小球有效滤过压＝ 45－（25+10）=10（mmHg）

出球端肾小球有效滤过压＝ 45－（35+10）=0（mmHg）

图 8-2　肾小球有效滤过压示意图

可见，从入球端到出球端，肾小球有效滤过压随血浆胶体渗透压的逐渐增高而降低，当有效滤过压为零，即促滤过的动力等于抗滤过的阻力时，滤过就停止。实际并非肾小球毛细血管全段都有滤过，只在有效滤过压下降到零之前的一段才有滤过。

（三）肾小球滤过率

每分钟两肾生成的原尿量称为肾小球滤过率，是衡量肾功能的指标之一。正常成人安静时肾小球滤过率约为125ml/min,照此计算则每24h两肾生成的原尿量约为180L。肾小球滤过率与肾血浆流量的比值称为滤过分数。若肾血浆流量为660ml/min,肾小球滤过率为125ml/min,则滤过分数约为19%,表明流经肾时约有1/5的血浆由肾小球滤过到肾小囊腔中。

二、肾小管和集合管的重吸收功能

原尿进入肾小管后称小管液。小管液流经肾小管和集合管时,其中水和大部分溶质被上皮细胞重新转运回血液的过程,称为肾小管和集合管的重吸收。正常成人每24h两肾生成原尿量达180L,而终尿量仅约1.5L,表明原尿中约99%的水在流经肾小管和集合管时被重吸收,同时其他物质也被不同程度的重吸收。

重吸收的方式分为主动和被动两种。主动重吸收是上皮细胞逆浓度差或电位差转运物质的形式,需要细胞自身消耗能量。被动重吸收是小管液中的物质顺浓度差或电位差转运的形式,不需要细胞额外消耗能量。肾小管和集合管都具有重吸收能力,其中重吸收能力最强的是近端小管。小管液中几乎全部的葡萄糖、氨基酸以及大部分的水、无机盐、尿酸等都在近段小管重吸收。重吸收具有两个特点:①选择性。各种物质重吸收的比例是不同的,如葡萄糖、氨基酸是完全重吸收,Na^+、K^+、HCO_3^-是部分重吸收。通过选择性重吸收可以保留机体所需的营养物质,同时清除体内代谢终产物、过剩物质及有害物质。②有限性。当血浆中某种物质的含量过高时,超过肾小管对该物质的重吸收极限,尿液中即开始出现该物质。

(一)Na^+、Cl^-和水的重吸收

小管液中Na^+和Cl^-的重吸收率为99%,其中65%~70%在近端小管。Na^+为主动重吸收,其过程是:上皮细胞膜的钠泵转运细胞内Na^+至细胞间隙和组织液,细胞内Na^+浓度降低,小管液中的Na^+扩散至上皮细胞内。伴随Na^+的主动重吸收,小管中电位降低,上皮细胞内电位升高,形成电位差,使Cl^-顺电位差被动重吸收。

小管液中水的重吸收率为99%,其中约70%在近端小管,水借助Na^+、Cl^-重吸收后小管液渗透压降低形成的渗透压差而被动重吸收,与机体是否缺水无关,属于必需重吸收。另外20%~29%水的重吸收在远曲小管和集合管,可根据机体对水的需求,受抗利尿激素的调节而进行重吸收,属于调节重吸收。当机体缺水时,抗利尿激素分泌增多,集合管对水的通透性增高,水的重吸收增多;反之,体内水分过多时,则减少水的重吸收。正常情况下,必需重吸收对尿量没有明显的影响,调节重吸收是影响尿量的关键。由于水的重吸收率为99%,排出的水只占原尿量的1%,所以水的重吸收减少1%,尿量就会增加一倍。

(二)HCO_3^-的重吸收

正常情况下,肾小球滤过的HCO_3^-几乎全部被重吸收,其中约80%是在近端小管。

近端小管重吸收 HCO_3^- 是以 CO_2 的形式进行。小管液中 HCO_3^- 不易透过上皮细胞膜，先与 H^+ 结合生成 H_2CO_3，再解离为 CO_2 和 H_2O，随即 CO_2 以单纯扩散方式进入上皮细胞，进入细胞内的 CO_2 和 H_2O 在碳酸酐酶催化下再合成 H_2CO_3，后者很快解离为 H^+ 和 HCO_3^-。因 CO_2 是高脂溶性物质，可迅速透过细胞膜，故 HCO_3^- 的重吸收优先于 Cl^- 的重吸收。

（三）葡萄糖和氨基酸的重吸收

肾小囊超滤液中的葡萄糖浓度与血浆中的相等，但在正常情况下，尿中几乎不含葡萄糖，表明葡萄糖全部被重吸收。滤过的葡萄糖在近端小管，特别是近端小管的前半段被重吸收。近端小管上皮细胞膜上存在 Na^+-葡萄糖同向转运体，小管液中的葡萄糖和 Na^+ 与同向转运体结合后，可转运至细胞内。葡萄糖的重吸收是逆浓度差进行的，依赖于 Na^+ 顺浓度差转运时释放的势能，属于继发性主动转运。如机体缺 Na^+ 或 Na^+ 的重吸收减少，葡萄糖的重吸收就会减少。

由于近端小管上皮细胞膜上 Na^+-葡萄糖同向转运体的数目有限，所以近端小管对葡萄糖的重吸收是有一定限度的。当血糖浓度升高到一定水平时，近端小管对葡萄糖的重吸收达到极限，血糖浓度如继续升高，葡萄糖不能全部被重吸收，尿中即出现葡萄糖。将尿中开始出现葡萄糖时的最低血糖浓度称为肾糖阈。肾糖阈可反映肾小管对葡萄糖的最大重吸收限度，其正常值约 8.88~9.99mmol/L。正常人两肾的葡萄糖重吸收的极限量，男性平均为 375mg/min，女性平均为 300mg/min。

氨基酸几乎全部在近端小管重吸收，其重吸收机制和葡萄糖一样，也是借助于 Na^+ 重吸收而产生继发性主动转运，但有多种类型氨基酸转运体。

（四）其他物质的重吸收

小管液中绝大部分的 K^+ 在近端小管重吸收，K^+ 的重吸收是逆浓度差、逆电位差而进行的主动重吸收。SO_4^{2-} 与葡萄糖相同，是与 Na^+ 同向转运的主动重吸收。尿素是在近端小管顺浓度差扩散而被动重吸收。正常滤过的微量小分子蛋白可通过肾小管上皮细胞的吞饮作用而重吸收。

三、肾小管和集合管的分泌功能

肾小管和集合管上皮细胞将细胞内的代谢产物或血浆中的物质转运至小管液中的过程，称为肾小管和集合管的分泌。肾小管和集合管分泌的主要物质有 H^+、NH_3 和 K^+ 等。

（一）H^+ 的分泌

肾小管和集合管的上皮细胞均可分泌 H^+，以近端小管分泌量最大。近端小管分泌 H^+ 是通过 Na^+-H^+ 交换，其过程是：上皮细胞内的 CO_2 和 H_2O 在碳酸酐酶催化下结合生成 H_2CO_3，进而解离成 H^+ 和 HCO_3^-。H^+ 经细胞膜上的转运体分泌至小管中，HCO_3^-

留在上皮细胞内。H^+ 的分泌造成小管内外的电位变化，Na^+ 经同一转运体被动转运至上皮细胞，再经钠泵转运至组织液，之后转移入血，HCO_3^- 随着 Na^+ 转移入血。因此，上皮细胞分泌一个 H^+，同时重吸收一个 Na^+ 和一个 HCO_3^-。H^+ 的分泌具有排酸保碱的作用，是肾调节酸碱平衡的重要机制。

（二）NH_3 的分泌

NH_3 是远曲小管和集合管上皮细胞内谷氨酰胺脱氨基而来。NH_3 的分泌与 H^+ 的分泌密切相关。NH_3 是脂溶性分子，能以单纯扩散方式跨膜向 pH 低的方向扩散。H^+ 的分泌降低小管液的 pH，促进上皮细胞内的 NH_3 分泌至小管液，NH_3 与 H^+ 结合生成 NH_4^+，NH_4^+ 与小管液中的 Cl^- 结合生成 NH_4Cl，随尿排出。因分泌的 NH_3 与 H^+ 结合，可降低小管液中的 H^+ 浓度，从而促进 H^+ 的分泌，同时间接促进 HCO_3^- 的重吸收，故 NH_3 的分泌有间接排酸保碱的作用，也是肾调节酸碱平衡的机制之一。

（三）K^+ 的分泌

终尿中的 K^+ 来自远曲小管和集合管的分泌。远曲小管和集合管上皮细胞对 Na^+ 主动重吸收造成小管腔内负电位，K^+ 顺电位差从上皮细胞被动转运至小管液，实现 Na^+-K^+ 交换。Na^+-K^+ 交换和 Na^+-H^+ 交换都与 Na^+ 的重吸收耦联，故 K^+ 的分泌和 H^+ 的分泌之间呈竞争性抑制关系。酸中毒时 Na^+-H^+ 交换加强，抑制 Na^+-K^+ 交换，K^+ 的分泌减少，出现高钾血症。相反，碱中毒 Na^+-H^+ 交换减少，Na^+-K^+ 交换加强，K^+ 随尿排出增多，出现低钾血症。

（四）其他物质的分泌

进入体内的某些物质如青霉素、酚红和一些利尿药，可在近端小管主动分泌到小管腔中而排出体外。

 知识拓展

肾　　图

肾图是一种简便、安全、敏感、快速的肾功能测定方法。静脉注射一种能迅速通过肾脏分泌和排泄的放射性药物，将两台探测器分别对准左右肾，记录放射性药物在肾脏中通过肾动脉、肾小管和尿道所需的时间及放射性强度，描记成曲线即为肾图。肾图可测算肾小球滤过率和肾血流量，还可观察慢性肾炎、慢性肾盂肾炎和肾结核等治疗前后的功能改变，也可用于监测肾移植。

第二节　肾脏泌尿功能的调节

一、影响肾小球滤过的因素

（一）肾血流量

正常成人安静时每分钟肾血流量 1 000~1 200ml，占心输出量的 20%~25%，而在尿生成的过程中肾的氧耗量只占机体基础氧耗量的 10%，可见肾血流量远超过其自身代谢需要。丰富的血液供应使肾可以对血液进行反复滤过和选择性重吸收，保留对机体有用的物质，清除代谢产物和过剩物质，维持内环境的相对稳定。肾血流量是肾小球滤过的前提，肾血流增加则肾小球滤过率增大，肾血流减少则肾小球滤过率减小。肾血流量的变化存在自身调节，还受神经和体液调节。

1. 自身调节　安静状态下，当动脉血压在一定范围内（80~180mmHg）变动时，肾血流量能保持相对稳定。当动脉血压在一定范围内降低时，肾血管舒张，肾血管阻力将相应降低；反之，当动脉血压升高时，肾血管收缩，肾血管阻力则相应增加，使肾血流量保持相对恒定。这种不依赖神经和体液调节，肾血流量在一定的动脉血压变动范围内保持恒定的现象，称为肾血流量的自身调节。肾血流量的自身调节使肾血流量保持相对恒定，同时使肾小球滤过率保持相对恒定，其生理意义是保证安静状态下肾的排泄功能正常进行。

2. 神经和体液调节　肾血流量的神经调节表现为交感神经活动增强时，引起肾血管收缩，肾血流量减少；肾交感神经活动减弱时，引起肾血管舒张，肾血流量增加。体液因素中，肾上腺素、去甲肾上腺素、血管升压素、血管紧张素等均可使肾血管收缩，肾血流量减少，肾小球滤过率降低。在剧烈运动或大失血、中毒性休克、缺 O_2 等状态时，通过肾血流量的神经和体液因素调节使肾血流量减少，血液重新分配，保证脑、心等重要器官的血液供应。

总之，在安静时肾血流量通过自身调节维持相对恒定，在应急状态下则受到神经和体液因素的调节。

（二）滤过膜

正常情况下，肾小球的总滤过面积保持稳定。在急性肾小球肾炎时，肾小球毛细血管管腔狭窄或阻塞，有滤过功能的肾小球减少，以致有效滤过面积减少，导致肾小球滤过率降低，从而出现少尿甚至无尿；病理情况下，如滤过膜上带负电荷的物质减少或消失，使滤过膜的电学屏障作用减弱，导致带负电荷的血浆蛋白滤过量增加，从而出现蛋白尿；如滤过膜的机械屏障受损，导致正常时不能滤过的大分子物质，如红细胞也可通过滤过膜，从而出现血尿。

（三）肾小球有效滤过压

肾小球有效滤过压是肾小球滤过的动力,由三个因素组成。任一因素变化都会使有效滤过压变化,进而影响肾小球滤过。

1. 肾小球毛细血管血压　由于肾血流量的自身调节机制,动脉血压变动在80~180mmHg 范围内时,肾毛细血管血压和有效滤过压保持稳定,肾小球滤过率也相对稳定。当动脉血压在 80mmHg 以下时,肾血管平滑肌的舒张达到极限,肾血流量的自身调节不能维持,肾血流量减少,肾毛细血管血压和有效滤过压相应下降,肾小球滤过率也下降。当动脉血压降到 40mmHg 以下时,肾血流量急剧减少,有效滤过压和肾小球滤过率降低为零,尿生成停止,导致无尿。

2. 血浆胶体渗透压　正常情况下,血浆胶体渗透压不会有很大变动。静脉注射大量生理盐水、严重营养不良及肝肾疾病会使血浆蛋白浓度下降,导致血浆胶体渗透压下降,有效滤过压升高,肾小球滤过率升高。

3. 囊内压　生理情况下,肾小囊内压比较稳定。但肾盂结石、输尿管结石或肿瘤压迫等因素造成尿路梗阻时,肾小囊内压升高,有效滤过压下降,肾小球滤过率也下降。

二、影响肾小管、集合管重吸收和分泌的因素

（一）小管液溶质浓度

小管液渗透压是肾小管和集合管重吸收水的阻力。小管液渗透压是由其中的溶质所决定,若溶质浓度升高,则渗透压随之升高,肾小管和集合管对水的重吸收减少,结果使尿量增多,这种情况称渗透性利尿。糖尿病患者出现多尿即由渗透性利尿所致。糖尿病患者血糖浓度升高,超过肾糖阈,近端小管不能重吸收全部葡萄糖,造成小管液中葡萄糖浓度升高,小管液渗透压升高,阻碍水的重吸收,不仅在尿中出现葡萄糖,而且尿量增加。临床上给患者静脉注入可以被肾小球滤过但不能被肾小管重吸收的药物(如甘露醇等),可产生渗透性利尿效应,使尿量增加。

（二）球－管平衡

近端小管对溶质(特别是 Na^+)和水的重吸收可随肾小球滤过率的变化发生改变。当肾小球滤过率增大时,近端小管对 Na^+ 和水的重吸收率也增大;而肾小球滤过率减少时,近端小管对 Na^+ 和水的重吸收也随之减少,这种现象称为球－管平衡。近端小管中 Na^+ 和水的重吸收率占肾小球滤过率的 65%~70%,称为近端小管的定比重吸收。定比重吸收的形成与肾小管周围毛细血管的血浆胶体渗透压变化有关。如肾血流量不变,肾小球滤过率增加,则进入近端小管旁毛细血管网的血流量减少,毛细血管血压下降,而血浆胶体渗透压升高,这有利于近端小管对 Na^+ 和水的重吸收;当肾小球滤过率减少时,近端小管旁毛细血管网的血压和血浆胶体渗透压则发生相反的变化,使 Na^+ 和水的重吸收量减少,故而近端小管对 Na^+ 和水重吸收率仍保持在 65%~70%。

球 - 管平衡的生理意义在于使尿中排出的 Na^+ 和水不会随肾小球滤过率的增减而出现大幅度的变化,可以保持尿量和尿钠的相对稳定。当肾小球滤过率为 125ml/min 时,近端小管重吸收约 87.5ml/min,流向肾小管远端的液量约为 37.5ml/min,终尿量约 1ml/min。若没有球 - 管平衡,当肾小球滤过率增至 126ml/min 时,终尿量约为 2ml/min,尿 Na^+ 排出量会增加 1 倍。某些情况可破坏球 - 管平衡,如发生渗透性利尿,虽然肾小球滤过率不变,但近端小管重吸收减少,尿量和尿 Na^+ 的排出明显增多。

(三)抗利尿激素

抗利尿激素(ADH)由下丘脑视上核和室旁核的神经元分泌,经下丘脑 - 垂体束至神经垂体贮存并释放入血。抗利尿激素的生理作用是提高远曲小管和集合管上皮细胞对水的通透性,促进水的重吸收,使尿量减少(抗利尿)。抗利尿激素的释放受多重因素的调节,其中最重要的因素是血浆晶体渗透压和循环血量。

1. 血浆晶体渗透压　血浆晶体渗透压的变化是调节抗利尿激素分泌最重要的因素。在下丘脑存在渗透压感受器,对血浆晶体渗透压的变化很敏感。大量出汗、严重呕吐、腹泻等情况下,机体丧失水分多于丧失溶质,血浆晶体渗透压升高,可刺激下丘脑渗透压感受器兴奋,引起抗利尿激素合成和释放增加,使远曲小管和集合管对水的重吸收增加,尿量减少,利于血浆晶体渗透压恢复正常。相反,一次性大量饮清水后,体液被稀释,血浆晶体渗透压降低,导致抗利尿激素的合成和释放减少,使远曲小管和集合管对水的重吸收减少,尿量增加,利于体内多余的水分及时排出。这种大量饮用清水引起抗利尿激素减少,尿量明显增多的现象称为水利尿。

2. 循环血量　在左心房和胸腔大静脉管壁上存在容量感受器,传入的冲动对抗利尿激素的释放起抑制作用。大量补水、补液时,循环血量增多,对容量感受器的刺激增强,抑制抗利尿激素的合成和释放,从而使远曲小管和集合管对水的重吸收减少,尿量增多(利尿)。在急性大失血、严重呕吐、腹泻等情况引起循环血量减少时,发生相反的变化(抗利尿)。

血浆晶体渗透压和循环血量的变化都可反射性地调节抗利尿激素的释放,以维持血浆晶体渗透压和血容量的相对稳定。在临床上,由于下丘脑、下丘脑 - 垂体束或神经垂体病变,引起抗利尿激素分泌或释放障碍,每天可排出高达 20L 的低渗尿,称为尿崩症。

(四)醛固酮

肾上腺皮质球状带合成和释放醛固酮,其生理作用是促进远曲小管和集合管对 Na^+ 的重吸收,促进 K^+ 的分泌。Na^+ 重吸收同时伴有 Cl^- 和水重吸收,因此醛固酮具有保 Na^+、排 K^+ 和间接保水的作用,可使血 Na^+ 浓度增高,血 K^+ 浓度降低,血容量增加,尿量减少。醛固酮的分泌主要受肾素 - 血管紧张素 - 醛固酮系统以及血 Na^+、血 K^+ 浓度的调节。

1. 肾素 - 血管紧张素 - 醛固酮系统　肾素是近球细胞分泌的一种蛋白水解酶,可催化血浆中的血管紧张素原转变为血管紧张素 Ⅰ。血管紧张素 Ⅰ 在转换酶作用下生成为血管紧张素Ⅱ,血管紧张素Ⅱ在氨基肽酶的作用下水解为血管紧张素Ⅲ。血管紧张素Ⅰ可刺激肾上腺髓质分泌肾上腺素和去甲肾上腺素而增加心输出量。血管紧张素Ⅱ和血管紧张素Ⅲ有收缩血管和刺激醛固酮分泌的作用(图8-3),其中血管紧张素Ⅱ收缩血管的作用较强,而血管紧张素Ⅲ刺激肾上腺皮质合成和释放醛固酮的作用较强。肾素、血管紧张素和醛固酮之间存在密切的功能联系,合称为肾素－血管紧张素－醛固酮系统。

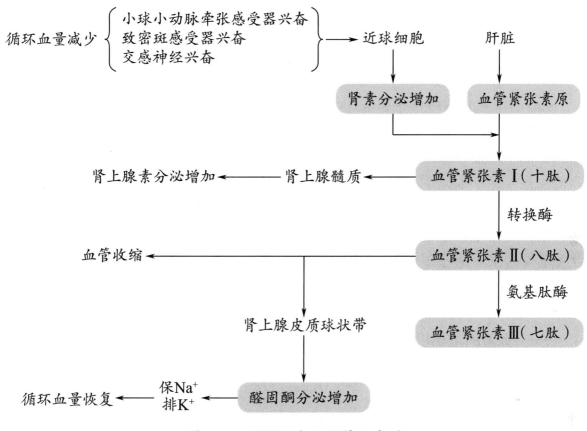

图8-3 醛固酮分泌调节示意图

2. 血 Na^+、血 K^+ 浓度　血 Na^+ 浓度降低或血 K^+ 浓度升高,可直接刺激肾上腺皮质球状带分泌醛固酮,从而促进保 Na^+、排 K^+。

　知识拓展

常见的三种肾影像学检查

1. B超检查能显示肾脏的位置、大小、形态及内部结构,且能观察肾脏及周围的各种病变,B超检查无痛苦,无创伤,且不受肾功能影响,迅速、可复性强,为较理想的检查方法。

2. CT检查能直接显示肾脏的断层影像,软组织分辨率高,图像清晰,解剖关系明确,对疾病的检出率、诊断正确率比普通 X 线检查要高。

3. 磁共振成像（MRI）检查能显示肾脏横断面、矢状面或冠状断面等多层面的图像，对肾实质病变的诊断可以进一步提高影像学检查的准确性。

第三节　尿液的浓缩和稀释

一、尿液的浓缩和稀释机制

尿液的浓缩和稀释是将尿液的渗透压与血浆渗透压进行比较而言的，尿量和尿的渗透浓度可受多种因素影响而发生很大变化。如终尿的渗透压高于血浆渗透压称为高渗尿，低于血浆渗透压的尿液则称为低渗尿。机体缺水时排出渗透压明显高于血浆渗透压的高渗尿，表明尿液被浓缩；体内水过多时则排出渗透压低于血浆渗透压的低渗尿，表明尿液被稀释。无论机体缺水或水过剩，如果其排出尿的渗透压总是与血浆渗透压相等或相近，即等渗尿，表明肾的浓缩和稀释功能严重减退。正常人原尿的渗透压与血浆渗透压基本相同，而终尿的渗透压在 50~1 200mOsm/（kg·H$_2$O）之间波动，说明肾对尿的浓缩和稀释能力很强，对于维持体液平衡和渗透压恒定具有重要作用。

（一）尿液的浓缩机制

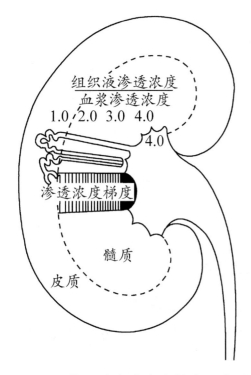

图 8-4　肾髓质渗透浓度梯度示意图

尿液的浓缩是由于小管液中的水被重吸收，但溶质还留在小管液中，为高渗尿。形成尿液浓缩有两个基本因素：一个因素是肾小管尤其是集合管对水的通透性，抗利尿激素可以促进集合管对水的重吸收；另一个因素是肾髓质的组织间液形成了高渗透浓度梯度，也在促进水的重吸收。测定鼠肾的渗透浓度，发现肾皮质的渗透浓度与血浆相等，而肾髓质组织液的渗透浓度比血浆高，从外髓到乳头部逐渐升高，分别为血浆的 2.0、3.0 和 4.0 倍，说明肾髓质的组织液是高渗的，并存在明显的渗透浓度梯度（图 8-4）。

1. 肾髓质渗透浓度梯度的形成　肾髓质渗透浓度梯度的形成主要是由髓袢的形态和功能特性决定的，存在逆流倍增和逆流交换现象。

（1）逆流倍增机制：髓袢的 U 形结构和小

管液的流动方向,可通过逆流倍增机制建立起从外髓部至内髓部的渗透浓度梯度。逆流是指两个并列管道中液体流动的方向相反。小管液从近端小管经髓袢降支向下流动,折返后经髓袢升支向相反方向流动,再经集合管向下流动,最后进入肾小盏。髓袢和集合管的结构排列符合逆流系统。髓袢和集合管各段对水和溶质的通透性和重吸收不同(表8-2)。在近端小管末端小管液的渗透压仍与血浆相等,髓袢降支细段对水有高度通透性,NaCl不易通透,小管液在流经髓袢降支细段时渗透浓度逐渐升高。髓袢升支细段对水不通透,对NaCl则能通透,NaCl扩散至内髓部,增加内髓部的渗透浓度。髓袢升支粗段对水不通透,但能主动重吸收NaCl,外髓部组织间液渗透浓度升高。远曲小管、皮质和外髓部的集合管对尿素都不易通透,当小管液流经这些部位时,随着水的重吸收,小管液中尿素的浓度不断升高。当小管液进入内髓部集合管时,由于此处管壁对尿素易通透,小管液中的尿素顺浓度梯度扩散到内髓组织间液,增加内髓部组织间液的渗透浓度。由于髓袢降支细段对尿素有中等通透性,所以内髓部组织间液中的尿素可顺浓度梯度扩散入髓袢降支细段,而后流至内髓部集合管时再扩散到内髓部组织间液,因此形成尿素再循环。尿素和NaCl共同形成了内髓部组织间液的高渗状态(图8-5)。

（2）逆流交换机制:肾髓质高渗梯度的维持与直小血管的逆流交换作用密切相关。直小血管位于高渗的髓质中,直小血管的降支和升支是并行的血管,与髓袢相似,在髓质中形成袢。直小血管壁对水和溶质都有高度通透性。当血液流经直小血管降支时,因其周围组织液的NaCl和尿素浓度逐渐增加,这些物质便顺浓度梯度扩散入直小血管,而直小血管血液中的水则进入组织液中。愈向内髓部深入,直小血管降支的NaCl和尿素浓度越高,至返折处达最高。当血液沿直小血管升支向皮质方向流动时,升支血管中的NaCl和尿素浓度又高于同一平面的组织间液,这一血管内外的渗透梯度和浓度梯度又使NaCl和尿素不断扩散到组织间液,而水又重新从组织间液渗入直小血管升支。这样,NaCl和尿素就在直小血管的升支和降支之间循环,产生逆流交换作用。当直小血管升支离开外髓部时,带走的水较多,而带走的NaCl和尿素等溶质较少,从而保持了肾髓质的高渗梯度。

表8-2　各段肾小管和集合管对不同物质的通透性

部位	Na$^+$	尿素	水
髓袢降支细段	不易通透	中等通透	易通透
髓袢升支细段	易通透	不易通透	不易通透
髓袢升支粗段	主动重吸收	不易通透	不易通透
远曲小管	主动重吸收	不易通透	不易通透
集合管	主动重吸收	在皮质和外髓部不易通透,内髓部易通透	有抗利尿激素时易通透

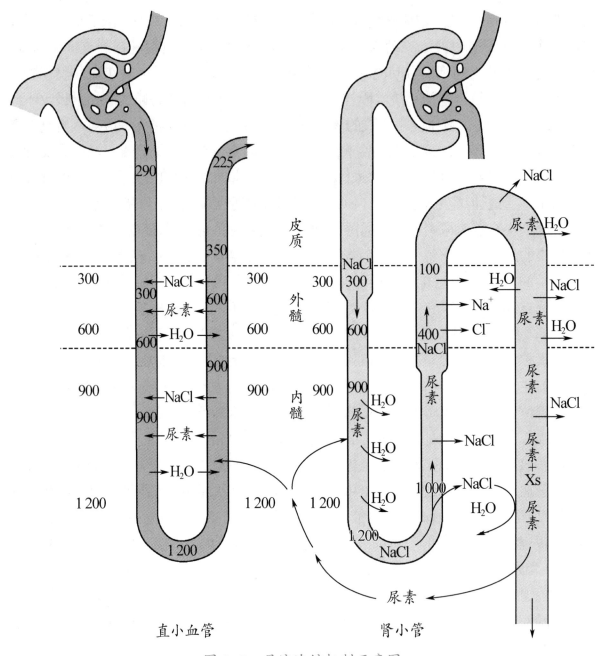

图 8-5 尿液浓缩机制示意图

2. 抗利尿激素促进集合管水的重吸收,浓缩尿液 髓质高渗是对小管液中水重吸收的动力,但重吸收的量又取决于集合管对水的通透性。抗利尿激素是决定集合管对水的通透性的最重要激素。抗利尿激素分泌增多,集合管对水的通透性增加,水的重吸收量增加,小管液的渗透浓度就升高,即尿液被浓缩。抗利尿激素分泌减少,集合管对水的通透性降低,水的重吸收就减少,小管液得不到浓缩,同时集合管还主动重吸收 NaCl,使尿液的渗透浓度进一步降低,即尿液被稀释。

（二）尿液的稀释机制

尿液的稀释是由于小管液中的溶质被重吸收而水不易被重吸收造成的。体内水分过多时,血浆晶体渗透压下降,导致抗利尿激素释放被抑制,远曲小管和集合管对水的通透性降低,而小管液中的 NaCl 将继续被主动重吸收,使小管液中溶质的浓度进一步降低,于是形成低渗尿,即尿被稀释,尿量增加。

二、影响尿液浓缩和稀释的因素

肾小管和集合管对小管液中水和溶质重吸收的比率决定了尿液是否浓缩和稀释,其中水的重吸收较易改变。影响水被重吸收的因素主要有两个:一是肾小管内外的渗透浓度梯度,这是水重吸收的动力;二是肾小管特别是远端小管后半段和集合管对水的通透性。因此尿液的浓缩和稀释一方面与肾髓质高渗有关,另一方面和集合管对水的通透性有关。凡是可以影响肾髓质高渗的形成与维持、影响集合管对水通透性的因素,都会影响肾脏对尿液的浓缩过程,使尿量和渗透浓度发生改变。

(一)影响肾髓质高渗形成的因素

形成肾髓质高渗的一个重要因素是 Na^+ 和 Cl^-。当髓袢升支粗段主动重吸收 Na^+ 和 Cl^- 受到影响,就会影响肾髓质高渗的形成,如使用袢利尿剂呋塞米和依他尼酸可减少髓袢升支粗段对 Na^+ 和 Cl^- 的主动重吸收,使外髓部间液渗透浓度降低,阻碍尿的浓缩。

形成肾髓质高渗的另一个重要因素是尿素。尿素经再循环进入肾髓质,尿素浓度和集合管对尿素的通透性会影响尿素进入肾髓质的量。长期蛋白质摄入不足、营养不良者,蛋白质代谢降低,尿素生成量降低,可影响内髓质高渗的形成,使尿浓缩功能降低。抗利尿激素可以增加内髓部集合管对尿素的通透性,有利于提高肾髓质间液高渗,增加对水的重吸收,增强尿浓缩功能。

当肾发生髓质钙化、萎缩或髓质纤维化等疾病时,髓质受损,尤其是内髓质部的髓袢受损,则影响逆流倍增效率,从而影响尿浓缩。

(二)影响集合管对水的通透性的因素

集合管对水的通透性也会影响尿液的浓缩。集合管对水的通透性依赖于血中抗利尿激素的浓度。在髓质高渗的基础上,抗利尿激素血浓度升高时,集合管上皮细胞对水的通透性增加,水的重吸收增多,则尿液被浓缩;当抗利尿激素血浓度降低时,集合管上皮细胞对水的通透性降低,水的重吸收减少,则尿液被稀释。

(三)影响肾髓质高渗维持的因素

维持肾髓质高渗的重要因素是直小血管的逆流交换作用,直小血管的血流量和血流速度对维持肾髓质高渗产生影响。当直小血管的血流量增加和血流速度过快时,会从肾髓质组织中带走较多的溶质,造成肾髓质浓度梯度下降;当肾血流量明显下降,血流速度变慢,导致供氧不足,造成肾小管转运功能障碍,特别是造成髓袢升支粗段主动重吸收 Na^+ 和 Cl^- 的功能障碍,继而影响肾髓质高渗的维持,以上两种情况都会降低尿液的浓缩功能。

第四节 尿液及其排放

一、尿 液

肾小球滤过生成的原尿,通过肾小管和集合管的重吸收和分泌后成为终尿,并排出体外,终尿即尿液。尿液的成分和量是反映肾功能的重要指标。

(一)尿量

根据机体是否缺水,正常成年人每24h排出的尿量为1 000~2 000ml,尿量的多少随机体水平衡情况而变。每24h尿量在2 500ml以上称为多尿;每24h尿量少于400ml或每小时尿量持续少于17ml称为少尿;每24h尿量少于100ml称为无尿。正常人每24h产生的固体代谢产物至少需溶解在500ml尿液中才能排出体外。少尿和无尿可造成体内代谢产物(尿素氮、肌酐等)蓄积;多尿使机体水分大量丢失,引起脱水。总之,多尿、少尿和无尿均属异常,会破坏机体内环境的相对稳定。

(二)尿液的成分及理化性质

1. 成分　尿液中水占95%~97%,其余3%~5%为固体物质,包括有机物和无机物两类。有机物主要是尿素、肌酐、尿酸、氨等蛋白质代谢产物;无机物主要是Na^+、K^+、Cl^-、Mg^{2+}、Ca^{2+}、磷酸盐等。尿液中含有微量的蛋白质、酮体等,一般含量极少,难以测出。

2. 颜色　正常新鲜的尿液呈淡黄色透明液体,其颜色主要来自胆红素代谢产物(尿胆原、尿胆素)。尿量多时颜色浅,尿量少时颜色深。尿液放置后出现微量絮状沉淀。

3. 酸碱度　正常尿液呈酸性,pH 5.0~7.0。尿液放置过久,细菌分解尿素使尿液变为碱性。饮食可影响尿液的酸碱度,荤食者尿液偏酸性,素食者尿液偏碱性。

4. 比重　正常尿液的比重为1.012~1.025。大量饮水后,尿比重可降至1.002;机体缺水时,尿比重可高达1.035。尿比重的波动与尿中溶质的浓度变化呈正相关。

二、尿的输送、贮存和排放

(一)尿的输送与贮存

小管液经重吸收和分泌后形成终尿。终尿离开集合管,汇入肾乳头,再依次流过肾小盏和肾大盏汇集到肾盂。在压力差和肾盂的收缩下,终尿流入输尿管。输尿管的节律性蠕动将尿液输送至膀胱贮存。膀胱内的尿达到一定量时,引起反射性排尿,尿液经尿道排出体外。

尿是连续不断生成的,而尿的排放是间歇进行的。正常人膀胱贮存尿量达100~150ml时,即出现膀胱充盈感;膀胱贮存尿量达200ml及以上时,即出现尿意;膀胱贮存尿量达 400~500ml 时,即引起排尿活动。

(二) 排尿反射

排尿是一个反射活动,排尿初级中枢在骶段脊髓,受大脑皮层高位中枢的控制。当膀胱内尿量充盈到 400~500ml 时,膀胱内压明显升高,膀胱壁上的感受器受牵张刺激而兴奋,冲动沿盆神经传入骶段脊髓的排尿初级中枢,继而上传到达大脑皮层的排尿高位中枢,引起尿意。如环境条件不许可排尿,大脑皮层发出抑制性冲动到排尿初级中枢,抑制排尿。如环境条件许可,大脑皮层发出兴奋性冲动到排尿初级中枢,加强排尿初级中枢的活动,使盆神经兴奋,引起膀胱逼尿肌收缩,尿道内括约肌舒张;使阴部神经抑制,尿道外括约肌舒张,尿液排出。流经后尿道的尿液可刺激尿道壁上的感受器,冲动沿传入神经再次传至排尿初级中枢,进一步加强其活动,这一正反馈过程可反复进行,直至膀胱内尿液被排完为止。

婴幼儿因大脑皮层的发育尚未完善,对脊髓排尿初级中枢的控制能力较弱,故排尿次数多,且易发生夜间遗尿现象。

(三) 排尿异常

1. 尿频　正常成人白天排尿 4~6 次,夜间 0~2 次。排尿次数明显增多称为尿频。尿频的原因以炎症或机械性刺激多见,如发生在膀胱尿道的炎症或结石。生理性尿频的原因有饮水过多、精神紧张等。

2. 尿潴留　膀胱内尿液充盈但不能自行排出称为尿潴留。多见于支配膀胱的盆神经或脊髓排尿初级中枢障碍。

3. 尿失禁　排尿反射失去意识控制称为尿失禁。多见于脊髓受损,排尿初级中枢与大脑皮层的联系中断而引起。

章末小结　　本章学习重点是肾小球滤过,肾小管和集合管的重吸收与分泌,影响肾小球滤过的因素,影响肾小管和集合管重吸收与分泌的因素。学习难点为尿的浓缩和稀释。在学习过程中注意联系肾的解剖结构知识,理解尿生成的过程,注意影响尿生成的神经体液因素,区别尿量异常和排尿异常,提高运用知识解决问题的能力。

(郭　燕)

 思考与练习

一、名词解释
1. 肾小球滤过作用
2. 有效滤过压

3. 肾糖阈

4. 渗透性利尿

5. 高渗尿

6. 肾小球滤过率

二、填空题

1. 尿生成的过程包括＿＿＿＿＿＿、＿＿＿＿＿＿和＿＿＿＿＿＿三个环节。

2. 滤过膜上存在＿＿＿屏障和＿＿＿屏障,血浆中的物质能否通过滤过膜,取决于其本身的＿＿＿＿和＿＿＿＿。

3. 促肾小球滤过的动力是＿＿＿压,抗肾小球滤过的力是＿＿＿压和＿＿＿压。

4. 成人每24h尿量＿＿＿＿为正常,大于＿＿＿＿为多尿,少于＿＿＿＿为少尿。

三、问答题

1. 影响肾小球滤过的因素有哪些?

2. 为什么一次性饮入大量清水后尿量增加?

3. 糖尿病患者为什么会出现多尿、糖尿? 请网络查询正常血糖范围,并了解高血糖和低血糖的危害。

第九章 | 感觉器官的功能

09章 数字资源

1. 掌握眼视近物时的调节；视杆细胞与视锥细胞的功能；声波传入内耳的途径。
2. 熟悉眼折光异常产生的原因及矫正方法；与视觉有关的生理现象。
3. 了解感受器和感觉器官的概念；耳蜗的感音换能作用；前庭器官的功能。
4. 学会视力的测量方法；能运用相关知识分析耳聋产生的原因及可能的病变部位。
5. 培养求真务实的科学态度和勇于实践、追求真理的科学精神。
6. 树立正确生命观，培养敬佑生命、救死扶伤、无私奉献、大爱无疆的职业精神。

感觉是客观事物在人脑中的主观反映。各种刺激首先作用于机体不同的感受器或感觉器官，再转换为相应的神经冲动，沿一定的神经传入通路到达大脑皮层的特定部位，经过中枢神经系统的整合，产生相应的感觉。可见，感觉是由感受器或感觉器官、传入通路和感觉中枢三部分共同活动完成的。感受器或感觉器官在感觉产生过程中是必不可少的外周部分。

第一节　概　述

一、感受器与感觉器官

感受器是指能够感受机体内外环境变化的结构或装置。如感觉神经末梢、肌梭、视网膜的感光细胞、耳蜗中的毛细胞等。感受器连同一些有利于感受刺激的附属结构共同构成感觉器官。人体最主要的感觉器官有视觉器官、听觉器官和前庭器官等。

二、感受器的一般生理特性

各种感受器的结构和功能虽然各不相同,但它们的活动又有一些共同的生理特性。

（一）感受器的适宜刺激

一种感受器通常只对某种特定形式的刺激最敏感,这种形式的刺激称为该感受器的适宜刺激。例如,一定波长的电磁波是视网膜感光细胞的适宜刺激;一定频率的机械振动是耳蜗毛细胞的适宜刺激等。感受器对适宜刺激的高度敏感性,有利于机体对环境做出精确的反应。

（二）感受器的换能作用

感受器能将作用于它们的特定形式的刺激能量转换为传入神经的动作电位,这种能量转换称为感受器的换能作用。

（三）感受器的编码作用

感受器在将刺激信号转换成动作电位时,不仅进行了能量形式的转换,还把刺激信号中所包含的环境变化信息转移到了动作电位的序列中,称为感受器的编码作用。如耳蜗受到声波刺激时,不仅能将其转换成动作电位,同时还能把声音的音调、音色、音量等信息编排在动作电位的序列中。

（四）感受器的适应现象

同一强度的刺激持续作用于某种感受器时,随着刺激时间的延长,感受器对刺激的敏感性会逐渐下降,这种现象称为感受器的适应现象。"入芝兰之室,久而不闻其香"就是感受器适应现象的体现。不同感受器的适应快慢各不相同,如皮肤触觉感受器产生的适应快,有利于机体再次接受新刺激;而肌梭、痛觉感受器等产生的适应慢,有利于机体对某些功能状态进行长时间监测。

 导入案例

莉莉睡前特别喜欢躺在床上看手机。最近,她感觉上课看不清黑板上的字,老师将其座位调前两排,情况虽然有所改善,但是莉莉还是感觉稍远的东西看不清楚。于是她前往眼科就诊,经检测,左眼视力3.8,右眼视力4.0,诊断为近视,医生建议她配戴凹透镜。

请思考:

1. 近视为什么要配戴凹透镜?

2. 怎样预防近视?

第二节　视觉器官的功能

视觉器官（眼）由折光系统和感光系统两部分组成。研究表明，人脑获取的外界信息中，70%以上来源于视觉。因此，眼是人体最重要的感觉器官。在380~760nm的可见光谱范围内，外界物体发出的光线经眼的折光系统成像于视网膜上，再由眼的感光换能系统将视网膜像所含的视觉信息转变为生物电信号，沿视神经传入视觉中枢，从而产生视觉。

一、眼的折光功能

（一）眼的折光与成像

眼的折光系统包括角膜、房水、晶状体和玻璃体，其折光成像原理与凸透镜的成像原理基本相似，但复杂许多。为了便于理解，通常用简化眼来说明折光系统的成像功能（图9-1）。

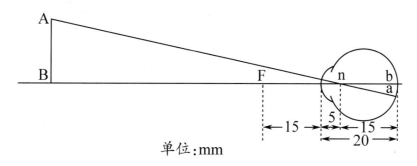

图9-1　简化眼及其成像示意图
AB：物体；ab：物像；F：前主焦点；n：节点。

简化眼是一个人工设定的折光率为1.33的单球面折光体，角膜的曲率半径为5mm（即节点n在球形界面后方5mm的位置），后主焦点在节点后15mm处。这个模型与生理安静状态下的人眼相似，正好能使物体发出的平行光线聚焦在视网膜上，形成一个清晰的物像。

（二）眼的调节

正常人眼在安静状态下看6m以外的远物时，因物体发出的光线射入眼内时近似平行光线，经折射后正好成像在视网膜上，不需要调节即可看清物体。当看6m以内的物体时，随物体的移近，光线从平行逐渐变为辐射，经折射后聚焦在视网膜的后方，不能在视网膜上清晰成像。为了看清物体，眼会进行相应的调节反应。眼在视近物时的调节反应包括晶状体的调节、瞳孔的调节和双眼会聚三个方面。

1. 晶状体的调节　晶状体呈双凸透镜状，富有弹性，其周边借睫状小带与睫状体相连。睫状肌的舒缩可改变晶状体的凸度。眼在安静状态下或看远物时，交感神经兴奋，睫状肌辐射状肌纤维收缩，睫状小带被拉紧，晶状体处于扁平状态，折光力减弱，远处物体成像在视网膜上。当看6m以内的物体时，视网膜上模糊的物像信息传到大脑皮层，反射性地引起副交感神经兴奋,睫状肌环状肌纤维收缩,睫状小带松弛,晶状体由于其自身的弹性而变凸,折光力增大,从而使物像前移,成像在视网膜上(图9-2)。

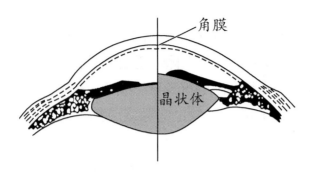

图 9-2 睫状体位置和晶状体形态在眼的调节中发生改变的示意图

眼看近物时的调节能力主要决定于晶状体的调节。晶状体的调节能力有一定限度,当眼作最大调节时,所能看清物体的最近距离称为近点。近点越近,调节能力越强,说明晶状体的弹性越好。随着年龄的增长,一般在 40 岁以后,晶状体的弹性减弱,调节能力降低,近点的位置也随之远移。此时看远物正常,看近物不清楚,称为老视,俗称老花眼,需要配戴适宜的凸透镜进行矫正。

2. 瞳孔的调节 正常人瞳孔的直径可在 1.5~8.0mm 之间变动,瞳孔大小的改变可以调节进入眼内的光线量。生理状态下,有两种情况可改变瞳孔大小:一种是物体由远移近时,反射性地引起瞳孔缩小,称为瞳孔近反射。其作用在于减少进入眼内的光线量,保护视网膜。同时,减少球面像差和色像差,使物像更加清晰。另一种是眼受到强光照射时,反射性引起瞳孔缩小;当光线减弱时,瞳孔会变大,称为瞳孔对光反射。瞳孔对光反射的效应是双侧性的,即一侧眼被照射时,不仅被照射眼的瞳孔缩小,另一侧眼的瞳孔也缩小,这种现象又称为互感反应。其作用在于强光时,限制进入眼内的光线量,保护视网膜;弱光时,增加进入眼内的光线量,产生清晰的视觉。瞳孔对光反射的中枢在中脑,临床上常把检查瞳孔的直径和瞳孔对光反射,作为判断中枢神经系统病变部位、麻醉的深度和病情危重程度的重要指标。

3. 双眼会聚 当双眼注视一个由远移近的物体时,两眼视轴同时向鼻侧聚拢的现象,称为双眼会聚。其意义在于使物体成像于两眼视网膜的对称点上,从而产生单一、清晰的视觉,避免复视。

 生理史话

阿尔瓦·古尔斯特兰德

阿尔瓦·古尔斯特兰德(Allvar Gullstrand,1862-1930),瑞典眼科专家、生理学家。工作期间,细心的古尔斯特兰德发现,散光患者的角膜往往厚薄不均。为了研究这一现象与散光之间的关系,他靠自学掌握了物理光学的知识。1890 年,他在博士毕业论文《对散光理论的贡献(A Contribution to the Theory of Astigmatism)》中提出,散光眼的原因其实是角膜形态的异常造成的,需要用柱状的眼镜片来调整和均衡。这篇论文成为散光研究治疗的基础理论。在此后的 20 多年里,他除了给患者看病外,一直致力于眼球工作原理的研究,揭晓了眼球屈光系统的大部分知识。1911 年,因为对眼屈光度的研究,古尔斯特兰德荣获了诺贝尔生理学或医学奖。

(三)眼的折光异常

正常人眼看 6m 以外的远物时,无需作任何调节就可使平行光线聚焦于视网膜上;看近物时,只要物距不小于近点,经过调节也能在视网膜上清晰成像,这种眼称为正视眼。若眼球形态或折光能力异常,安静状态下平行光线不能聚焦于视网膜上,这种现象称为折光异常(或屈光不正),包括近视、远视和散光(图 9-3)。折光异常的形成原因和矫正方法各不相同(表 9-1)。

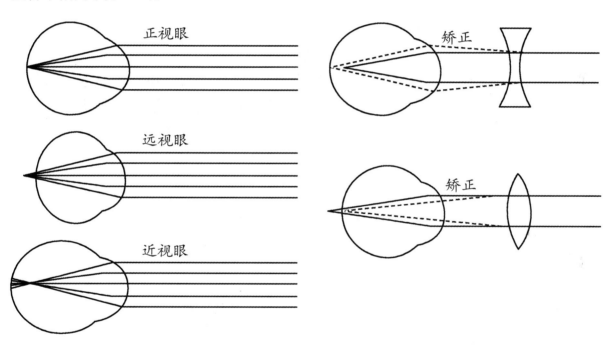

图 9-3 · 正视眼以及近视眼和远视眼及其矫正的示意图

表 9-1 常见折光异常的比较

折光异常	产生原因及成像特点	矫正方法
近视	眼球前后径过长或折光力过强,物体成像于视网膜之前	配戴凹透镜
远视	眼球前后径过短或折光力过弱,物体成像于视网膜之后	配戴凸透镜
散光	角膜经纬线曲率半径不一致,不能在视网膜上清晰成像	配戴圆柱形透镜

二、眼的感光功能

（一）视网膜的结构特点

视网膜的基本功能是感受光线刺激,将光能转换为神经纤维上的电活动。这一功能与视网膜的感光细胞有关。感光细胞包括视杆细胞和视锥细胞两种(表9-2)。

表9-2　视杆细胞与视锥细胞的比较

感光细胞	分布	特点	功能
视杆细胞	主要分布于视网膜的周边部	对光的敏感性高,主要感受暗光刺激	暗光觉
视锥细胞	主要分布于视网膜的中央部,黄斑的中央凹最为密集	对光的敏感性低,主要感受强光刺激,可分辨颜色	昼光觉色觉

（二）视杆细胞的感光原理

现已证实,视紫红质是视杆细胞内的感光物质,它由一分子视蛋白与一分子视黄醛的生色基团组成。当光线照射时,视紫红质迅速分解为视蛋白与视黄醛;光线变暗时,又重新合成(图9-4)。这一光化学反应是可逆的,其反应的平衡点取决于光照的强度。在视紫红质合成和分解的过程中,有一部分视黄醛被消耗,需要依靠食物中的维生素A来补充。如果长期维生素A摄入不足,就会影响人的暗视觉,引起夜盲症。

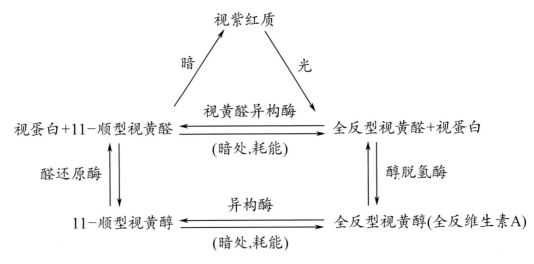

图9-4　视紫红质的光化学反应

（三）视锥细胞与色觉

"三原色学说"认为,人眼的视网膜上分布有三种不同的视锥细胞,分别含有对红、绿、蓝三种光敏感的感光色素。当某一种波长的光线作用于视网膜时,可使三种不同的视锥细胞按一定的比例发生兴奋,信息传至视觉中枢,即可产生某一种颜色的感觉。正常人眼可分辨波长 380~760nm 的 150 种左右不同的颜色,每种颜色对应一定波长的光线。

色觉是一种复杂的物理、心理现象。色觉障碍包括色盲和色弱两种。色盲是指对全部或部分颜色缺乏分辨能力的色觉障碍,可分为全色盲和部分色盲。全色盲极为少见,只能分辨光线的明暗,呈单色视觉。部分色盲又分为红色盲、绿色盲和蓝色盲,其中以红色盲和绿色盲最为多见。色盲多由遗传因素造成,男性居多,女性少见。色弱是指对某种颜色的识别能力较弱,通常由后天因素引起。

 生理史话

色盲的发现

18 世纪英国著名科学家约翰·道尔顿是世界上第一个发现色盲症的人,也是第一个被发现的色盲症患者。

1794 年的圣诞节前夕,道尔顿精心挑选了一双"棕灰色"的袜子作为礼物送给妈妈。妈妈看到袜子后,感到颜色过于鲜艳,对道尔顿说:"傻孩子,你买的这双樱桃红色的袜子,我怎么能穿呢?"道尔顿感到很奇怪,袜子明明是"棕灰色"的,妈妈为什么说是樱桃红色呢?疑惑不解的他又去问弟弟和周围的人,结果发现除了弟弟与自己的看法相同外,其他人都说袜子是樱桃红色。道尔顿对这件小事没有轻易地放过,他经过认真的分析比较,发现原来自己和弟弟都是色盲。经过深入研究,他完成了极有价值的科学著作《论色盲》,成为世界上第一个提出色盲问题的人。后来,人们为了纪念他,把色盲症又称为道尔顿症。

三、与视觉有关的几种生理现象

(一)视力

视力(又称视敏度)是指眼分辨物体细微结构的能力。视力的好坏通常以视角大小来衡量。视角是指物体上两点发出的光线射入眼球经节点交叉所形成的夹角(图 9-5)。视角越小,视力越好。一般正常眼能分辨的视角约为 1 分。视力表就是依据这一原理设计的。

(二)视野

视野是指单眼固定注视正前方一点时,该眼所能看见的空间范围。受面部结构的影响,颞侧视野大于鼻侧,下方视野大于上方。在同一光照条件下,不同颜色的视野也不同,白色视野最大,其次是黄色、蓝色、红色,绿色视野最小。视野检查可辅助判断某些视网膜或视觉传导通路的病变。

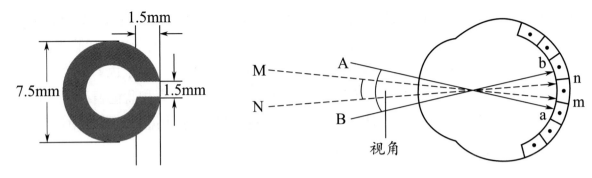

图 9-5 视力（视敏度）示意图
ABMN：物体；abmn 物像。

（三）暗适应与明适应

暗适应是指人从明亮处突然进入暗处时，最初看不清任何东西，经过一定时间后，在暗处的视觉逐渐恢复的现象。相反，从暗处突然进入明亮处，最初感到耀眼的光亮，看不清物体，稍待片刻后视觉才逐渐恢复，这种现象称为明适应。暗适应和明适应现象与视紫红质的光化学反应有关。

（四）双眼视觉和立体视觉

两眼观看同一物体时所产生的感觉称为双眼视觉。其意义在于扩大视野，弥补单眼视觉时视野中的生理性盲点，并产生被视物体的厚度以及空间的深度、距离等感觉，即形成立体视觉。两眼注视同一物体时，两视网膜上形成的物像并不完全相同，左眼看到物体的左侧面较多，而右眼看到物体右侧面较多，这些信息传到中枢并经整合处理后形成立体视觉。

第三节 听觉器官与前庭器官的功能

听觉由耳、听神经和听觉中枢共同完成。耳是听觉和位置觉器官，包括外耳、中耳和内耳三部分。其中内耳可分为骨迷路和膜迷路。膜迷路中不仅有听觉感受器，还有位置觉感受器。

一、听 觉 器 官

（一）外耳的功能

外耳由耳郭和外耳道组成。耳郭的形状有利于收集声波，并可帮助判定声源。外耳道是声波传导的通道，同时还起到共鸣腔的作用，可提高声音强度。

（二）中耳的功能

中耳由鼓膜、听小骨、鼓室和咽鼓管等结构组成（图 9-6）。中耳的主要功能是将空气中的声波振动高效地传递到内耳淋巴液，其中鼓膜和听小骨在声音的传递过程中起着重要作用。

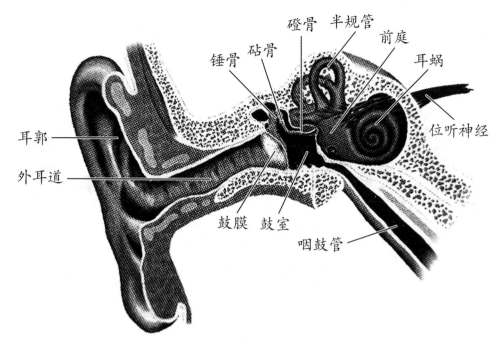

图 9-6　人耳的结构示意图

鼓膜呈椭圆漏斗形,其振动与声波同步,能将声波如实地传向内耳。听骨链由锤骨、砧骨和镫骨依次连接而成,构成一个杠杆系统,能把鼓膜的高幅低强度的振动转为低幅高强度的振动,既有增压作用,又可避免对内耳的损伤。

咽鼓管是连接鼓室和咽的管道,通常情况下其鼻咽部的开口处于闭合状态,当吞咽或打哈欠时开放。咽鼓管的主要功能是使鼓室内的气压与大气压保持平衡,以维持鼓膜的正常位置、形状和振动性能。

(三)声波传入内耳的途径

声波传入内耳的途径有气传导和骨传导两种,正常情况下以气传导为主。

1. 气传导　声波经外耳道引起鼓膜振动,再经听骨链和卵圆窗进入耳蜗,这种传导途径称为气传导,是声波传导的主要途径。另外,鼓膜的振动也可引起鼓室内空气的振动,再经蜗窗(圆窗)传入内耳,这一传导途径在正常情况下作用不大,只是当听骨链有病变时,才可发挥一定的传音作用,但此时的听力较正常时大为减弱。

2. 骨传导　声波直接引起颅骨振动,进而引起耳蜗内淋巴的振动,这种传导途径称为骨传导。骨传导的敏感性比气传导低得多,因此在正常听觉中其作用甚微。

临床上通过检查气传导和骨传导受损的情况,可以帮助判断听觉异常的产生部位和原因。如当中耳或鼓膜病变时,气传导发生障碍,引起传音性耳聋,此时骨传导的作用可相对增强;当耳蜗病变引起感音性耳聋时,气传导和骨传导的作用都将减弱。

(四)内耳的感音功能

1. 耳蜗的基本结构　耳蜗是一个形似蜗牛的骨质管道,内被前庭膜和基底膜分隔为前庭阶、蜗管和鼓阶三个腔(图 9-7)。前庭阶和鼓阶内充满外淋巴,在蜗顶相通;蜗管为一盲管,充满内淋巴。基底膜上有听觉感受器—螺旋器(也称柯蒂器),螺旋器由内、外毛细胞和支持细胞等组成。毛细胞与耳蜗神经相连,其表面有纤毛,称为听毛。听毛上方为悬浮于内淋巴中的盖膜。

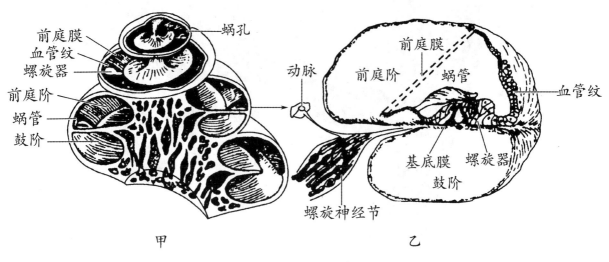

图 9-7　耳蜗模式图

2. 耳蜗的感音换能作用　声波传入内耳可通过外、内淋巴的振动引起基底膜振动,使毛细胞与盖膜之间发生相错的移行运动,毛细胞的听毛随之弯曲变形而兴奋,将声波振动的机械能转变为微音器电位。该电位总和达到阈电位时,激发耳蜗神经产生动作电位,传入大脑皮层颞叶,从而产生听觉。

3. 耳蜗对声音的初步分析　根据行波理论,基底膜的振动首先发生在耳蜗底部,随后以波浪的方式向耳蜗顶部传播。不同频率的声波产生的行波传播的远近和最大振幅出现的位置也不同。振动的频率越低,传播越远,最大行波振幅出现的部位越靠近基底膜蜗顶处;反之,频率越高,振动越局限在基底膜底部。因此,不同频率的声波使基底膜不同部位的毛细胞受到刺激,经相应的听神经纤维传入大脑皮层听觉中枢的不同部位,就产生了不同音调的感觉。

 知识链接

助听器与人工耳蜗的区别

助听器与人工耳蜗同属于听力康复设备。助听器是将外界的声波信号放大后,声波再通过听力障碍者的外耳道和中耳,传到内耳听觉感受器,从而使其听到声音。助听器的应用范围较广,适合轻度至中度听力损失的患者。人工耳蜗由外部装置和植入体内的装置两部分组成。植入体内的装置绕过受损的内耳耳蜗,直接刺激听神经,将声波信号转换成电信号,使患者重新获得听力。人工耳蜗适用于耳蜗部位先天、后天功能下降引起的听力障碍。

二、前 庭 器 官

前庭器官由内耳的前庭和半规管组成,它们在维持身体平衡中起重要作用。

(一)前庭的功能

前庭内有椭圆囊、球囊,其内各有一囊斑。囊斑是头部位置及直线变速运动的感受器。当人体头部位置改变或作直线变速运动时,由于惯性及重力作用引起内淋巴振动,使囊斑上感受性毛细胞受刺激兴奋,产生神经冲动,经前庭神经传入中枢,产生头部位置或变速运动感觉,同时引起姿势反射,以维持身体平衡。

(二)半规管的功能

人体两侧内耳各有三条相互垂直的半规管,每条半规管一端都有膨大的壶腹,内有壶腹嵴,是旋转变速运动的感受器。当身体或头部作旋转变速运动时,由于惯性作用,半规管内的淋巴超前或滞后于相应半规管的运动,从而引起壶腹嵴的感受性毛细胞兴奋,产生的神经冲动经前庭神经传入中枢,产生旋转感觉,同时引起姿势反射,以维持身体平衡。

(三)前庭反应

前庭器官的传入冲动除引起一定的位置觉和运动觉外,还可引起各种姿势调节反射、眼震颤和自主神经反应等,这些现象统称为前庭反应。例如,人在乘电梯时,由于电梯突然上升,反射性引起肢体伸肌抑制而使下肢屈曲;电梯突然下降时,伸肌紧张使下肢伸直。前庭器官姿势反射的意义在于维持机体一定的姿势和身体平衡。如果前庭器官受过强或过长时间的刺激,常会引起恶心、呕吐、眩晕、皮肤苍白以及唾液分泌增多等现象,称为前庭自主神经反应。前庭感受器过度敏感的人,一般的前庭刺激也会引起前庭自主神经反应,易发生晕车、晕船等情况。

章末小结

本章的学习重点是眼视近物时的调节、常见折光异常及其矫正、眼的感光功能、声波传导途径、前庭器官功能等。学习难点为折光异常产生原因及成像特点、前庭器官的功能。在学习过程中注意比较近视、远视和散光在成像特点和矫正方法上的区别,联系解剖学知识、生活常识和临床知识,理解常见折光异常的矫正原理、传音性耳聋与感音性耳聋的区别,提高分析问题、解决问题的能力。

(周　燕)

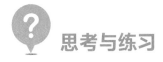

一、名词解释

1. 视力

2. 视野

3. 暗适应

4. 明适应

二、填空题

1. 感受器的一般生理特性有_____、_____、_____和_____。

2. 视近物时,眼的调节主要包括_____、_____和_____。

3. 近视多数是由于眼球前后径_____或折光力_____,致使来自远处的平行光线聚焦在视网膜_____,需配戴_____矫正。

4. 远视眼视近物时,物像落在视网膜_____,看近物时需佩戴_____矫正。

5. 视网膜上有两种感光细胞,它们是_____和_____。

6. 视锥细胞主要分布在视网膜的_____,可感受_____光的刺激,对光的敏感性_____。

7. 声波传入内耳的途径主要有_____和_____。

8. 椭圆囊和球囊的功能是感受_____的改变和_____运动。

三、问答题

1. 视近物时,眼的调节包括哪些?

2. 简述眼折光异常的种类、成像特点及其产生原因、矫正的方法。

3. 机体缺乏维生素 A 时,视力会有何变化? 为什么?

4. 试分析鼓膜穿孔对中耳功能的影响。

第十章 │ 神经系统的功能

10章 数字资源

 导入案例

1879 年，意大利细胞学家 C.Golgi（高尔基）将脑徒手切成薄片并染色，第一次在显微镜下看到了神经元和神经胶质细胞。西班牙神经组织学家 R.Y.Cajal（卡哈尔）在此基础上进一步研究，创立了"神经元学说"。二人于 1906 年同获诺贝尔生理学或医学奖。

自 1901 年首次颁发诺贝尔生理学或医学奖以来，100 多年来共计颁奖 100 余次，其中与神经科学有关的就有 20 余项，主要涉及神经系统的结构、神经生理学、脑的发育和功能及技术应用等方面，其中神经生理学学者获奖 7 次。

请思考：

1. 神经系统的功能有哪些？
2. 神经系统主要的信息传递方式是什么？

神经系统是人体结构和功能最复杂的系统，也是最重要的调节系统，体内各器官和系统的功能活动都是在神经系统的调控下完成的。神经系统可分中枢神经系统和周围神经系统两大部分，神经调节的基本方式是反射。神经系统的主要功能是对机体内外环境的变化进行感觉和分析，并调控机体做出功能活动的改变，以维持正常生命活动。

第一节　神经元及反射活动的一般规律

一、神经元和神经纤维

（一）神经元的结构和功能

神经系统主要由神经细胞和神经胶质细胞构成。神经细胞又称神经元，是神经系统结构和功能的基本单位，其基本功能是接受刺激和传导信息。神经元由胞体和突起构成（图 10-1），突起可分为树突和轴突两类。神经元的胞体和树突是接收和整合信息的部位，轴突是传导信息的部位。

（二）神经纤维的功能特征

神经元的轴突和感觉神经元的长树突外面包裹髓鞘或神经膜形成神经纤维。根据髓鞘的有无，神经纤维分为有髓神经纤维和无髓神经纤维，其终末部分称神经末梢。神经纤维的主要功能是传导兴奋，即动作电位。在神经纤维上传导的兴奋称为神经冲动，神经纤维传导兴奋具有完整性、绝缘性、双向性和相对不疲劳性等特征。

1. 生理完整性　神经纤维只有结构和功能都保持完整时才能正常传导兴奋，如果神经纤维受损、局部应用麻醉剂或切断，将会出现兴奋传导受阻。

2. 绝缘性　一条神经干内含有许多神经纤

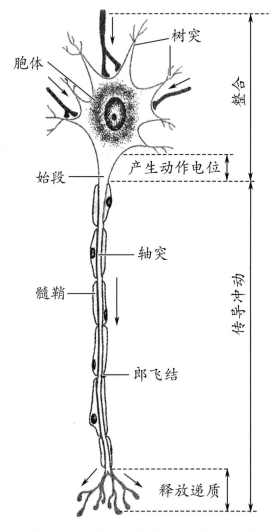

图 10-1　神经元结构及功能示意图

维,它们同时传导兴奋时互不干扰,称为神经纤维传导的绝缘性。

3. 双向性　刺激神经纤维的任何一点,产生的兴奋可同时向相反的两个方向传导。

4. 相对不疲劳性　实验证明,连续电刺激神经数小时至十几小时,神经纤维始终能保持其传导兴奋的能力,称为相对不疲劳性。

二、突触与突触传递

突触(synapse)是指神经元之间、神经元与非神经元之间相互接触并传递信息的部位。

(一)突触的分类

根据突触传递方式的不同,可将突触分为化学性突触和电突触两大类。化学性突触在神经系统较为多见,其信息传递媒介物是神经递质,而电突触的信息传递媒介物则为局部电流。根据神经元相互连接的部位不同,突触可分为轴-树突触、轴-体突触和轴-轴突触三类(图 10-2)。

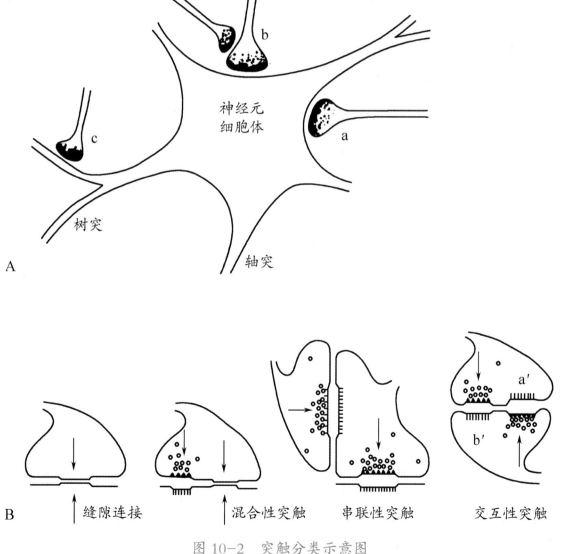

图 10-2　突触分类示意图

（二）突触的基本结构

经典的化学性突触一般由突触前膜、突触间隙和突触后膜三部分组成（图10-3）。在电子显微镜下观察，突触前神经元轴突末梢分支末端膨大，称突触小体，内有大量突触囊泡，囊泡内含高浓度的神经递质。突触小体面对突触后神经元的细胞膜称为突触前膜；突触后神经元面对突触小体的细胞膜称为突触后膜，膜上有能与相应递质结合的受体；突触前膜和突触后膜之间的间隙称为突触间隙。

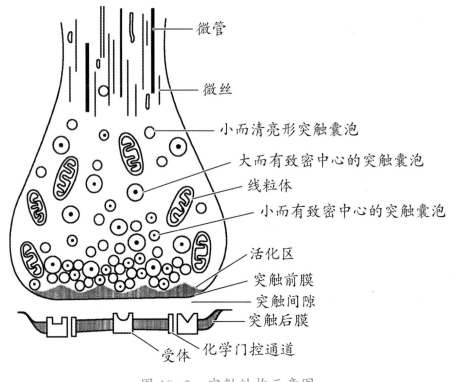

微管
微丝
小而清亮形突触囊泡
大而有致密中心的突触囊泡
线粒体
小而有致密中心的突触囊泡
活化区
突触前膜
突触间隙
突触后膜
受体　化学门控通道

图 10-3　突触结构示意图

（三）突触传递的过程

突触传递是指信息由突触前神经元传至突触后神经元的过程，是电–化学–电的过程。

当兴奋传至突触前神经元轴突末梢时，突触前膜去极化，Ca^{2+} 通道开放、Ca^{2+} 内流，囊泡向突触前膜移动并与之融合，神经递质释放进入突触间隙。神经递质与突触后膜受体结合后，突触后膜对某些离子通透性改变，离子进出突触后膜引起电位变化，称为突触后电位。突触后电位又分为兴奋性突触后电位和抑制性突触后电位两种。

1. 兴奋性突触后电位　兴奋性突触后电位（excitatory postsynaptic potential, EPSP）是指突触前膜释放的兴奋性神经递质与突触后膜特异性受体结合后，突触后膜对 Na^+ 通透性提高，Na^+ 内流而产生的去极化电位变化。EPSP 属于局部电位，总和达到阈电位时，就会引起突触后神经元爆发动作电位，即产生兴奋效应。

2. 抑制性突触后电位　抑制性突触后电位（inhibitory postsynaptic potential, IPSP）是指突触前膜释放的抑制性神经递质与突触后膜特异性受体结合后，突触后膜对 Cl^- 通透性提高，Cl^- 内流而产生的超极化电位变化。IPSP 总和后，降低了突触后神经元的兴奋性，所以表现为抑制。

中枢神经系统内的神经元通常与多个神经元形成突触联系,有的产生EPSP,有的产生IPSP。因此,突触后电位取决于同时产生的IPSP和EPSP的代数和,突触后神经元是兴奋还是抑制主要取决于这些突触传递产生的综合效应。

三、神经递质与受体

从化学性突触传递的过程可以看出,神经递质是信息传递的媒介物,与相应的受体结合后才能完成信息的传递。因此,神经递质和受体是化学性突触传递最重要的物质基础。

(一)神经递质

神经递质(neurotransmitter)是由突触前神经元合成并释放,能特异性作用于突触后神经元或效应器细胞膜上的受体,并产生一定效应的信息传递物质。根据其化学结构,可将递质分成若干个大类(表10-1)。根据产生部位不同,神经递质也可分为外周神经递质和中枢神经递质两大类。外周神经递质主要有乙酰胆碱(acetylcholine,ACh)和去甲肾上腺素(norepinephrine,NE)。中枢神经递质种类较多,主要有乙酰胆碱、单胺类、氨基酸类和肽类等。

表10-1 神经递质的分类

分类	主要成分
胆碱类	乙酰胆碱
单胺类	去甲肾上腺素、肾上腺素、多巴胺、5-羟色胺、组胺
氨基酸类	谷氨酸、门冬氨酸、γ-氨基丁酸、甘氨酸
其他	血管升压素、腺苷、一氧化氮、前列腺素等

(二)受体

受体是指位于细胞膜上或细胞内能与某些化学物质(如递质、调质、激素等)发生特异性结合并诱发特定生物学效应的特殊生物分子。与受体特异结合后能增强受体生物活性的化学物质,称为受体的激动剂。与受体特异结合不改变受体的生物活性,反因占据受体而产生对抗激动剂效应的化学物质,则称为受体的拮抗剂或阻断剂。

四、反射活动的基本规律

(一)中枢神经元的联系方式

神经调节的基本方式是反射。在多突触反射中,中枢神经元以数量众多的中间神经元为桥梁,相互连接成网,形成多种联系方式(图10-4)。

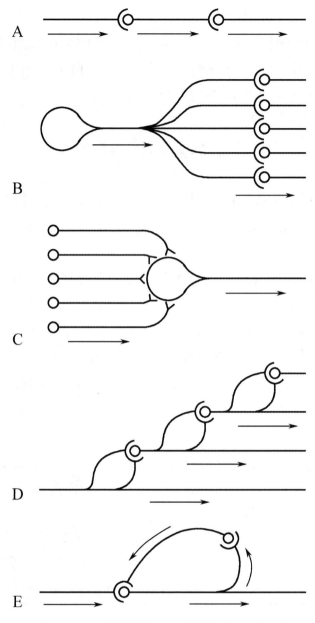

图 10-4　中枢神经元联系方式示意图

A. 单线式联系；B. 辐散式联系；C. 聚合式联系；D. 链锁式联系；E. 环式联系。

1. 单线式联系　突触前神经元与突触后神经元一对一联系，确保信息传递的精确性。

2. 辐散式联系　一个神经元的轴突末梢分支与多个神经元建立突触联系，能使与之相联的许多神经元同时兴奋或抑制。

3. 聚合式联系　一个神经元与许多神经元的轴突末梢建立突触联系，使来源于不同神经元的兴奋或抑制在同一神经元上发生整合，导致后者兴奋或抑制。

4. 链锁式联系　一个神经元通过轴突侧支与另一个神经元联系，后者通过轴突侧支再与下一个神经元联系，使兴奋在空间上扩大作用范围。

5. 环式联系　一个神经元通过轴突侧支与多个神经元联系后，又返回来与该神经元建立突触联系。兴奋通过环式联系,或可因负反馈而使活动及时终止,或可因正反馈而使兴奋增强和延续。

(二)中枢兴奋传递的特征

反射弧中枢部分的兴奋传递,往往需要多次以上的突触传递,明显不同于神经纤维上的冲动传递。兴奋在中枢传递的特征主要表现在以下几个方面。

1. 单向传递　兴奋经化学性突触传递时,只能从突触前神经元传向突触后神经元。这是因为递质通常由突触前神经末梢释放,受体则通常位于突触后膜。

2. 中枢延搁　兴奋通过中枢的突触时,要经历递质的释放、扩散、与突触后膜受体结合、产生突触后电位等一系列过程,耗时较长,这种现象称为中枢延搁。反射通路上跨越的突触数目越多,兴奋传递所需的时间越长。

3. 总和　在反射活动中,当多个神经元同时传来或一个神经元连续传来高频神经冲动时,可引起同一突触后神经元产生的兴奋性突触后电位叠加起来达到阈电位水平,从而产生动作电位,这一过程称为兴奋的总和。

4. 兴奋节律的改变　在反射活动中,突触前神经元和突触后神经元在兴奋传递过程中发放冲动的频率往往不同。这是因为突触后神经元常同时接受多个突触传递,因此最后传出冲动的频率取决于各种影响因素的综合效应。

5. 后发放　后发放是指在反射活动中,当对传入神经的刺激停止后,传出神经仍继续发放冲动,使反射活动仍持续一段时间的现象。

6. 对内环境变化敏感和易疲劳　由于化学性突触间隙与细胞外液相通,因此内环境理化因素的变化,如缺氧、CO_2过多、麻醉剂以及某些药物等均可影响突触传递;另外,用高频电脉冲连续刺激突触前神经元,突触后神经元的放电频率将逐渐降低,容易发生疲劳,其原因可能与神经递质的耗竭有关。

第二节　神经系统的感觉功能

 导入案例

患者,男性,58岁。因发热、腹痛并加剧来医院就诊,开始时腹痛部位在上腹部和脐周围,数小时后转移至右下腹部。体温升高,右下腹部有压痛、反跳痛,伴轻度腹壁肌紧张,白细胞增多。初步诊断为阑尾炎。

请思考:

1. 试述该患者患病期间腹痛特点及产生原因。

2. 试述常见内脏疾病牵涉痛的部位。

感觉是客观世界在人脑的主观反映。当感受器接收体内、外各种刺激后,转换成神经冲动,沿着特定的神经通路到达特定中枢,经分析和综合后,产生特定的感觉。

一、脊髓的感觉传导功能

各种感受器的传入神经冲动,除经脑神经传入中枢的一部分外,大部分由脊神经后根进入脊髓,经脑干、丘脑上传到大脑皮层。

二、丘脑及其感觉投射系统

丘脑是感觉传入通路重要的感觉接替站,能对感觉传入信息进行粗略的分析与综合。人体除嗅觉外的其他感觉都要经丘脑更换神经元后,再发出纤维投射到大脑皮层。根据丘脑各部分向大脑皮层投射特征的不同,可把感觉投射系统分为特异性投射系统和非特异性投射系统两种(图 10-5)。

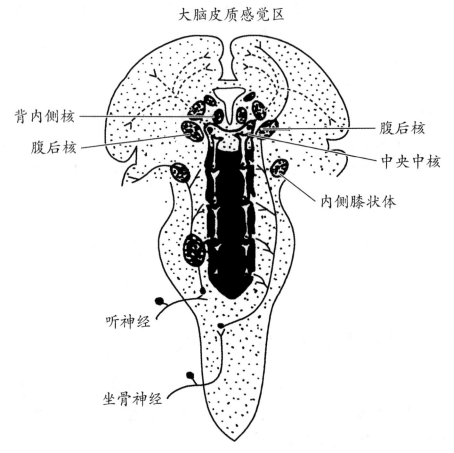

图 10-5 感觉投射系统示意图

实线代表特异性投射系统,虚线代表非特异性投射系统。

154

（一）特异性投射系统

除嗅觉外，各种感觉传入通路由脊髓或脑干上行到丘脑更换神经元后，发出特异性投射纤维投射到大脑皮层的特定感觉区域，这种从丘脑特异感觉接替核和联络核投射到大脑皮层的神经通路称为特异性投射系统。特异性投射系统的特点是每种感觉的投射路径都是专一的，具有点对点的投射关系。其主要功能是引起特定感觉，激发大脑皮层发放传出冲动。

（二）非特异性投射系统

各种感觉传导通路的上行纤维经过脑干时发出侧支，与脑干网状结构的神经元形成突触联系，经多次换元抵达丘脑后，再发出纤维弥散地投射到大脑皮层的广泛区域，这种从丘脑非特异投射核投射到大脑皮层的神经通路称为非特异性投射系统。非特异投射系统的特点是多次交换神经元，没有专一的感觉传导路径，弥散性投射，不能引起特定感觉。其主要功能是维持和改变大脑皮层的兴奋性，使机体处于觉醒状态。

特异性投射系统和非特异性投射系统的区别见表10-2。

表10-2　特异性投射系统和非特异性投射系统的区别

投射途径	特异性投射系统	非特异性投射系统
传导途径	有专一的传导途径	无专一的传导途径
投射特点	点对点投射	弥散性投射
投射部位	大脑皮层的特定感觉区域	大脑皮层的广泛区域
主要功能	引起特定感觉，激发大脑皮层发出传出冲动	维持与改变大脑皮层的兴奋或觉醒状态

三、大脑皮层的感觉分析功能

大脑皮层是产生感觉的最高级中枢。各种感觉传入冲动到达大脑皮层的不同区域，通过精细的分析综合而产生相应的感觉。

（一）体表感觉代表区

全身体表感觉在大脑皮层的投射区主要位于中央后回，称为第一感觉区（图10-6），其感觉投射规律为：①躯干四肢部分的感觉为交叉性投射，即躯体一侧的感觉传入冲动投射到对侧大脑皮层，但头面部感觉的投射是双侧性的；②投射区域的大小与感觉分辨精细程度有关，分辨愈精细的部位代表区愈大；③投射区域的空间排列是倒置的，但头面部代表区内部的安排是正立的。

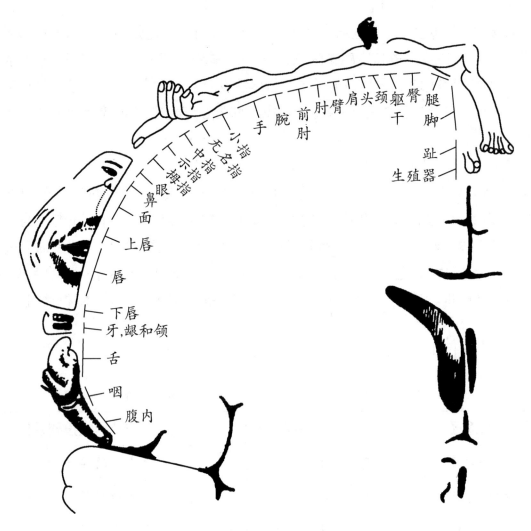

图 10-6　大脑皮层体表感觉区示意图

（二）本体感觉代表区

本体感觉代表区是指肌肉、关节等的位置觉和运动觉代表区，位于中央前回及中央旁小叶前部，感知躯体的空间位置、姿势、运动状态和运动方向。

（三）视觉区和听觉区

视觉投射区位于枕叶距状沟的上、下缘。听觉投射区位于颞横回和颞上回。

（四）嗅觉区和味觉区

嗅觉投射区位于边缘叶的前底部。味觉投射区位于中央后回底部，头面部感觉区的下方。

四、痛　觉

痛觉（pain）是机体受到伤害性刺激时所产生的一种不愉快的感觉，常伴有情绪变化、防御反应。疼痛是一种警示信号，对机体具有一定的保护意义。

（一）痛觉感受器

痛觉感受器是广泛存在于各器官组织中的游离神经末梢。当机体组织损伤或发生炎症时，就会释放 K^+、H^+、5- 羟色胺、缓激肽、前列腺素等致痛物质，这些物质可使痛觉神经末梢去极化，产生神经冲动传入中枢而引起痛觉。

（二）皮肤痛觉

当伤害性刺激作用于皮肤时，可先后出现两种性质不同的痛觉，即快痛和慢痛。快痛是皮肤受到针刺、切割等刺激后立即出现的尖锐的"刺痛"，产生和消失迅速，定位清楚。随后出现慢痛，为一种"烧灼痛"，特点是定位不清楚，持续时间长，常伴有情绪反应及心血管、呼吸等方面的变化。

（三）内脏痛与牵涉痛

内脏中有痛觉感受器，但无本体感受器，所含温度觉和触 – 压觉感受器也很少。因此，内脏感觉主要是痛觉，包括内脏痛和牵涉痛两种形式。

内脏痛是临床常见症状，常由机械性牵拉、痉挛、缺血和炎症等刺激所致。与皮肤痛显著不同，内脏痛的特点是：①定位不准确，这是内脏痛最主要的特点，如腹痛患者常不能说出疼痛的明确部位，因为痛觉感受器在内脏器官分布稀疏；②起痛缓慢，持续时间较长，表现为慢痛；③中空内脏器官（如胃、肠道）壁上的感受器对扩张性刺激和牵拉性刺激十分敏感，而对切割、烧灼等皮肤致痛的刺激却不敏感；④常伴不愉快的情绪活动和自主神经反应。

牵涉痛（referred pain）是指某些内脏疾病引起的远隔体表部位发生疼痛或痛觉过敏的现象。牵涉痛的体表放射部位比较固定，在临床上常提示某些疾病的发生（表 10-3）。

表 10-3　常见内脏疾病牵涉痛的部位

患病器官	心	胃、胰腺	胆囊	肾脏、输尿管	阑尾
牵涉痛部位	心前区、左肩左上臂	左上腹肩胛区	右肩胛	腹股沟区	上腹部脐区

（四）痛觉心理

疼痛是复杂的生理心理活动，痛觉的主观体验及其所伴随的各种反应，常因机体当时的功能状态、心理情景和所处的环境不同而有很大差别。如在战场上战士负伤当时往往无明显疼痛感觉，而同样程度的创伤平时就会疼痛难忍。临床上，给某些疼痛患者使用安慰剂（如用生理盐水代替吗啡），可使疼痛暂时缓解，说明心理活动对疼痛有很大影响。

第三节　神经系统对躯体运动的调节

导入案例

　　患者,男性,47岁。因车祸事故造成脊髓横断伤,出现横断面以下肢体瘫痪、肌张力减低、腱反射消失、病理反射阴性。4周后肌张力逐渐增高,腱反射亢进,出现病理反射,肢体肌力的恢复始于下肢远端,然后逐步上移。

　　请思考:

　　1. 该患者发病初期的症状为何种病理现象?

　　2. 试述该现象产生的原因。

　　运动是人和动物维系生命最基本的功能活动之一,躯体的各种姿势和运动都是在神经系统的控制下,通过骨骼肌的收缩和舒张来完成的。骨骼肌一旦失去神经系统的支配,就会出现相应的运动障碍。

一、脊髓对躯体运动的调节

（一）脊髓的运动神经元与运动单位

　　脊髓是躯体运动调控的基本反射中枢。脊髓灰质前角含有大量支配骨骼肌的运动神经元,可分为 α 运动神经元和 γ 运动神经元。α 运动神经元接受来自躯干、四肢皮肤、肌肉和关节等外周感受器传入的信息,同时又接受从脑干到大脑皮层各级中枢发出的下传信息,最终发出冲动通过传出纤维到达所支配的骨骼肌梭外肌,因此,α 运动神经元是躯体运动反射的最后环节。由一个 α 运动神经元及其所支配的全部肌纤维组成的功能单位,称为运动单位(motor unit)。γ 运动神经元支配骨骼肌的梭内肌,调节肌梭对牵拉刺激的敏感性。

（二）牵张反射

　　脊髓对躯体运动的调节主要是以牵张反射的方式实现。牵张反射(stretch reflex)是指当骨骼肌受外力牵拉时,引起受牵拉的同一肌肉收缩的反射活动。

　　1. 牵张反射的类型　牵张反射可分腱反射和肌紧张两种类型。

　　腱反射是指快速牵拉肌腱发生的牵张反射,表现为被牵拉肌肉快速而明显的缩短,如膝反射、跟腱反射等。叩击髌骨下方的股四头肌肌腱(髌韧带)引起股四头肌发生一次快速收缩,膝关节伸直,称为膝反射。叩击跟腱时,腓肠肌收缩引起踝关节跖屈,称为跟腱反射。

　　肌紧张是指缓慢持续牵拉肌肉时发生的牵张反射,其表现为受牵拉的肌肉发生持续、轻度的收缩,但不表现为明显的动作。肌紧张能对抗重力牵拉,是维持躯体姿势最基本的反射,也是随意运动的基础。

2. 牵张反射的反射弧　牵张反射的感受器是骨骼肌内的肌梭,是一种长度感受器。当肌肉受外力被拉长时,肌梭兴奋发放冲动,引起支配同一肌肉的 α 运动神经元兴奋,使其所支配的梭外肌收缩,实现牵张反射。牵张反射的显著特点是感受器和效应器位于同一块肌肉。

临床上常通过检查腱反射和肌紧张(肌张力)来了解神经系统的功能状态。腱反射和肌紧张减弱或消失提示反射弧损害或中断;而腱反射和肌紧张亢进则提示高位中枢有病变。

(三)脊休克

脊髓与高位中枢离断后,其反射活动能力暂时丧失而进入无反应状态的现象,称为脊髓休克(spinal shock),简称脊休克。脊休克主要表现为离断面以下脊髓所支配的各种反射活动均减退消失,如肌紧张减弱甚至消失,外周血管扩张,血压下降,发汗反射消失,粪、尿潴留等。脊休克是暂时现象,多数脊髓反射活动可逐渐在不同程度上恢复,但此时的反射往往不能很好地适应机体生理功能的需要。离断面以下的知觉和随意运动能力将永久丧失。脊休克的产生是因为离断面以下的脊髓突然失去高位中枢的调控所致,第二次脊髓离断,脊休克现象不再出现。

二、脑干对躯体运动的调节

在躯体运动调控中,脑干在高级中枢和脊髓之间,起着"上下沟通"的作用。另外,脑干内有加强和抑制肌紧张的区域(图 10-7),在肌紧张的调节中起重要作用。

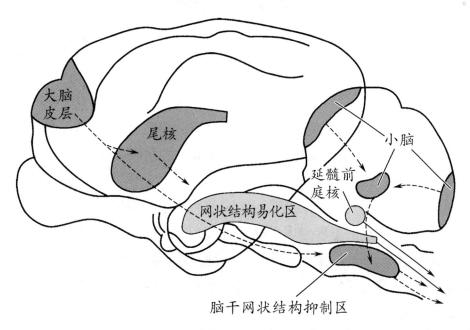

图 10-7　猫脑干网状结构下行易化和抑制系统示意图

（一）脑干网状结构易化区和抑制区

脑干网状结构的抑制区是指脑干网状结构内抑制肌紧张及肌肉运动的区域,位于延髓网状结构的腹内侧部分。脑干网状结构的易化区是指脑干网状结构内加强肌紧张及肌肉运动的区域,分布于广大的脑干中央区域,包括延髓网状结构的背外侧部分、脑桥被盖、中脑中央灰质及被盖等。与抑制区相比,易化区的范围较广,活动较强,在肌紧张的平衡调节中略占优势。

脑干以外的其他结构中也存在调节肌紧张的区域,如刺激大脑皮层运动区、纹状体、小脑前叶蚓部等部位,可引起肌紧张降低;刺激延髓的前庭核和小脑前叶两侧等部位,可使肌紧张增强。这些区域对肌紧张的调节是通过影响脑干网状结构抑制区和易化区活动来完成的。

（二）去大脑僵直

正常情况下,在肌紧张的平衡调节中,易化区的活动略占优势,从而维持正常的肌紧张。动物实验中发现,如果在中脑上、下丘之间切断脑干后,动物会出现四肢伸直,头尾昂起,脊柱挺硬,呈角弓反张状态,这种现象称为去大脑僵直(decerebrate rigidity)（图 10-8 ）。去大脑僵直是由于切断了大脑皮层和纹状体等部位对脑干网状结构的下行抑制联系,造成易化区活动明显占优势的结果。人类在中脑疾患出现去大脑僵直时,表现为头后仰,上、下肢均僵硬伸直,上臂内旋,手指屈曲。出现去大脑僵直往往提示病变已严重侵犯脑干,是预后不良的信号。

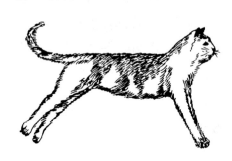

图 10-8　猫去大脑僵直示意图

三、小脑对躯体运动的调节

小脑是重要的躯体运动调节中枢。根据纤维联系,小脑分为前庭小脑、脊髓小脑和皮层小脑三个主要功能部分。

（一）前庭小脑

前庭小脑的主要功能是维持躯体的平衡。该部位损伤后,可导致躯体平衡失调,出现站立不稳、步态蹒跚和容易跌倒等症状,但其随意运动的协调不受影响。

（二）脊髓小脑

脊髓小脑的主要功能是协调随意运动、调节肌紧张。脊髓小脑受损后,随意运动的力量、方向及限度发生紊乱,患者出现运动不协调,不能完成精巧动作,走路容易倾倒或摇晃呈酩酊蹒跚状,动作笨拙,指物不准等。这些动作协调障碍统称为小脑性共济失调。此外,脊髓小脑受损后,常出现肌张力减退和四肢乏力等症状。

（三）皮层小脑

皮层小脑参与运动的策划和运动程序的编制,通过和大脑皮层的运动区、感觉区、联络区之间的联合活动,使运动变得非常协调、精巧和快速。

四、基底神经节对躯体运动的调节

基底神经节是指大脑皮层下的一些灰质核团,包括尾状核、壳核、苍白球,其中发生上较古老的苍白球称为旧纹状体,发生上较新的尾状核和壳核称为新纹状体。此外,丘脑底核和中脑黑质在功能上与基底神经节紧密联系,因此也被归入其中。基底神经节是皮层下与皮层构成神经回路的重要脑区之一,参与运动的策划和运动程序的编制,功能异常将引起躯体运动障碍性疾病。此外,基底神经节还与自主神经的调节、感觉传入、心理行为和学习记忆等活动有关。

基底神经节的损害主要表现为肌紧张异常和动作过分增减,临床上主要有帕金森病和舞蹈病等。

 知识拓展

帕金森病和舞蹈病

帕金森病又称震颤麻痹,其主要症状是全身肌紧张增高,肌肉强直,随意运动减少,动作缓慢,面部表情呆板,常伴有静止性震颤。运动症状主要表现在动作的准备阶段,而动作一旦发起,则可继续进行。帕金森病的病因是由于黑质多巴胺能神经元变性所致。亨廷顿病又称舞蹈病,其主要表现为不自主的上肢和头部的舞蹈样动作,伴肌张力降低等症状,其病因是双侧新纹状体病变。

五、大脑皮层对躯体运动的调节

大脑皮层是躯体运动调控的最高级中枢。它接受感觉信息传入,并根据机体对环境变化的反应和意愿,策划和发动随意运动。

(一)大脑皮层运动区

人类的大脑皮层运动区主要在中央前回,它接受本体感觉传入冲动,感受躯体的姿势和躯体各部分在空间的位置及运动状态,从而调整和控制全身的运动。运动区有以下功能特征(图10-9):①交叉性支配,即一侧皮层支配对侧躯体的肌肉,但头面部肌肉的支配多数是双侧性的;②运动代表区的大小与躯体运动的精细和复杂程度有关,运动越精细、越复杂,其相应肌肉的代表区面积愈大;③运动的功能区定位总体安排是倒置的,但头面部代表区的内部安排是正立的。

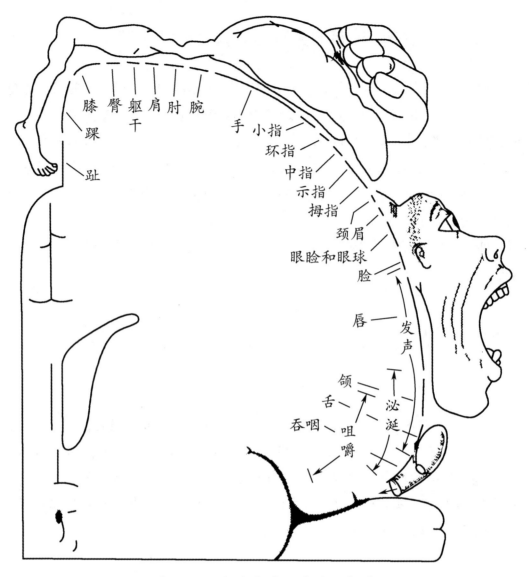

图 10-9　大脑皮层运动区示意图

（二）运动传出通路

由大脑皮层发出，经内囊、脑干下行，到达脊髓前角运动神经元的传导束，称为皮层脊髓束；而由皮层发出，到达脑干内各脑神经运动核的传导束，称为皮层脑干束（皮层核束）。他们在调节躯干、四肢和头面部运动中发挥重要作用。

运动传出通路损伤后，临床上常出现柔软性麻痹（软瘫）和痉挛性麻痹（硬瘫）两种表现，两者都有随意运动的丧失，但前者伴有牵张反射减弱或消失等现象，主要见于脊髓运动神经元损伤；后者则伴有牵张反射亢进等现象，常见于中枢性损伤。

第四节　神经系统对内脏功能的调节

导入案例

患者,女性,52 岁。有机磷中毒,出现头晕、头痛、恶心、呕吐、腹痛、腹泻、流涎、大汗淋漓等症状。心率 50 次 /min,血压 85/50mmHg,呼吸困难,瞳孔呈针尖样改变。

请思考:

1. 该患者出现的哪些症状属于 M 样作用?

2. 临床应用哪种药物可减轻其症状,为什么?

自主神经系统又称内脏神经系统或植物神经系统,主要功能是调节内脏活动。自主神经系统包括传入(感觉)神经和传出(运动)神经,但习惯上指支配内脏、心血管和腺体的传出神经,分为交感神经系统和副交感神经系统两部分,它们均受中枢神经系统的控制。

一、自主神经系统的主要功能和生理意义

(一)自主神经系统的结构特征

自主神经系统由节前神经元和节后神经元组成。节前神经元的胞体位于脊髓和脑干,其发出的神经纤维称节前纤维;节后神经元的胞体位于自主神经节内,其发出的神经纤维称节后纤维。自主神经节前神经元发出节前纤维,进入相应自主神经节内换元后,由节后神经元发出节后纤维支配效应器官。交感神经和副交感神经的具体分布如图 10-10 所示。

(二)自主神经系统的主要功能及特征

自主神经系统的主要功能是调控心肌、平滑肌和腺体的活动(表 10-4),以维持内环境的稳态。

安静状态下,自主神经系统持续发放一定频率冲动,使效应器维持一定程度的活动状态,称为紧张性作用。人体多数器官接受交感神经和副交感神经双重支配,但皮肤和肌肉血管、汗腺、竖毛肌、肾上腺髓质等,只接受交感神经支配。在双重支配的器官中,交感神经和副交感神经的作用往往相互拮抗,如心交感神经加强心脏活动,心迷走神经抑制心脏活动。一般情况下,交感神经系统活动增强时,副交感神经系统活动则处于相对抑制状态。此外,自主神经的作用与效应器本身的功能状态有关,如交感神经兴奋可使已孕子宫收缩,未孕子宫舒张。

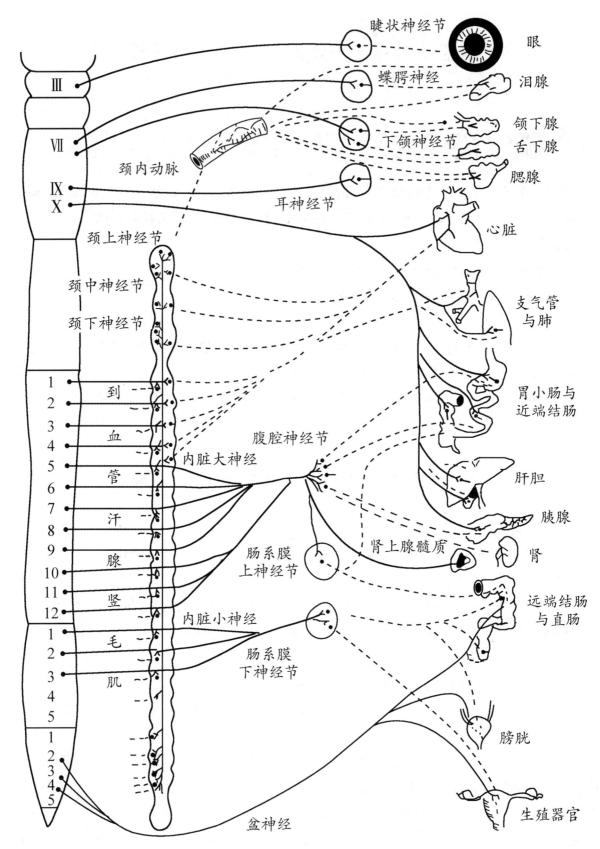

图 10-10　自主神经分布示意图

——节前纤维；……节后纤维。

表 10-4　交感神经和副交感神经的主要功能

器官系统	交感神经	副交感神经
循环器官	心跳加快加强,皮肤、腹腔内脏血管收缩,骨骼肌血管收缩(肾上腺素能)或舒张(胆碱能)	心跳减慢减弱,部分血管舒张(如脑膜、唾液腺、胃肠外分泌腺和外生殖器的血管)
呼吸器官	支气管平滑肌舒张	支气管平滑肌收缩
消化器官	胃肠运动减弱,消化腺分泌减少,括约肌收缩,抑制胆囊活动,分泌黏稠唾液	胃肠运动加强,消化腺分泌增加,括约肌舒张,促进胆囊收缩,分泌稀薄唾液
泌尿器官	膀胱逼尿肌舒张,尿道内括约肌收缩	膀胱逼尿肌收缩,尿道内括约肌舒张
生殖器官	已孕子宫收缩,未孕子宫舒张	
眼	瞳孔扩大	瞳孔缩小
皮肤	竖毛肌收缩,汗腺分泌	
内分泌	促进肾上腺髓质激素、胰高血糖素等分泌	促进胰岛素分泌
代谢	促进糖原、脂肪分解	促进合成代谢

(三)自主神经系统的生理意义

交感神经系统的活动比较广泛,在环境急剧变化的条件下,可以动员机体许多器官的潜在力量,促使机体适应环境的急剧变化。例如,在肌肉剧烈运动、窒息、失血或寒冷环境等情况下,交感神经系统活动增强,机体出现心率加快、皮肤与腹腔内脏血管收缩、支气管扩张、肝糖原分解、肾上腺素分泌增加等,从而动员各器官的潜力,以适应机体或环境的急剧变化。副交感神经系统的活动相对比较局限,机体在安静时活动增强,其生理意义在于保护机体、修整恢复、促进消化、积蓄能量,以及加强排泄和生殖功能。

二、自主神经系统的递质和受体

自主神经对内脏活动的调节是通过神经末梢释放递质与效应器的受体结合而发挥作用的(图10-11)。

(一)自主神经的递质

自主神经释放的递质主要是乙酰胆碱和去甲肾上腺素。凡末梢释放乙酰胆碱的神经纤维称为胆碱能纤维,包括交感和副交感神经的节前纤维、副交感神经的节后纤维和少数交感神经节后纤维(支配小汗腺以及骨骼肌血管的舒血管纤维)。此外,躯体运动神经也属于胆碱能纤维。

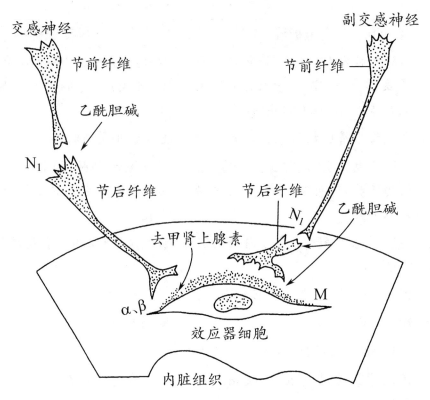

图 10-11　自主神经系统的递质与受体示意图

凡末梢释放去甲肾上腺素的神经纤维称为肾上腺素能纤维,包括大部分交感神经节后纤维。

（二）自主神经的受体

在自主神经节细胞和效应器细胞的膜上存在着能与乙酰胆碱或去甲肾上腺素结合的受体,分别称为胆碱能受体和肾上腺素能受体。

1. 胆碱能受体　　胆碱能受体是指能与乙酰胆碱结合的受体,按其分布和效应分为两种类型。

（1）毒蕈碱受体:能与毒蕈碱结合的胆碱能受体,称为毒蕈碱受体(muscarinic receptor),简称 M 受体。M 受体主要分布于副交感节后纤维和少数交感节后纤维所支配的汗腺和骨骼肌血管上。乙酰胆碱与 M 受体结合后可产生一系列副交感神经兴奋的效应,包括心脏活动抑制,支气管和胃肠平滑肌收缩、膀胱逼尿肌收缩,瞳孔缩小,消化腺、汗腺分泌增加和骨骼肌血管舒张等。这些作用统称为毒蕈碱样作用(M 样作用),可被 M 受体拮抗剂阿托品阻断。阿托品是 M 受体拮抗剂,临床上使用阿托品,可解除胃肠平滑肌痉挛,也可引起心跳加快、唾液和汗液分泌减少等反应。机体有机磷中毒后,会与胆碱酯酶发生结合降低其活性,使乙酰胆碱不能及时水解而发生聚集,从而引起 M 样和 N 样作用持续放大等系列临床症状。因此阿托品是有机磷农药中毒最常用的抗胆碱药物。

（2）烟碱受体:能与烟碱结合的胆碱能受体称为烟碱受体(nicotinic receptor),简称

N 受体。N 受体又分 N_1 及 N_2 两个亚型。N_1 受体分布于自主神经节突触后膜上，N_2 受体分布于骨骼肌的终板膜上。小剂量乙酰胆碱作用于 N 受体后，能兴奋自主神经节后神经元，也能使骨骼肌收缩；而大剂量乙酰胆碱作用于 N 受体后，则可阻断自主神经节的突触传递。这些作用统称为烟碱样作用，简称 N 样作用，能被 N 受体拮抗剂筒箭毒碱等阻断。

2. 肾上腺素能受体

肾上腺素能受体是指能与儿茶酚胺类物质（包括肾上腺素、去甲肾上腺素等）相结合并产生生物效应的受体，分布于肾上腺素能纤维所支配的效应器细胞膜上，分为 α 受体和 β 受体两类。

（1）α 受体：α 受体又有 $α_1$、$α_2$ 受体两种亚型。儿茶酚胺与 α 受体（主要是 $α_1$ 受体）结合后产生的平滑肌效应以兴奋为主，如血管收缩、子宫收缩、虹膜辐射状肌收缩等，但对小肠为抑制性效应，使小肠舒张（由 $α_2$ 受体介导）。酚妥拉明是 α 受体拮抗剂，主要是阻断 $α_1$ 受体。

（2）β 受体：β 受体可分为 $β_1$、$β_2$ 和 $β_3$ 三种亚型。$β_1$ 受体主要分布于心肌细胞，与儿茶酚胺结合产生兴奋效应，如心率加快，心肌收缩力增强等。$β_2$ 受体主要分布于支气管、胃肠道、子宫及许多血管平滑肌细胞上，与儿茶酚胺结合以抑制效应为主，即平滑肌舒张。$β_3$ 受体主要分布于脂肪组织，与脂肪分解有关。普萘洛尔（又称心得安）是 β 受体拮抗剂，对 $β_1$、$β_2$ 受体都有阻断作用。

三、中枢对内脏活动的调节

（一）脊髓

脊髓是内脏反射活动的初级中枢，可完成血管运动、发汗、排尿、排便等基本反射，但这些反射平时受高位中枢的控制，单独依靠脊髓本身的活动不足以很好适应生理功能的需要。

（二）脑干

心血管、呼吸、消化等反射的基本中枢都在延髓，因此延髓有"生命中枢"之称。动物实验和临床实践中观察到，如果损伤延髓，呼吸、心跳等生命活动会立即停止。此外，脑桥有呼吸调整中枢和角膜反射中枢，中脑是瞳孔对光反射中枢等。因此，临床上通过检查瞳孔对光反射，来判断中脑的功能。

（三）下丘脑

下丘脑是调节内脏活动的较高级中枢，通过整合和调控体温、水平衡、内分泌、情绪活动、生物节律等多种生理功能而间接影响内脏活动。

1. 体温调节　体温调节的基本中枢在下丘脑。视前区－下丘脑前部存在着温度敏感神经元，它们既能感受所在部位的温度变化，也能对传入的温度信息进行整合，并发出指令调节散热和产热活动,使体温保持相对稳定。

2. 水平衡调节　下丘脑调节水的摄入和排出,从而维持机体的水平衡,毁损动物下丘脑可导致其烦渴和多尿。

3. 对垂体激素分泌的调节　下丘脑分别通过垂体门脉系统和下丘脑－垂体束,调节腺垂体和神经垂体内激素的合成、储存和分泌,间接影响内脏功能。

4. 生物节律控制　机体内的许多活动能按一定的时间顺序发生周期性变化,称为生物节律。日周期节律是最重要的生物节律,如体温、血压、血细胞数、多种内分泌激素的分泌等都有日周期节律,下丘脑视交叉上核是日周期的控制中心。

5. 其他　下丘脑能调节相应的摄食行为、饮水行为和性行为等本能行为,还参与睡眠及情绪生理反应等活动的调节。

(四)大脑皮层

大脑边缘叶及与其有密切关系的皮层和皮层下结构总称为边缘系统,它是调节内脏活动的高级中枢,可以调节呼吸、胃肠、瞳孔、膀胱等的活动,此外还与情绪、食欲、性欲、生殖、防御、学习和记忆等活动有密切关系。

 知识拓展

情绪与健康的关系

人们在日常生活中,不可避免地会受到各种环境刺激,使机体产生一种特殊的心理体验和某种固定形式的躯体行为表现,即情绪。情绪有积极情绪和消极情绪两类,包括平静、恐惧、发怒、愉快、痛苦、焦虑、抑郁等多种表现形式。比如焦虑是人类对现实的潜在挑战或威胁的一种复杂的情绪反应,其特点是焦虑的强度与现实的威胁程度相一致,并随现实威胁的消失而消失,因而具有适应性意义。抑郁是一种以情绪低落为主的精神状态,偶然的抑郁是正常的情绪波动,经过适度自我调适,可以恢复心理平衡。

情绪活动中伴随有自主神经系统和内分泌神经系统功能活动的改变。积极情绪常使人交感神经兴奋,肾上腺分泌增加,心跳加快加强,呼吸加深加快,满面红光,精神饱满。如果人长期处于痛苦、愤怒、焦虑、抑郁等消极的情绪中,引起的自主神经系统和内分泌神经系统功能活动的改变,可使内脏功能活动的稳态遭到破坏,导致高血压、冠心病、溃疡病等疾病,也可引起心理疾病的发生。所以,医务工作者在临床工作中,要注意患者的情绪状态,并促使消极情绪向积极情绪转化,以有利于增进和恢复健康。

第五节　脑电活动及睡眠与觉醒

一、脑　电　图

在无明显刺激情况下,大脑皮层能经常自发地产生节律性的电位变化,称为自发脑电活动。用脑电图仪在头皮表面记录到的自发脑电活动,称为脑电图(electroencephalogram, EEG)。

脑电图记录的脑电波的基本波形有 α、β、θ、δ 波四种(图 10-12),有不同的频率和波幅。α 波在清醒、安静并闭眼时出现,β 波是大脑皮层紧张活动状态的标志。睁开眼睛或接受其他刺激时,α 波立即消失而呈现快波 β 波,这一现象称为 α 波阻断。θ 波是成年人困倦时的主要脑电活动表现。δ 波则常见于成年人睡眠时,或处于极度疲劳时或麻醉状态下。临床上,癫痫患者或皮层有占位病变(如肿瘤等)的患者,其脑电波常发生改变,因此,可根据脑电波的改变特征,并结合临床资料,用于肿瘤发生部位或癫痫等疾病的诊断。

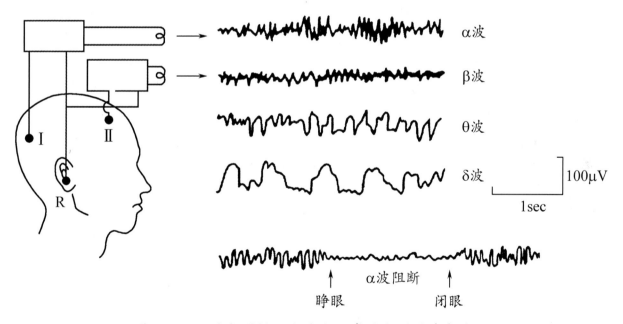

图 10-12　脑电图描记方法和正常脑电图的基本波形

二、觉醒与睡眠

觉醒(wakefulness)与睡眠(sleep)是脑的重要功能活动之一。觉醒与睡眠是人体所处的两种不同状态,其昼夜交替是人类生存的必要条件。觉醒状态可使机体迅速适应环境变化,从而能进行各种体力和脑力劳动;而睡眠则使机体的体力和精力得到恢复,还能增强免疫、促进生长发育、增进记忆能力、有助于情绪的稳定。一般情况下,成年人每天需要睡眠时间为 7~9h,儿童需要 10~12h,新生儿需要 18~20h,而老年人所需睡眠时间较少。

根据人睡眠时是否会出现周期性的快速眼球运动,一般将睡眠分为非快眼动睡眠(nonrapid eye movement sleep, NREM sleep)和快眼动睡眠(rapid eye movement sleep, REM sleep)两个时相。非快眼动睡眠也称慢波睡眠,快眼动睡眠又称为快波睡眠。

睡眠过程中两个时相互相交替。成人进入睡眠后,一般首先是非快眼动睡眠,持续 80~120min 后转入快眼动睡眠,维持 20~30min 后,又转入非快眼动睡眠;整个睡眠过程中有 4~5 次交替,越接近睡眠的后期,快眼动睡眠持续时间越长。两种睡眠时相状态均可直接转为觉醒状态。

1. 非快眼动睡眠 非快眼动睡眠分为入睡期、浅睡期、中度睡眠期和深度睡眠期四期。在人类,中度睡眠期和深度睡眠期的脑电图呈高幅慢波,这两个时期合称慢波睡眠。在非快动眼睡眠阶段,视、听、嗅和触等感觉以及骨骼肌反射、循环、呼吸和交感神经活动等均随睡眠的加深而降低,且相当稳定,生长激素分泌明显增多,因而有利于体力恢复和促进生长发育。

2. 快眼动睡眠 非快眼动睡眠之后,脑电变化出现逆转,呈现与觉醒相似的不规则的 β 波,但行为上却表现为睡眠状态,因此也称快波睡眠或异相睡眠。在快眼动睡眠期间,机体的各种感觉进一步减退,肌紧张减弱,交感神经活动进一步降低,体温调节功能明显减退。此阶段还有躯体抽动、眼球快速转动、血压升高、心率加快、呼吸快而不规则等间断的阵发性表现。若此时被唤醒,80% 左右的人诉说正在做梦。快眼动睡眠期间,脑内蛋白质合成加快,脑的耗氧量和血流量增多,而生长激素分泌则减少。快眼动睡眠与幼儿神经系统的成熟和建立新的突触联系密切相关,故能促进学习、记忆以及精力的恢复。但快眼动睡眠期间出现的上述阵发性表现可能与某些疾病易于在夜间发作有关,如心绞痛、哮喘、阻塞性肺气肿缺氧发作等常发生于夜间。

第六节　脑的高级功能

一、学习与记忆

学习与记忆是脑的高级功能之一,是一切认知活动的基础。学习是指人和动物获得外界信息的过程;记忆是将获得的信息进行编码、储存和提取的过程。

(一)学习的形式

学习通常分为非联合型学习和联合型学习两大类。非联合型学习是一种简单的学习形式,只要单一重复的刺激即可产生。联合型学习是指两种不同刺激在时间上很接近地重复发生,最后在脑内逐渐形成联系。人类的学习方式多数是联合型学习,如条件反射的建立和消退。从这个意义上说,学习的过程实际上就是建立条件反射的过程。

(二)记忆的形式

根据记忆的储存和提取方式,可将记忆分为陈述性和非陈述性两类。陈述性记忆是指与特定的时间、地点和任务有关的事实或事件的记忆。日常所说的记忆,通常是指该种记忆。非陈述性记忆是指对规律性操作程序的记忆,是一种下意识的感知和反射,又称为反射性记忆。例如舞蹈等技巧性动作的完成依赖于非陈述性记忆。

根据记忆保留的时间长短,记忆可分为短时程记忆和长时程记忆。短时程记忆的特点是保存时间短,仅几秒到几分钟,容易受干扰,不稳定,记忆容量有限。长时程记忆的特点是保留时间长,可持续几分钟至数年。短时程记忆可向长时程记忆转化,促进转化的因素是反复运用和强化。

(三)人类记忆的过程与遗忘

1. 人类的记忆过程　人类的记忆过程可以分成四个阶段,即感觉性记忆、第一级记忆、第二级记忆和第三级记忆(图10-13)。前两个阶段相当于上述的短时程记忆,后两个阶段相当于长时程记忆。感觉性记忆是指人体获得信息后在脑内感觉区内储存的阶段,时间一般不超过1s。感觉性记忆信息如果经过加工处理,整合成新的连续的印象,就转入第一级记忆。第一级记忆的时间也很短暂,从数秒到数分钟,其大部分信息会迅速消退,只有少部分经过反复运用、强化学习,得以在第一级记忆中循环,并转入第二级记忆。第二级记忆持续时间可由数分钟至数年,其储存的信息可因先前的或后来的信息干扰而造成遗忘。有些特殊的记忆,如自己的名字和每天都在进行操作的手艺等,通过长年累月的反复运用则不易遗忘,它储存在第三级记忆中成为永久记忆。

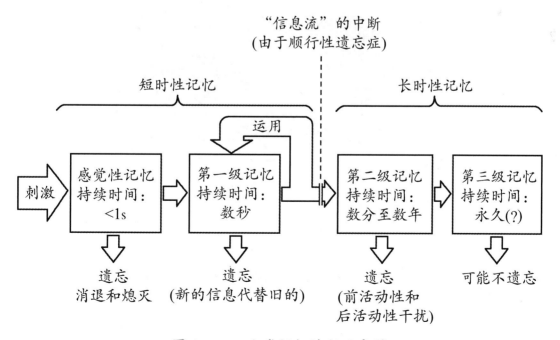

图 10-13　人类记忆过程示意图

2. 遗忘　遗忘是指部分或全部丧失回忆和再认识的能力。遗忘在学习后就已经开始,最初遗忘的速率很快,以后逐渐减慢。遗忘并不意味着记忆痕迹的完全消失,因为复习已遗忘的信息或知识总比学习新的信息或知识容易。产生遗忘的原因一方面是条件刺激久不强化、久不复习所引起的消退抑制;另一方面是后来信息的干扰。

临床上把由于脑疾患引起的记忆障碍称为遗忘症,分为顺行性遗忘症和逆行性遗忘症两类。不能保留新近获得的信息的称为顺行性遗忘症。所以患者易忘近事,而远的记忆仍存在。不能回忆脑功能障碍发生之前一段时间内经历的称为逆行性遗忘症。一些非特异性脑疾患(如脑震荡、电击等)和麻醉均可引起本症。

二、大脑皮层的语言功能

语言是人类独有的认知功能之一,通过语言可以交流思想和传递信息。语言有其特殊的定位结构和联系(图10-14)。若损伤相应的语言中枢,将引起相应的语言活动功能障碍(表10-5)。优势半球是指语言中枢所在的大脑半球。习惯使用右手的成年人,其语言中枢主要在左侧大脑皮层。人类的左侧优势从10~12岁起逐步建立,如果在成年后损伤左侧半球,将很难在右侧半球再建语言中枢。

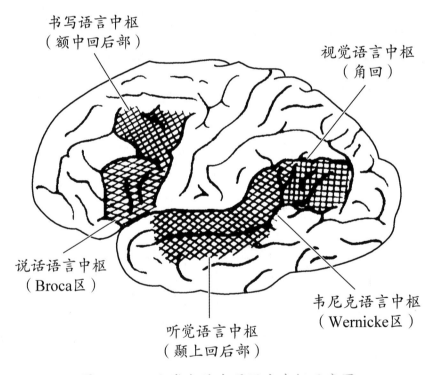

图 10-14　人类大脑皮层语言中枢示意图

表 10-5　语言中枢损伤及相应的语言活动功能障碍

病名	损伤部位	症状
失读症	角回	视觉、语言功能正常，却看不懂文字含义
失写症	额中回后部	能听懂语言、看懂文字、会讲话，却不会书写
感觉失语症	颞上回后部	会讲话、会书写、能看懂文字，却听不懂谈话
运动失语症	Broca 区	能看懂文字、听懂语言，却不会讲话
流畅失语症	Wernicke 区	说话正常但充满自创词语

章末小结

　　本章学习重点是神经纤维传导兴奋的特征、兴奋在中枢传递的特征、丘脑的感觉投射系统，牵涉痛、牵张反射、脑干对躯体运动的调节，以及自主神经的主要生理功能及其生理意义等内容。学习难点为突触传递、丘脑的感觉投射功能、牵张反射、脑干对躯体运动的调节、小脑、大脑皮层对躯体运动的调节，自主神经的递质和受体等内容。在学习过程中注意解剖学知识与生理学知识的衔接，学会用理论知识解释生命现象和相关疾病的发生机制、临床表现，并注重实践动手能力和医学工作者职业素养的提升。

（王　平）

思考与练习

一、名词解释

1. 突触
2. 兴奋性突触后电位
3. 抑制性突触后电位
4. 牵涉痛
5. 牵张反射
6. 腱反射
7. 肌紧张
8. 脊休克
9. 去大脑僵直

二、填空题

1. 神经纤维传导兴奋的特征有_____、_____、_____和_____。
2. 根据神经元相互连接的部位不同，突触可分为_____、_____和_____三类。

3. 突触的结构分为_____、_____和_____三部分。

4. 丘脑特异性投射系统的主要特点是_____和_____,非特异性投射系统的主要特点是_____和_____。

5. 全身体表感觉的代表区主要位于_____,视觉投射区位于_____,听觉投射区位于_____。

6. 内脏痛觉包括_____和_____两种形式。

7. 牵张反射分为_____和_____两种类型,维持躯体姿势最基本的反射是_____。

8. 脑干网状结构中易化区的作用是_____,抑制区的作用是_____。

9. 根据纤维联系,小脑可分为_____、_____和_____三部分,其功能分别为_____、_____和_____。

10. 大脑皮层运动区主要位于_____。

11. 自主神经系统的主要功能是调控_____、_____和_____的活动,以维持内环境的稳态。

12. 自主神经释放的递质主要是_____和_____。

13. 人体的"生命中枢"是指_____。

14. 根据人睡眠时是否出现周期性的快速眼球运动,一般将睡眠分为_____和_____两个时相。

15. 学习通常分为_____和_____两大类;根据记忆的储存和提取方式,可将记忆分为_____和_____两类。

16. 人类的记忆过程可以分为_____、_____、_____和_____四个阶段。

三、问答题

1. 简述突触传递的过程。

2. 简述中枢兴奋传递的特征。

3. 试述丘脑特异性和非特异性投射系统的区别。

4. 试述牵张反射的概念、类型及生理意义。

5. 何谓脊休克? 脊休克的产生和恢复说明了什么?

6. 何谓去大脑僵直? 其产生机制如何?

7. 试述交感和副交感神经对各系统器官的调节。

8. 何谓胆碱能纤维,哪些神经纤维属于胆碱能纤维?

9. 何谓肾上腺素能纤维,哪些神经纤维属于肾上腺素能纤维?

第十一章 | 内分泌

11章 数字资源

学习目标

1. 具有运用所学生理知识分析激素分泌异常所产生的临床表现。
2. 掌握甲状腺激素、肾上腺皮质激素和胰岛素的生物作用及分泌调节。
3. 熟悉腺垂体、神经垂体、肾上腺髓质分泌的激素及其生物作用。
4. 了解激素的分类及激素作用的一般特征；甲状旁腺激素、降钙素、胰高血糖素的生物作用。
5. 树立全心全意为患者服务的良好职业道德。

第一节 激素的概况

导入案例

1902 年的一天，英国生理学家 Bayliss 和他的学生 Starling 在实验室里研究食物在狗体内的消化过程时发现：当食物进入小肠时，胰腺便立即分泌胰液参与消化。此后，两位科学家进行了长达两年的研究，发现当食物进入小肠时，小肠黏膜受到食物刺激后，分泌出一种数量极少的物质，它先进入血液，随后被血液运送至胰腺，胰腺便分泌胰液。他们给这种物质取名为"促胰液素"。进一步研究发现，"促胰液素"虽然数量极少，却能激起生物体内器官的巨大生理反应，所以他们又称之为"激素"。

请思考：

1. 你知道人体内还有多少种这样的"激素"吗？
2. 这些"激素"有什么生物作用？

内分泌系统由内分泌腺和能产生激素的某些组织和器官中的内分泌细胞共同构成。人体内主要的内分泌腺有垂体、甲状腺、甲状旁腺、胰岛、肾上腺及性腺等；能产生激素的内分泌细胞主要分布在胃肠道、心、血管、肺、肾和下丘脑等处。内分泌系统通过分泌激素发挥其调节作用：维持机体稳态；调节新陈代谢；促进生长发育；调节生殖过程。

激素是由内分泌腺或内分泌细胞合成和分泌，以体液为媒介，递送调节信息的高效能生物活性物质。

一、激素作用的一般特征

虽然不同激素对靶细胞的调节效应不尽相同，但可表现出一些共同特征。

（一）相对特异性作用

激素作用的特异性主要取决于分布于靶细胞的相应受体。激素释放入体液后被运送至全身各个部位，与组织、细胞广泛接触，但它只选择性的作用于某些与其亲和力高的特定器官或细胞，称为靶器官或靶细胞。如促甲状腺激素只作用于甲状腺，促肾上腺皮质激素只作用于肾上腺皮质。

（二）信使作用

激素作为一种传递信息的化学物质，只增强或减弱靶细胞原有的生物效应，对其所作用的靶细胞，既不赋予新功能，也不提供额外能量。激素在完成信息传递后便被分解失活。

（三）高效作用

生理状态下；激素在血液中的浓度很低，一般在纳摩尔每升（nmol/L）甚至皮摩尔每升（pmol/L）水平，其与受体结合后，引发信号转导，经逐级放大后会产生极大的生物效能，如 1mol 的肾上腺素通过信号转导，引起肝糖原分解，可生成 10^8mol 的葡萄糖；另一方面生物放大效应表现为激素的轴系调节系统。在下丘脑－腺垂体－肾上腺皮质轴系统的活动中，0.1μg 促肾上腺皮质激素释放激素可使腺垂体释放 1μg 促肾上腺皮质激素，后者再引起肾上腺皮质分泌 40μg 糖皮质激素，最终可产生约 6 000μg 糖原储备的细胞效应。当某内分泌腺分泌的激素稍有不足或过量时，便可使机体出现相应的生理功能异常。

（四）相互作用

当多种激素共同调节某一生理功能时，各激素之间往往存在着相互影响，主要表现在：①协同作用：是指多种激素联合作用对某一生理功能所产生的总效应大于各激素单独作用时所产生效应的总和；②拮抗作用：是指不同激素对某一生理功能产生相反的作用；③允许作用：是指某种激素对其他激素的支持作用，其本身并不能直接对某些组织或细胞产生生物学作用，但它的存在却能使另一种激素的作用明显增强；④竞争性作用：是指化学结构类似的激素通过竞争结合同一种受体发挥其调节作用。

二、激素的分类

根据激素的化学性质不同,主要分为两大类。

(一)含氮类激素

含氮类激素主要包括蛋白质类、肽类及胺类激素。人体内大多数激素属于此类,如垂体激素、甲状腺激素、胰岛素等。此类激素(甲状腺激素除外)易被消化酶破坏,作为药物使用时不宜口服。

(二)类固醇类激素

类固醇类激素主要包括肾上腺皮质激素和性激素,此类激素不易被消化酶破坏,作为药物使用时可口服。

三、激素的作用机制

激素对靶细胞产生调节作用主要经历以下几个环节:①受体识别。靶细胞受体从体液中众多化学物质中识别出能与之结合的激素。②信号转导。激素与靶细胞的特异性受体结合后便启动细胞内信号转导系统。③细胞反应。激素诱导终末信号改变细胞固有功能,即产生调节效应。④效应终止。通过多种机制终止激素所诱导的细胞生物反应。

内分泌系统不仅能独立地行使自己的职能,也能与神经和免疫系统相互作用,构成复杂的神经-内分泌-免疫调节网络,共同发挥整体性调节功能以保持机体内环境稳态。这三个系统各司其职,又相互调节、优势互补,从而整合机体功能以确保机体生命活动的正常运行。

第二节　下丘脑与垂体

一、下丘脑与垂体的功能联系

下丘脑与垂体位于大脑的底部,二者在结构和功能上都有密切联系。垂体按其结构和功能分为腺垂体与神经垂体两部分,下丘脑和垂体分别构成下丘脑-腺垂体系统和下丘脑-神经垂体系统(图11-1)。

(一)下丘脑-腺垂体系统

下丘脑与腺垂体之间存在一套独特的血管系统,即垂体门脉系统,可实现下丘脑与垂体的双向沟通。下丘脑底部神经内分泌细胞能合成下丘脑调节激素,经垂体门脉系统运送至腺垂体,调节腺垂体的活动,构成了下丘脑-腺垂体系统。已明确结构的下丘脑调节激素大多为多肽类物质,因此称为下丘脑调节肽,尚未明确结构的称调节因子(表11-1)。

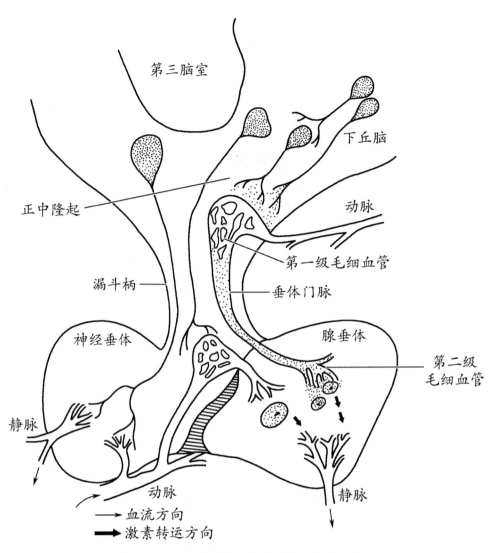

图 11-1　下丘脑与垂体功能联系示意图

表 11-1　下丘脑调节激素的种类及作用

种类	缩写	对腺垂体的作用
促甲状腺激素释放激素	TRH	促进促甲状腺激素（TSH）的分泌
促肾上腺皮质激素释放激素	CRH	促进促肾上腺皮质激素（ACTH）的分泌
促性腺激素释放激素	GnRH	促进卵泡刺激素（FSH）、黄体生成素（LH）的分泌
生长激素释放激素	GHRH	促进生长激素（GH）的分泌
生长抑素	SS	抑制生长激素（GH）的分泌
催乳素释放因子	PRF	促进催乳素（PRL）的分泌
催乳素释放抑制因子	PIF	抑制催乳素（PRL）的分泌

（二）下丘脑 - 神经垂体系统

下丘脑视上核和室旁核神经元的轴突延伸投射终止于神经垂体，形成下丘脑 - 垂体束。视上核和室旁核神经元合成的抗利尿激素和缩宫素,经下丘脑－垂体束的轴浆运输至神经垂体贮存,当机体需要时由神经垂体释放入血,构成了下丘脑－神经垂体系统。

二、腺　垂　体

腺垂体占垂体重量的 75%,有"内分泌之首"之称,共分泌 7 种激素,主要调节人体的生长、发育、物质代谢以及脏器的功能活动。

（一）生长激素

生长激素(GH)是腺垂体分泌量最多的一种激素。其主要生物作用有:

1. 促进生长　生长激素对几乎所有的组织和器官的生长有促进作用,尤其是能促进骨、软骨、肌肉及其他组织细胞的分裂增殖和蛋白质合成,促进全身多数器官细胞的大小和数量增加。若幼年时期生长激素分泌不足,患儿将出现生长停滞,身材矮小,但智力发育正常,称为侏儒症;若幼年时期生长激素分泌过多,则表现为巨人症。成年后若生长激素分泌过多,因骨骺已钙化闭合,长骨不再生长,但结缔组织中透明质酸和硫酸软骨素聚集则会使面部和内脏器官增大,肢端的短骨、颅骨及软组织可出现异常的生长,表现为手足粗大、指趾末端如杵状、鼻大唇厚、下颌突出及内脏器官增大等现象,称为肢端肥大症。

2. 调节新陈代谢　生长激素对新陈代谢的作用主要是促进蛋白质合成、促进脂肪分解和升高血糖。

（1）蛋白质代谢:生长激素可促进氨基酸向细胞内转运,抑制蛋白质的分解,增加蛋白质含量。

（2）脂类代谢:生长激素可促进脂肪分解,增强脂肪酸氧化,提供能量,最终使机体能量来源由糖代谢向脂肪代谢转移。

（3）糖代谢:生长激素对糖代谢影响继发于脂肪动员,通过抑制骨骼肌和脂肪组织摄取葡萄糖,减少葡萄糖消耗,使血糖水平升高,也可通过降低外周组织对胰岛素的敏感性而升高血糖。因此,生长激素长期分泌过多可使血糖升高,导致"垂体性糖尿病"。

　知识链接

激素分泌的周期性变化

在人体内有许多激素具有节律性分泌的特征,短者以分钟或小时为周期的脉冲式分泌,多数表现为昼夜节律性分泌;长者以月、季等为周期进行分泌。如一些腺垂体激素为脉冲式分泌,且与下丘脑调节激素的分泌同步,生长激素的分泌具有明显的昼夜节律性;女性的性激素呈月周期性分泌;甲状腺激素的分泌甚至存在季节性周期波动。激素分泌的这种节律性受体内生物钟的控制,下丘脑视交叉上核可能具有生物钟的作用。

（二）催乳素

催乳素（PRL）作用广泛,除对乳腺和性腺的发育及分泌起作用外,还参与应激反应和免疫调节。

1. 调节乳腺活动　催乳素可促进乳腺发育,发动并维持泌乳。

2. 调节性腺功能　小剂量催乳素能促进排卵和黄体形成,促进雌、孕激素分泌,大剂量催乳素则有抑制作用。在男性催乳素可促进前列腺及精囊腺生长,促进睾酮的合成。

3. 参与应激反应　在应激反应中,血中催乳素水平会有不同程度的升高。

4. 调节免疫功能　催乳素与一些细胞因子协同作用,促进淋巴细胞增殖,直接或间接促进 B 淋巴细胞分泌 IgM 和 IgG。

（三）促激素

腺垂体能分泌促甲状腺激素（TSH）、促肾上腺皮质激素（ACTH）、卵泡刺激素（FSH）和黄体生成素（LH）四种。这些激素分泌入血后分别作用于各自的靶腺,即甲状腺、肾上腺和性腺,促进靶腺分泌激素,从而调节全身组织细胞的活动,故统称为促激素。它们分别与下丘脑和靶腺构成了三个功能轴,即下丘脑－腺垂体－甲状腺轴、下丘脑－腺垂体－肾上腺皮质轴、下丘脑－腺垂体－性腺轴。血液中靶腺激素浓度可通过反馈分别对下丘脑和腺垂体的功能起调节作用,从而维持血液中激素浓度的相对稳定（图 11-2）。

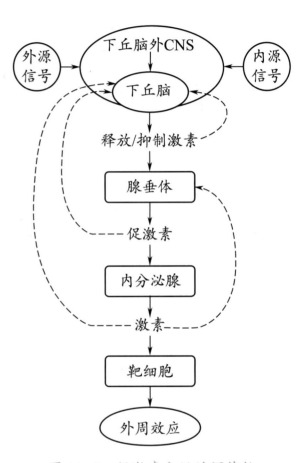

图 11-2　促激素分泌的调节轴

三、神 经 垂 体

神经垂体为下丘脑的延伸结构,并非腺细胞,因此不合成激素,它只是下丘脑合成的血管升压素和缩宫素的贮存和释放部位。

（一）血管升压素

血管升压素（VP）又称抗利尿激素（ADH）,生理水平的血管升压素升高,主要作用是促进远曲小管和集合管对水的重吸收而发挥抗利尿作用（见第八章）。在机体脱水和大失血等情况下,血管升压素的分泌量明显增加,可使皮肤、肌肉和内脏等处血管广泛收缩,从而升高血压,因此称为血管升压素。

（二）缩宫素

缩宫素（OT）又称催产素（OXT），其主要作用是在妇女分娩时刺激子宫平滑肌强烈收缩和在哺乳期促进乳腺排乳。

1. 促进子宫收缩　缩宫素促进子宫平滑肌收缩作用与子宫功能状态和雌激素有关。对非孕子宫的作用较弱，而对妊娠子宫的作用较强。在分娩过程中，胎儿对子宫颈的机械性扩张可反射性的引起缩宫素分泌增加，促进子宫强力收缩，起到催产作用。临床上可将缩宫素用于引产、催产以及产后、流产后子宫收缩无力而引起的子宫出血的止血。

2. 射乳作用　缩宫素是分娩后刺激乳腺排放乳汁的关键激素。在哺乳期能使乳腺腺泡周围的肌上皮细胞收缩，使腺泡腔内压升高，乳汁由腺泡腔经输乳管从乳头射出（图 11-3）。

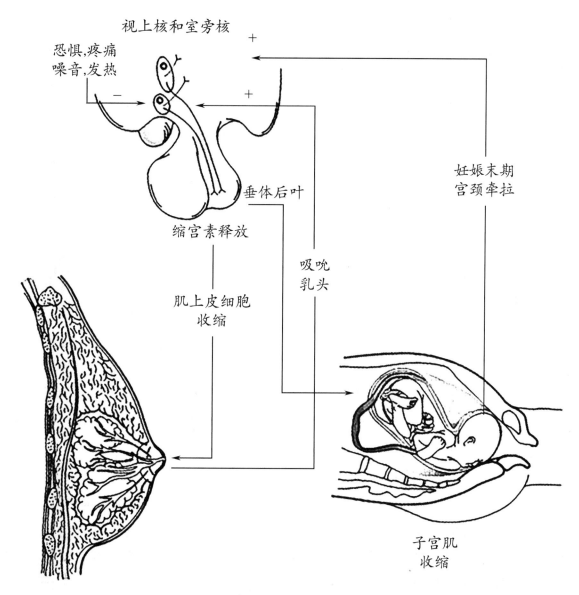

图 11-3　缩宫素的生物作用和分泌调节示意图

第三节　甲状腺和甲状旁腺

 导入案例

患者,女性,46 岁。近三周出现心慌,怕热,消瘦,排便次数增多,每日 4~5 次,夜间多梦,易醒。体检双侧甲状腺明显弥漫性肿大,质软。血中 T_3、T_4 含量明显升高。诊断为甲状腺功能亢进。

请思考:

1. 此疾病是由于哪种激素分泌异常所致?

2. 请说出这种激素的主要生物作用。

3. 该激素的血液浓度是怎样维持相对稳定的?

甲状腺是人体内最大的内分泌腺,由大约 300 万个直径约为 $200\mu m$ 的甲状腺滤泡组成。甲状腺激素由滤泡上皮细胞合成并贮存于滤泡腔中。甲状腺激素几乎作用于机体所有组织,从多方面调节新陈代谢与生长发育,是维持机体功能活动的基础性激素。在甲状腺滤泡之间和滤泡上皮细胞之间存在着滤泡旁细胞(又称 C 细胞),能分泌降钙素,主要参与机体钙、磷代谢和稳态的调节。

一、甲状腺激素

(一)甲状腺激素的分类与合成

甲状腺激素(TH)主要有两种:一种是四碘甲腺原氨酸(T_4)即甲状腺素,另一种是三碘甲腺原氨酸(T_3),两者都是酪氨酸的碘化物。在血液中 T_4 含量最多,约占总量的 90%,但 T_3 的生物学活性最强,约为 T_4 的 5 倍,是甲状腺激素发挥生物作用的主要形式。合成甲状腺激素的原料主要是甲状腺球蛋白(TG)和碘。甲状腺球蛋白由滤泡上皮细胞合成与分泌,80%~90% 的碘来自食物。

(二)甲状腺激素的生物作用

1. 促进生长发育　Gudernatsch 于 1912 年进行的经典实验,给幼龄蝌蚪喂以少量绵羊甲状腺组织碎片后可提前变态并发育成"微型蛙",而蝌蚪的甲状腺被摘除后,变态发育不再发生,揭示了甲状腺激素是促进机体生长发育必不可少的激素,研究发现甲状腺激素对胎儿和新生儿脑和骨的生长发育尤为重要。胚胎期及幼儿期如缺乏甲状腺激素,可导致神经系统发育障碍,骨骼生长发育迟缓或停滞,表现为智力低下,身材矮小,牙齿发育不全等症状,称为呆小症(克汀病)。

2. 调节新陈代谢

(1)增强能量代谢:甲状腺激素能使全身绝大多数组织的基础耗氧量增加,产热量增加,提高基础代谢率(BMR)。因此,当甲状腺功能亢进时,产热量增加,BMR 增高,患者喜凉怕热,多汗,体重下降;而甲状腺功能减退时,产热量减少,BMR 降低,患者喜热畏寒,体重增加,因此测定 BMR 有助于诊断甲状腺功能是否异常。

(2)调节物质代谢:甲状腺激素广泛影响物质的合成代谢和分解代谢,且影响十分复杂,常表现为双向作用。

1)蛋白质代谢:生理剂量的甲状腺激素可促进蛋白质的合成,从而有利于机体的生长发育以及维持各种功能活动;大剂量的甲状腺激素能促进蛋白质分解。因此甲状腺功能亢进患者可出现消瘦,肌肉收缩无力,骨质疏松;甲状腺功能减退时,则出现蛋白质合成减少,组织间隙中黏蛋白沉积,可结合大量阳离子和水分子,引起黏液性水肿。

2)脂类代谢:甲状腺激素对脂肪的合成和分解均有调节作用,其促分解作用大于合成作用。甲状腺激素能促进脂肪酸氧化,加速胆固醇降解,增强胰高血糖素和儿茶酚胺对脂肪的分解作用。同时甲状腺激素对胆固醇的合成与清除也表现为双向性,即清除作用大于合成作用。因此,甲状腺功能亢进患者表现为体脂消耗增加,总体脂量减少,血胆固醇常低于正常;而甲状腺功能减退患者表现为体脂比例增大,血胆固醇高于正常,易导致动脉粥样硬化。

3)糖代谢:甲状腺激素具有升高血糖的作用,甲状腺激素可加速小肠黏膜对葡萄糖的吸收,促进肝糖原分解,促进肝糖异生,增强肾上腺素、胰高血糖素、皮质醇和生长激素的升糖效应;同时甲状腺激素又可加强脂肪、肌肉等外周组织对葡萄糖的摄取和利用,而使血糖降低。因此,甲状腺功能亢进患者常表现为进食后血糖迅速升高,甚至出现糖尿,但随后又能迅速降低。

3. 影响器官系统功能

(1)对神经系统的影响:甲状腺激素能提高中枢神经系统兴奋性。因此,甲状腺功能亢进患者常有易激动、烦躁不安、喜怒无常、失眠多梦、注意力分散等中枢神经系兴奋性增高的表现;甲状腺功能减退患者常出现记忆力减退、言语和行动迟缓、表情淡漠、少动嗜睡等表现。

(2)对心脏的影响:甲状腺激素对心脏活动有显著影响,可使心率加快,心肌收缩力增强,心输出量和心肌耗氧量增加。因此甲状腺功能亢进患者会出现心动过速,心律失常甚至心力衰竭;甲状腺功能减退患者表现为心动过缓,心搏出量下降。

(3)对消化系统的影响:甲状腺激素可促进消化道的运动和消化腺的分泌。甲状腺功能亢进时,患者食欲亢进,胃肠运动加速,肠吸收减少,甚至出现顽固性吸收不良性腹泻;甲状腺功能减退时,由于胃肠运动减弱可出现腹胀和便秘。

（4）其他影响：甲状腺激素增强呼吸频率和深度；增加肾小球滤过率，促进水排出。

（三）甲状腺激素的分泌调节

甲状腺激素的合成和分泌主要受下丘脑－腺垂体－甲状腺轴的调节。除此之外，还存在自身、神经及免疫调节。

1. 下丘脑－腺垂体－甲状腺轴的调节　下丘脑分泌的 TRH 经垂体门脉系统刺激腺垂体分泌 TSH，TSH 刺激甲状腺腺体增生及甲状腺激素的合成与分泌。而当血液中甲状腺激素达到一定水平时，又通过负反馈机制抑制 TSH 和 TRH 的分泌，形成了 TRH-TSH-TH 分泌的自动控制系统（图 11-4）。

2. 甲状腺功能的自身、神经及免疫调节　甲状腺具有能根据碘的水平，通过自身调节来改变碘的摄取与甲状腺激素合成的能力。血碘开始升高时，可诱导碘活化和甲状腺

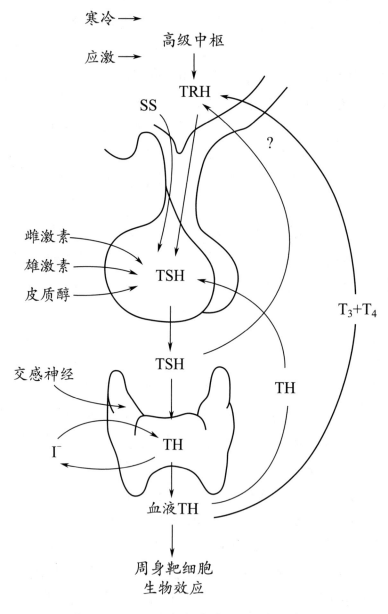

图 11-4　甲状腺激素分泌调节示意图

激素合成,但当血碘升高达到一定水平后,反而抑制碘的活化过程,使甲状腺激素的合成减少。过量碘抑制甲状腺激素合成的机制目前尚不清楚。甲状腺功能受交感和副交感神经的双重调节,电刺激交感神经和副交感神经可分别促进和抑制甲状腺激素的分泌。甲状腺功能还受免疫调节,甲状腺滤泡细胞膜上存在许多免疫活性物质和细胞因子的受体,因而许多免疫活性物质可影响甲状腺功能。

 知识链接

碘与甲状腺疾病的关系

人体内碘缺乏和碘超量均可导致甲状腺疾病。胎儿期及出生后 0~2 岁碘缺乏会导致胎儿发育不良、流产、早产、死胎等,严重时可造成出生后体格发育落后、智力低下(呆小症)。成年人长期碘缺乏会引起单纯性甲状腺肿、甲状腺结节等。碘超量也可引起甲状腺炎、毒性弥漫性甲状腺肿等甲状腺疾病。尿碘是检测碘营养状态公认的指标,尿碘中位数 100~200μg/L 是最适宜的碘营养状态,碘中位数 <100μg/L 为碘缺乏,碘中位数 >200μg/L 为碘超量。

二、甲状旁腺激素、降钙素与维生素 D_3

甲状旁腺分泌的甲状旁腺激素、甲状腺 C 细胞分泌的降钙素以及皮肤、肝和肾等器官联合作用生成的 1,25- 二羟维生素 D_3 是共同调节机体钙、磷代谢稳态的三种基础激素。此外,雌激素、生长激素、胰岛素和甲状腺激素等也参与钙、磷代谢的调节。

(一)甲状旁腺激素

1. 甲状旁腺激素(PTH)的生物作用 其作用总的效应是升高血钙和降低血磷。靶器官主要是肾脏和骨。

(1)对肾脏的作用:甲状旁腺激素能促进肾远曲小管和集合管对钙的重吸收,减少尿钙排泄,升高血钙。甲状旁腺激素抑制近端小管和远端小管对磷的重吸收,促进尿磷的排泄,使血磷降低。

(2)对骨的作用:表现为双向性,持续大剂量应用甲状旁腺激素主要使破骨细胞活动加强,可动员骨钙入血,提高血钙浓度;小剂量、间歇性应用甲状旁腺激素则主要表现为成骨细胞活动加强,降低血钙。

2. 甲状旁腺激素的分泌调节 血钙水平是调节甲状旁腺分泌的最主要因素。甲状旁腺细胞对低血钙极为敏感,血钙水平轻微下降,在 1min 内即可增加甲状旁腺激素的分泌;反之则分泌减少。

（二）降钙素

1. 降钙素（CT）的生物作用　主要作用是降低血钙和血磷水平。主要靶器官是骨和肾脏。

（1）对骨的作用：降钙素主要是通过抑制破骨细胞的活动和促进成骨细胞的活动，降低血钙和血磷。

（2）对肾脏的作用：能减少肾小管对钙、磷等离子的重吸收，特别是使尿中钙和磷的排出量增多，从而降低血钙和血磷。

2. 降钙素的分泌调节　降钙素的分泌主要受血钙浓度的调节。当血钙浓度增加时，降钙素的分泌随之增多，反之则分泌减少。

（三）1, 25- 二羟维生素 D_3

1, 25- 二羟维生素 D_3 的生物作用表现为升高血钙和血磷。1, 25- 二羟维生素 D_3 是由无活性的维生素 D_3 在肝脏和肾脏两次羟化酶催化作用后生成。靶器官主要是小肠、骨和肾脏。

1. 对小肠的作用　1, 25- 二羟维生素 D_3 促进小肠黏膜对钙和磷的吸收，升高血钙和血磷。

2. 对骨的作用　1, 25- 二羟维生素 D_3 促进破骨细胞活动，升高血钙和血磷。

3. 对肾脏的作用　1, 25- 二羟维生素 D_3 促进肾小管对钙和磷的吸收，升高血钙和血磷。

第四节　肾　上　腺

 导入案例

患者，女性，38 岁。5 个月来常出现痤疮，面圆背厚，皮肤菲薄，下腹、臀部、大腿出现对称性分布的纵行紫纹，体毛增多增粗，肌无力，情绪不稳定，血压升高来院就诊，实验室检查血糖增高，血和尿中皮质醇含量升高，诊断为肾上腺皮质功能亢进。

请思考：

1. 上述现象与哪种激素的分泌异常有关？

2. 该激素有哪些重要的生物作用？

肾上腺位于两肾的上方，分为皮质和髓质两部分。肾上腺皮质分泌类固醇激素，其作用广泛，是维持生命活动所必需的激素。肾上腺髓质分泌儿茶酚胺类激素，与交感神经构成功能系统，在机体应急反应中发挥重要作用。

一、肾上腺皮质激素

肾上腺皮质由外向内分为球状带、束状带和网状带。球状带分泌盐皮质激素，主要是醛固酮；束状带分泌糖皮质激素，主要是皮质醇；网状带分泌少量雄激素。

（一）糖皮质激素的生物作用

糖皮质激素作用广泛，在物质代谢和应激反应中起着非常重要的作用。

1. 对物质代谢的影响

（1）糖代谢：糖皮质激素主要是减少组织对糖利用和加速肝糖异生而使血糖升高。当肾上腺皮质功能亢进或大量应用此类激素时，可出现血糖升高，尿糖呈阳性，称肾上腺糖尿病。

（2）脂类代谢：糖皮质激素主要是促进四肢脂肪分解，增强脂肪酸在肝内的氧化，有利于肝糖异生。肾上腺皮质功能亢进或大量应用此类激素时，导致脂肪组织由四肢向躯干重新分布，形成"满月脸""水牛背"、四肢消瘦的"向心性肥胖"。

（3）蛋白质代谢：糖皮质激素能促进肝外组织（尤其是肌组织）蛋白质的分解，加速氨基酸转运至肝，为糖异生提供原料，使肝内蛋白质合成增加。因此糖皮质激素分泌过多时，患者会出现肌肉消瘦、骨质疏松、皮肤变薄等体征。

（4）水盐代谢：类似醛固酮，有一定的促进远曲小管和集合管的保钠排钾作用。此外糖皮质激素可降低肾小球入球小动脉的血流阻力，增加肾血浆流量，使肾小球滤过率增加，有利于水的排出。当肾上腺皮质功能减退时，可发生排水障碍，甚至引起"水中毒"。

2. 参与应激反应　当机体受到来自体内、外环境和社会、心理等因素一定程度的伤害性刺激时（如严重创伤、手术、感染、中毒、疼痛、缺氧、寒冷、强烈精神刺激、精神紧张等），腺垂体立即释放大量促肾上腺皮质激素并使糖皮质激素大量分泌，引起机体发生非特异性适应性反应，称为应激反应。应激反应中，糖皮质激素可提高机体对伤害性刺激的抵抗力，渡过"难关"；同时，交感-肾上腺髓质系统的活动也明显增强。因此，应激反应是一种以促肾上腺皮质激素和糖皮质激素分泌增加为主，多种激素共同参与，提高机体对有害刺激耐受力的反应。

3. 对组织器官活动的影响

（1）对血细胞的影响：糖皮质激素能刺激骨髓造血，使血液中红细胞和血小板数量增多；同时能动员附着在小血管壁及骨髓中的中性粒细胞进入血液循环，使血液中的中性粒细胞数量增加。糖皮质激素还能抑制淋巴细胞的生成、促进淋巴细胞和嗜酸性粒细胞的破坏，减少淋巴细胞和嗜酸性粒细胞的数量。

（2）对循环系统的作用：糖皮质激素能增强心肌收缩力，提高血管平滑肌对儿茶酚胺类激素的敏感性（允许作用），增加血管紧张度，有利于维持正常血压。另外，糖皮质激素可降低毛细血管的通透性,减少血浆的渗出,有利于维持循环血量。

（3）对胃肠道影响:糖皮质激素能促进胃酸和胃蛋白酶原的分泌,故长期大量应用糖皮质激素,可诱发或加重消化性溃疡。

（4）其他作用:糖皮质激素可提高中枢神经系统兴奋性,影响胎儿和新生儿脑发育;能促进胎儿肺泡发育和肺泡表面活性物质的生成。肾上腺皮质功能亢进的患者,可出现失眠、情绪激动或压抑,记忆力减退等症状。

大剂量应用糖皮质激素能抑制炎症反应和免疫反应,因而具有抗炎、抗毒、抗过敏和抗休克等作用。

（二）糖皮质激素的分泌调节

糖皮质激素的分泌受下丘脑－腺垂体－肾上腺皮质轴的调控（图 11-5）。下丘脑释放促肾上腺皮质激素释放激素,通过垂体门脉系统运送到腺垂体使促肾上腺皮质激素分泌增多,进而刺激肾上腺皮质对糖皮质激素的合成与释放。当血液中糖皮质激素浓度升高时,可反馈性抑制下丘脑和腺垂体的分泌,使促肾上腺皮质激素释放激素分泌减少,促肾上腺皮质激素合成及分泌受到抑制。同时,腺垂体分泌的促肾上腺皮质激素也可反馈性抑制下丘脑合成和分泌促肾上腺皮质激素释放激素。

临床上长期大剂量应用糖皮质激素,可通过反馈抑制下丘脑及腺垂体,使促肾上腺皮质激素释放激素与促肾上腺皮质激素的合成和分泌减少,导致患者肾上腺皮质束状带和

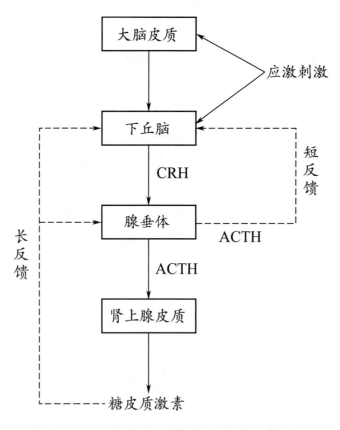

图 11-5 糖皮质激素分泌调节示意图

网状带的萎缩,分泌功能减退或停止。如果这时突然停药,可因体内糖皮质激素突然减少而出现急性肾上腺皮质功能减退的严重后果,甚至危及生命。因此,应逐渐减量停药或在治疗过程中间断补充促肾上腺皮质激素,防止肾上腺皮质萎缩。

二、肾上腺髓质激素

肾上腺髓质可分泌肾上腺素(E)和去甲肾上腺素(NE),二者均属儿茶酚胺类激素。

(一)肾上腺髓质激素的生物作用

肾上腺髓质激素生物作用广泛,简要归纳如下(表11-2)。

表11-2　肾上腺素和去甲肾上腺素的主要生物作用

项目	肾上腺素	去甲肾上腺素
心	心率加快,心肌收缩力增强,心输出量增多	心率减慢(减压反射的作用)
血管	皮肤、胃肠、肾等血管收缩;肝、骨骼肌血管舒张	冠状动脉舒张,其他血管均收缩
支气管平滑肌	舒张	稍舒张
代谢	血糖升高,血液游离脂肪酸增多,产热作用增强	同肾上腺素,但作用弱

当机体遇到紧急情况,如遭遇恐惧、愤怒、焦虑、搏斗、运动、低血糖、低血压、寒冷等刺激时,通过传入神经纤维将有关信息传到脑内,进而使交感神经强烈兴奋,肾上腺髓质被激活。交感神经末梢释放的去甲肾上腺素和肾上腺髓质急剧分泌的大量儿茶酚胺类激素(可达基础水平的1 000倍)使机体处于警觉状态,反应极为机敏;心率加快,心输出量增加,血压升高,全身血量重新分配(皮肤、黏膜、内脏血流减少,心、脑及骨骼肌血流量增加);呼吸加深加快,肺通气量增加;血糖升高,脂肪分解,葡萄糖、脂肪氧化增强。以满足机体在紧急情况下骤增的能量需求。这种在紧急情况下发生的交感-肾上腺髓质系统活动增强的适应性反应,称为应急反应。

"应急"和"应激"都是在机体受到伤害性刺激时,通过中枢神经系统的整合,经协调神经-内分泌调节活动而实现的自我保护性反应,以应对并迅速适应突然出现的环境变化。一般而言,前者在于动员机体潜在能力,以提高机体对环境突变的应变能力,后者则是增强机体对伤害性刺激的耐受能力。

(二)肾上腺髓质激素的分泌调节

肾上腺髓质受交感神经节前纤维支配,当交感神经兴奋时,可引起肾上腺髓质激素分泌增加。促肾上腺皮质激素可直接或间接促进肾上腺髓质激素的合成及分泌。此外,肾上腺髓质激素的分泌还受自身反馈性调节和机体代谢状态的影响。

第五节　胰　岛

 导入案例

患者,男性,50岁。体形消瘦,经常感觉到疲乏无力,尿频,烦渴,饮水量增加,食量也增大,餐后2h即感觉饥饿难耐。实验室检查:空腹血糖8.9mmol/L,餐后2h血糖12.1mmol/L,诊断为糖尿病。

请思考:

1. 上述症状是哪种激素分泌异常所致?

2. 说出这种激素的主要生物作用。

胰岛为胰腺的内分泌部,呈小岛状分布于外分泌腺腺泡之间的内分泌细胞团。胰岛的内分泌细胞包括A细胞、B细胞、D细胞等。其中B细胞数量最多,占60%~75%,分泌胰岛素;A细胞数量约占25%,分泌胰高血糖素。

一、胰　岛　素

人胰岛素是含有51个氨基酸残基的蛋白质激素。正常成年人空腹基础血浆胰岛素浓度为5~20mU/L,进餐后约1h可上升至基础值的5~10倍。

(一)胰岛素的生物作用

胰岛素是促进物质合成代谢,维持血糖浓度稳定的关键激素,对于机体物质的储存和生长发育有重要意义。胰岛素的靶器官主要是肝、肌肉和脂肪组织。

1. 糖代谢　胰岛素是体内唯一降糖激素。能促进糖原合成、抑制糖原分解;抑制糖异生;促进外周组织对葡萄糖转运和氧化利用。胰岛素缺乏会使血糖升高,导致糖尿病。

2. 脂类代谢　胰岛素可促进脂肪的合成与储存,抑制脂肪的分解和利用。胰岛素缺乏可导致脂肪代谢紊乱,脂肪分解加强,脂肪酸的储存减少,大量脂肪酸在肝内氧化生成大量酮体,引起酮症酸中毒,甚至昏迷。

3. 蛋白质代谢　胰岛素能促进蛋白质的合成,抑制蛋白质的分解。

4. 对生长的作用　胰岛素单独作用时,促生长作用并不明显,在与生长激素共同作用时,有明显的协同效应。

（二）胰岛素的分泌调节

1. 血糖浓度调节　　血糖浓度是调节胰岛素分泌的基本因素。胰岛 B 细胞对血糖水平的变化十分敏感，当血糖浓度升高时，胰岛素分泌明显增多，从而促进血糖降低；当血糖浓度降至正常水平时，其分泌也回到基础水平。

2. 神经调节　　胰岛受迷走神经与交感神经的双重支配。迷走神经兴奋可促进胰岛素的分泌，交感神经兴奋则抑制胰岛素的分泌。

3. 激素调节　　胰高血糖素、生长素、糖皮质激素、促胃液素、促胰液素、抑胃肽等可促进胰岛素分泌；生长抑素、肾上腺素可抑制其分泌。

知识链接

中国首次人工合成结晶牛胰岛素

从 1958 年开始，中国科学院上海生物化学研究所、中国科学院上海有机化学研究所和北京大学化学系联合，以钮经义为首的多名专家共同组成一个协作组，在前人对胰岛素结构和肽链合成方法研究的基础上，开始探索用化学方法合成胰岛素。

1965 年 9 月 17 日，世界上第一个人工合成的蛋白质——牛胰岛素在中国诞生。1966 年 7 月 15 日，*Science* 上发表文章，记载了中国首次人工合成结晶牛胰岛素。

这是世界上第一次人工合成与天然胰岛素分子相同化学结构并具有完整生物活性的蛋白质，标志着人类在揭示生命本质的征途上实现了里程碑式的飞跃，被誉为我国"前沿研究的典范"。

二、胰高血糖素

胰高血糖素是由 29 个氨基酸残基组成的多肽，血清中胰高血糖素的水平为 50~100ng/L。

（一）胰高血糖素的生物作用

胰高血糖素是促进机体分解代谢的激素，动员体内的能源物质分解供能。主要靶器官是肝脏。胰高血糖素能促进肝糖原分解、减少肝糖原合成；增强糖异生，使血糖明显升高。胰高血糖素还能促进脂肪分解，并促进脂肪酸氧化，使酮体生成增多。胰高血糖素抑制肝内蛋白质合成，促进其分解，能促进氨基酸转化为葡萄糖，增加糖异生。

（二）胰高血糖素的分泌调节

血糖浓度是调节胰高血糖素分泌的主要因素，血糖浓度降低时胰高血糖素分泌增加，反之分泌减少。交感神经兴奋可促进胰高血糖素的分泌，而迷走神经兴奋则抑制其分泌。

缩胆囊素、促胃液素等可促进胰高血糖素的分泌；胰岛素、生长抑素、促胰液素等激素则抑制其分泌。

章末小结

本章学习的重点是掌握生长激素调节物质代谢和生长发育，其分泌异常可引起侏儒症、巨人症和肢端肥大症；甲状腺激素从多方面调节新陈代谢和生长发育，是维持机体功能活动的基础性激素，也是影响神经系统发育最重要的激素，胚胎及幼儿期缺乏可引起呆小症。甲状腺激素的分泌受下丘脑－腺垂体－甲状腺轴的调节；糖皮质激素在物质代谢、水盐代谢和应激反应等方面起重要作用，是维持生命所必需的激素。糖皮质激素的分泌受下丘脑－腺垂体－肾上腺皮质轴的调节；胰岛素的主要作用是降低血糖，其分泌主要受血糖浓度的调节。学习的难点为生长激素、甲状腺激素、糖皮质激素、胰岛素的分泌调节。在学习过程中应注重将生理学知识与临床知识相联系，提高解决实际问题的能力。

（付爱华）

 思考与练习

一、名词解释

1. 激素

2. 促激素

3. 应急反应

4. 应激反应

二、填空题

1. 人体内的激素按其化学性质不同可分为_____和_____两大类。

2. 下丘脑和垂体之间分别构成了_____系统和_____系统。

3. 若幼年时期生长激素分泌不足可导致_____，若幼年时期生长激素分泌过多可导致_____。

4. 甲状腺激素主要包括_____和_____两种。胚胎及幼儿期如缺乏甲状腺激素可导致_____。

5. 糖皮质激素可提高血中_____、_____、_____三种血细胞的数量。大剂量糖皮质激素能抑制_____反应和_____反应，因而具有_____、_____、_____和_____等作用。

6. 肾上腺参与应激反应的激素主要是_____；参与应急反应的激素是_____。

7. 体内唯一的降糖激素是_____。

三、简答题

1. 腺垂体能产生哪些促激素?

2. 生长激素的生物作用有哪些?

3. 绘出甲状腺激素的分泌调节示意图。

4. 糖皮质激素对物质代谢有哪些影响?

5. 胰岛素的生物作用有哪些?

第十二章 | 生 殖

12章 数字资源

1. 掌握卵泡的发育、成熟与排卵；雌激素和孕激素的生物作用。
2. 熟悉睾丸和卵巢的功能；月经周期及形成机制。
3. 了解雄激素的作用；睾丸和卵巢功能的调节；妊娠与分娩。
4. 学会利用所学知识解释男、女性不同时期出现的生理现象。
5. 能够运用所学知识对男性、女性生殖功能进行健康评估及健康教育。

生殖是指生物体发育成熟后，能够以一定的方式产生与自身相似的子代个体的功能。它是维持生物绵延和繁殖种系的重要生命活动。人类的生殖是通过两性生殖器官的活动实现的。生殖过程包括生殖细胞（精子和卵子）的产生、受精、着床、胚胎发育和分娩等重要环节。生殖过程的任何环节异常都可导致不孕不育、流产或早产。

第一节 男 性 生 殖

 导入案例

小齐，男，14岁，喜欢唱歌。最近半年，小齐发现自己清脆的声音不见了，声音开始变沙哑，同时个头迅速长高，长出了喉结，前两天发现连小胡子也出来了。小齐很困惑，担心以后还能否唱出美妙的歌声。

请思考：

1. 小齐为什么会发生这些变化？
2. 对于小齐的困惑，请给出你的建议。

男性的主性器官是睾丸,具有产生精子和分泌雄激素的功能。男性附性器官包括附睾、输精管、精囊腺、前列腺、尿道球腺和阴茎等,在精子的储存、成熟和运输等方面发挥重要作用。

一、睾丸的功能

睾丸实质主要由 100~200 个睾丸小叶组成,每个睾丸小叶由生精小管和睾丸间质构成,前者又称曲细精管,是生成精子的部位,后者有内分泌功能,可分泌雄激素。

(一)睾丸的生精功能

睾丸的生精小管主要由生精上皮构成,生精上皮由生精细胞和支持细胞组成。男性进入青春期以后,在垂体促性腺激素作用下,生精细胞开始不断增殖分化,从精原细胞经历初级精母细胞、次级精母细胞、精子细胞等几个阶段,最终演变为精子。精子形似蝌蚪,分头尾两部分,头的前部覆盖有顶体,顶体内含有多种水解酶,在受精的过程中起着重要的作用;尾细长,能使精子快速向前移动。整个生精过程大约历时两个半月。生精细胞的增殖十分活跃,但易受酒精、放射线等理化因素的影响,导致精子畸形或功能障碍。支持细胞对精子生成过程起着支持、保护和营养等作用。

精子的生成需要适宜的温度。阴囊内温度比腹腔内低 2℃左右,适合精子的生成。在胚胎发育期,若因某些原因睾丸未能下降至阴囊内,而停留在腹腔或腹股沟内,称隐睾症,精子的生成将受影响,易造成男性不育。

精子生成后到达附睾内贮存,并进一步发育成熟,获得运动能力。精子与附睾、精囊腺、前列腺和尿道球腺等的分泌物混合形成精液,在性高潮时射出体外。正常男性每次射出 3~6ml 精液,每毫升精液中含有 2 000 万 ~4 亿个精子,若少于 2 000 万个,不易使卵子受精而导致不育。临床上通过精液分析作为判断男性生育能力的一个重要手段。

(二)睾丸的内分泌功能

睾丸间质细胞能分泌雄激素,生精小管的支持细胞可分泌抑制素。

1. 雄激素 雄激素的主要成分为睾酮,睾酮的分泌量最多,生物活性也最强。其主要生物作用:①促进男性生殖器官的生长发育,促进男性第二性征出现并维持其正常状态;②促进并维持生精作用;③刺激和维持正常的性欲;④促进蛋白质合成,促进骨骼生长和红细胞生成等;⑤影响胚胎性别分化。

2. 抑制素 抑制素能抑制腺垂体合成和分泌卵泡刺激素(follicle-stimulating hormone,FSH)。

二、睾丸功能的调节

睾丸的生精作用和内分泌功能均受下丘脑-腺垂体-睾丸轴的调节,同时睾丸分泌的激素又对下丘脑－腺垂体进行负反馈调节,从而维持生精过程和激素分泌的稳态(图12-1)。此外,在睾丸内生精细胞、支持细胞和间质细胞之间还存在复杂的局部调节机制。

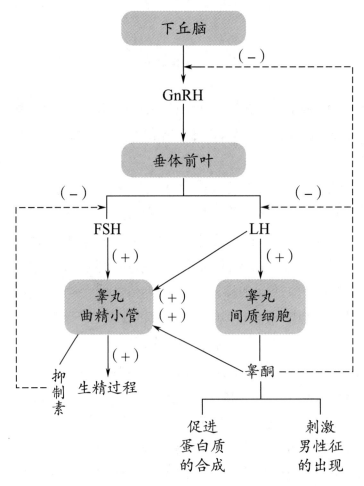

图 12-1　睾丸功能的调节

－－－－－－ 代表负反馈抑制

 知识链接

儿童性早熟

　　儿童性早熟是指女孩在 8 岁前,男孩在 9 岁前呈现第二性征发育的异常性疾病。性早熟多见于女孩。女孩表现有乳房发育、小阴唇变大、阴道黏膜细胞的雌激素依赖性改变、子宫和卵巢增大,阴毛出现、月经初潮。男孩表现为睾丸和阴茎增大、阴毛出现、肌肉发达、声音变粗。性早熟的男孩和女孩均有体格生长过早加速,使其看起来比同龄儿童长得高,但骨骺融合提前,生长期缩短,致使最终的成人身高低于按正常青春期发育的同龄儿童身高。近年来,儿童性早熟的发病率明显上升,已成为最常见的小儿内分泌疾病之一。家长一旦发现孩子有性早熟的信号,应尽早带孩子到正规医院咨询就诊。

第二节 女性生殖

导入案例

患者,女,24岁,已婚,自诉平素月经周期准时,因停经10多天而到医院就诊。经查尿中人绒毛膜促性腺激素(hCG)阳性,B超也证实该女士已怀孕。

请思考:

1. 何谓月经?通常多久来一次月经?

2. 生育期妇女停经最有可能由什么原因引起?

3. 胎盘分泌激素哪一种可作为诊断早孕的重要指标?

女性的主性器官是卵巢,具有产生卵子和分泌雌激素、孕激素的功能。女性附性器官包括输卵管、子宫、阴道等,分别在卵子和精子的输送、受精、妊娠和分娩中发挥重要的作用。

一、卵巢的功能

卵泡是卵巢的基本结构和功能单位,每个卵泡由一个卵母细胞及其周围的卵泡细胞组成。卵母细胞可发育成卵子,卵泡细胞具有内分泌功能。

(一)卵巢的生卵功能

1. 卵泡的发育及成熟

卵子由卵巢内原始卵泡发育而成。新生儿两侧卵巢有100万~200万个原始卵泡,从青春期开始至更年期,卵巢在腺垂体分泌的促性腺激素作用下,每隔28d左右有15~20个原始卵泡进行生长发育,发育的次序为:原始卵泡、生长卵泡(初级卵泡和次级卵泡)、成熟卵泡。每月通常只有一个卵泡发育成熟并进行排卵,其余的则先后退化形成闭锁卵泡。在女性一生中,两侧卵巢排出的卵子仅有400~500个。临床上常根据B超显示的卵泡大小及血中雌激素水平来判断卵泡的成熟程度。

2. 排卵

卵泡在发育成熟过程中逐渐向卵巢表面移动。排卵是指卵泡成熟以后,在多种激素的刺激下,卵泡膜破裂,卵母细胞连同透明带、放射冠和卵泡液一起排至腹腔的过程。正常排卵发生在下次月经来潮前的第14天左右。通常左右两侧卵巢轮流排卵,有时也可持续见于某一侧卵巢。

3. 黄体形成和退化

黄体是指排卵后，残存的卵泡壁连同血管一起向卵泡腔塌陷，大量新生血管长入，逐渐形成一个血管丰富的内分泌细胞团，新鲜时呈黄色。黄体主要功能是分泌大量的孕激素，同时也分泌雌激素。若排出的卵子未受精，黄体维持两周左右即退化，称为月经黄体；若卵子受精，在人绒毛膜促性腺激素（hCG）作用下，黄体继续发育增大，称为妊娠黄体，为胚胎的着床和发育提供激素支持，直到孕 3 个月胎盘形成，接替了黄体的内分泌功能。黄体退化后逐渐被结缔组织所取代，称为白体，逐渐被机体吸收（图 12-2）。

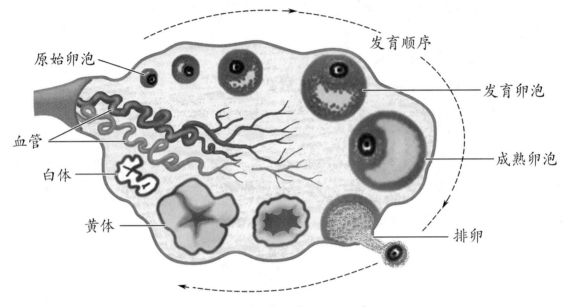

图 12-2　卵巢生卵过程示意图

（二）卵巢的内分泌功能

卵巢主要分泌雌激素和孕激素，还可分泌少量的雄激素。雌激素主要由卵泡的颗粒细胞和黄体细胞分泌，以雌二醇（E_2）分泌量最大、活性最强。孕激素主要由黄体细胞分泌，以孕酮的作用最强。

1. 雌激素的生物作用

（1）对生殖器官的影响：①促进卵泡发育及排卵；促进子宫发育，使子宫内膜发生增生期变化；②促进输卵管的分泌和运动，有利于精子和卵子的运行；③刺激阴道上皮细胞增生、角化并合成大量糖原，糖原分解生成乳酸，使阴道分泌物呈酸性，增强阴道抗菌能力。

（2）对第二性征的影响：雌激素可刺激乳腺导管和结缔组织增生，促进乳腺发育。青春期后，形成并维持女性第二性征。

（3）对代谢的影响：①增强成骨细胞活动，加速骨的生长，促进骨骺愈合，促进骨中钙磷沉积。绝经期后，由于雌激素的降低，骨骼中的钙容易流失，一些女性容易发生骨质疏松、骨折。②降低血浆中低密度脂蛋白而提高高脂密度蛋白质含量，防止动脉硬化。

③促进肾小管对水和 Na^+ 的重吸收,促进肌肉蛋白的合成等。

2. 孕激素的生物作用

孕激素主要作用于子宫内膜和子宫平滑肌,为受精卵着床做准备,并维持妊娠。

(1)对子宫的作用:①使子宫内膜在增生期的基础上进一步增厚,并发生分泌期变化;②降低妊娠子宫平滑肌对催产素的敏感性;③减少宫颈黏液分泌,使其黏稠度增加,精子难以通过。

(2)对乳腺的作用:在雌激素作用的基础上,促进乳腺小叶和腺泡增生,为分娩后泌乳做准备。

(3)产热作用:孕激素能促进机体产热,使基础体温升高。排卵后体温可升高 0.5℃ 左右。临床上常利用测定基础体温检测排卵、指导避孕(图 12-3)。

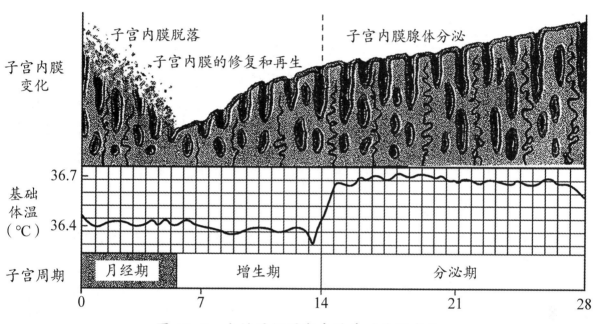

图 12-3 女性月经周期中的基础体温变化

(4)其他作用:①降低母体对胎儿的免疫排斥反应;②促进水、钠的排泄;③协同雌激素反馈性抑制腺垂体分泌促性腺激素。

3. 抑制素的生物作用 抑制素是由颗粒细胞分泌的糖蛋白,妊娠期由胎盘分泌。抑制素可抑制 FSH 的合成与释放。它可通过诱导 FSH 的受体表达,促进卵泡内膜细胞分泌雄激素,抑制颗粒细胞分泌孕激素等多种方式,调控卵泡的生长发育。

二、卵巢功能的调节

卵巢的周期性活动受下丘脑-腺垂体的调节,而卵巢分泌激素的周期性变化又使子宫内膜发生周期性变化,同时对下丘脑-腺垂体进行反馈调节,构成下丘脑-腺垂体-卵巢轴。

三、月经周期

（一）月经和月经周期

月经是指女性从青春期开始,在卵巢激素周期性分泌的影响下,子宫内膜发生周期性剥落、出血的现象。月经形成的周期性变化称为月经周期。成年女性的月经周期一般为21~35d,平均28d左右,每次月经持续时间为2~8d,平均4~6d。女性第一次出现月经称为初潮,我国女性的初潮年龄一般为12~14岁,到45~50岁左右月经停止,称为绝经。

 知识链接

闭 经

闭经是指女子年满18岁月经仍未来潮,或以往有过正常月经,现月经闭止超过3个月以上者。前者又称原发性闭经,后者称为继发性闭经。青春期前、妊娠期、哺乳期及更年期的停经及绝经均属于生理现象,如卵子受精而怀孕,黄体继续分泌孕激素与雌激素,子宫内膜可不再脱落,不出现月经。正常生育期妇女,闭经往往是怀孕的信号。

（二）月经周期中子宫内膜的变化

根据卵巢激素的周期性分泌和子宫内膜的周期性变化,月经周期可分为增生期、分泌期和月经期三个时期。

1. 增生期（卵泡期） 指从月经结束到排卵的这段时间,约是月经周期的第5~14d。此时卵巢中卵泡正处于生长发育阶段,又称为卵泡期。此期内卵泡生长发育至成熟,并分泌雌激素。在雌激素作用下,子宫内膜修复,生长增厚,子宫内膜从0.5mm增厚至8~10mm,腺体增生弯曲,间质血管增多,临床上常通过B超检查根据子宫内膜增厚和是否出现"三线征"来判断内膜增生的情况。增生期宫颈黏液分泌逐渐增加,排卵前分泌大量稀薄、透明黏液,拉丝度可达10cm以上,精子容易通过。此期末卵巢内的卵泡发育成熟并排卵。

2. 分泌期（黄体期） 从排卵后到下一次月经前,为月经周期第15~28d。卵巢排卵后形成黄体,又称黄体期。此期黄体分泌大量孕激素和雌激素,子宫内膜厚度还有一定增加,分泌功能增强,腺体更长更弯曲,分泌大量的黏液,螺旋动脉更加增长弯曲,内膜细胞体积增大,糖原含量增加。血管扩张充血,间质疏松水肿,富有营养,有利于早期胚胎的植入和发育。分泌期的宫颈黏液分泌逐渐减少,质地黏稠,精子不易通过。此期时间较固定,临床上一般将月经来潮前的第十四天推算为排卵日。

3. 月经期 指月经开始至出血停止的时间,约为月经周期的第1~5d。此期特点为子宫内膜脱落、出血。月经期持续 3~5d,一次月经的总失血量为 20~100ml,平均 50ml。月经血呈暗红色,因其富含纤溶酶原激活物,故不会凝固,在出血过多或速度过快时可出现血凝块。月经期内,子宫内膜脱落形成的创面容易感染,应注意保持外阴清洁,避免剧烈活动。月经期子宫平滑肌收缩有利于经血排出,可致腹部稍有不适。假如经血排出不畅,引发严重的腹痛,即为痛经。

（三）月经周期的形成原理

月经周期的形成是下丘脑－腺垂体－卵巢轴作用的结果（图 12-4）。

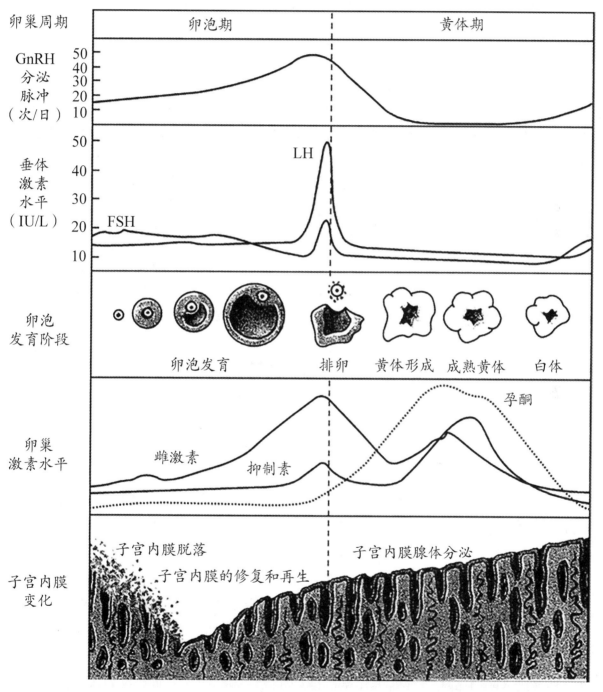

图 12-4　月经周期中生殖激素、卵巢和子宫内膜的变化

1. 增生期　青春期前,下丘脑、腺垂体尚未发育成熟,促性腺激素释放激素(GnRH)分泌很少,腺垂体的 FSH、LH 分泌极少,不足以引起卵巢和子宫内膜的周期性变化。随着青春期的到来,下丘脑发育逐渐成熟,下丘脑分泌的 GnRH 增多,使腺垂体分泌 FSH、LH 也增多。FSH 促使卵泡生长发育成熟,并与 LH 配合使卵泡分泌雌激素。在雌激素的作用下,子宫内膜呈增生期的变化。增生期末,血中雌激素浓度达到高峰,通过正反馈作用使下丘脑分泌的 GnRH 增加,进而使腺垂体分泌 FSH 特别是 LH 增加。最终导致已发育成熟的卵泡排卵。

2. 分泌期和月经期　LH 促使排卵后的残余卵泡形成黄体并继续分泌雌激素和大量孕激素。这两种激素特别是孕激素使子宫内膜呈分泌期的变化。随着黄体逐渐长大,雌激素、孕激素分泌也不断增加。排卵后第 8~10d,它们在血中的浓度达高峰,对下丘脑、腺垂体起负反馈作用,抑制 GnRH、FSH、LH 的分泌。LH 分泌减少,黄体便趋于退化萎缩,因而雌激素、孕激素分泌也迅速减少,子宫内膜失去这两种激素的维持便脱落出血,形成月经。随着血中雌激素、孕激素浓度降低,对下丘脑、腺垂体的抑制作用解除,卵泡又在 FSH 的作用下生长发育,新的月经周期又开始。

由此可见,子宫内膜的周期性变化是卵巢分泌的激素引起的。增生期的变化是雌激素作用所致,分泌期的变化是雌激素和孕激素共同作用的结果,月经期的出现是子宫内膜突然失去雌激素和孕激素支持的结果。卵巢的周期性变化则是在下丘脑－腺垂体－卵巢功能轴的调控下完成的。因此,内外环境变化的刺激可通过大脑皮层作用下丘脑－腺垂体－卵巢轴的功能活动而影响月经周期。故强烈的精神刺激、过度的精神紧张、生活环境变化和体内其他系统的严重疾病,均可引起月经失调。

第三节　妊娠与避孕

一、妊　娠

妊娠是指子代新个体的产生过程。包括受精、着床、妊娠的维持及胎儿的生长发育以及分娩。受精是妊娠的开始,胎儿及其附属物从母体排出是妊娠的终止。从末次月经开始的第一天计算,人类妊娠时间为 280d,即为 40 周。

(一)受精

受精是指精子和卵子的结合过程。受精一般发生在卵子排出 24h 内,部位大多在输卵管壶腹部。精子在女性体内保持受精能力的时间为 1~2d,卵子存活时间仅为 6~24h。

精液进入阴道后,精子依靠其尾部的摆动和女性输卵管平滑肌的收缩,以及输卵管上皮细胞纤毛的摆动而运行。一次射精虽能排出数以亿计的精子,但最终能到达受精部位的只有极少数(不超过200个)。精子进入阴道后在女性生殖道停留一段时间才能获得使卵子受精的能力,称为获能。当精子与卵子相遇时,精子头部释放顶体酶,协助精子穿透卵子外各层障碍进入卵内。当一个精子进入卵子后,激发卵母细胞中的颗粒释放,释放物与透明带反应,封锁透明带,使其他的精子难以进入。因此,到达受精部位的精子虽然有数十个,但一般只能有一个精子与卵子结合。受精卵在输卵管的蠕动和纤毛的作用下,逐渐向子宫腔移动。一般在受精后72h,形成桑葚胚并进入宫腔。在子宫腔内,桑葚胚发育成为胚泡(图12-5)。

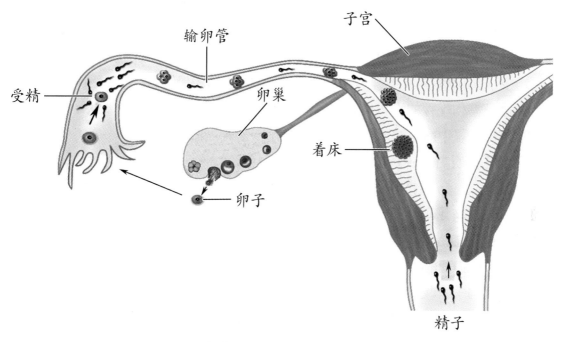

图 12-5　受精卵的形成、运行和着床示意图

(二)着床

着床是指胚泡植入子宫内膜的过程,也称植入。一般认为着床开始于受精后的第6~7d,至第11~12d完成,最常见的植入部位在子宫底或子宫体。胚泡约在排卵后第8d,被子宫内膜吸附。胚泡能分泌一种蛋白酶使接触胚泡的子宫内膜溶解,形成一个缺口。于是胚泡逐渐进入子宫内膜,同时缺口周围的子宫内膜迅速增殖,修复缺口。大约于排卵后11~12d胚泡完全被埋入子宫内膜中,称为着床。着床的成功关键在于胚泡发育与子宫内膜蜕膜化同步。血中的雌激素和孕激素可控制卵泡的运行速度和子宫内膜的发育,使两者同步,以保证着床过程的完成。一般在月经周期的第20d到第23d,子宫内膜处于接受期,胚泡才可能着床。在实施"试管婴儿"技术时,胚胎移植必须在这一时段进行。如果影响子宫内膜和胚泡同步,便能达到避孕的目的。有些避孕药就在此环节起作用而达到避孕的目的。

(三)妊娠的维持及激素调节

妊娠的维持和胎儿的成长与胎盘有着密切的联系。胎盘是由胚胎组织和母体共同构成的,它是母体与胎儿之间进行物质交换的器官,也是内分泌器官。胎盘所分泌激素主要包括四种,即人绒毛膜促性腺激素(hCG)、人绒毛膜生长素(hCS)、孕激素和雌激素。

1. hCG　hCG是一种糖蛋白激素。它的作用有两方面:①与黄体生成素作用相似,能代替黄体生成素刺激黄体转变成妊娠黄体,并使其分泌大量的雌激素和孕激素。②能降低淋巴细胞的活力,防止母体产生对胎儿的排斥反应,具有"安胎"效应。

着床后,母体血中就出现hCG,随后浓度迅速升高,至妊娠两个月达顶峰,接着又迅速下降,至妊娠3个月左右达低水平,以后维持此水平至分娩,hCG从尿中排出。所以,临床上检测母体血中或尿中的hCG,可作为诊断早孕的重要指标。

2. hCS　hCS也是一种糖蛋白,作用与生长素相似,有促进胎儿生长的作用。

3. 孕激素和雌激素　胎盘分泌雌激素和孕激素,不仅及时接替妊娠黄体的功能,也进一步促进子宫和乳腺的发育增长。胎盘分泌的雌激素主要为雌三醇,经孕妇尿中排出。临床上检测母体尿中雌三醇水平可以反映胎儿在宫腔内的情况。

在整个妊娠期内,血中雌激素、孕激素都保持高水平,对下丘脑-腺垂体系统起负反馈作用,卵巢内没有卵泡发育、成熟和排卵,故妊娠期不来月经。

(四)分娩与泌乳

1. 分娩　分娩是指成熟胎儿和胎盘通过母体子宫和阴道排出体外的过程。妊娠末期,子宫平滑肌的兴奋性逐渐提高。分娩时,子宫颈受到刺激,反射性引起催产素释放,催产素进一步加强子宫收缩,这种正反馈过程延续至胎儿娩出为止。

2. 泌乳　妊娠以后,由于催乳素、雌激素、孕激素分泌增加,乳腺导管进一步增生分支,但不泌乳。母体在胎儿娩出后24h,乳腺可分泌富含蛋白质的初乳。哺乳时,婴儿吸吮乳头的刺激可反射性引起催乳素、催产素分泌增多,均有利于泌乳。母乳共含有160多种营养物质,其中免疫球蛋白可增强婴儿的免疫力,而各种激素和生长因子对婴儿有很高的营养价值,因此提倡进行母乳喂养。

二、避　孕

避孕是指采用一定的方法使妇女暂时不受孕。避孕主要通过控制以下环节达成:①抑制精子与卵子产生;②阻止精卵结合;③使女性生殖道内环境不利于精子获能、生存,或者不适宜受精卵着床和发育。针对受孕的各个环节,采用相应的阻断或终止受孕的措施,可以达到避孕的目的。目前常用的避孕方法包括:避孕药、屏障避孕法、宫内节育器和绝育等。

知识链接

人类辅助生殖技术

人类辅助生殖技术是指采用医疗辅助手段在体外将配子和胚胎采取显微镜等操作技术,帮助不孕不育夫妇受孕的方法。包括人工授精和体外受精－胚胎移植。人工授精是将优化后的精子通过非性交的方式注入女性生殖道内,使其受孕的技术。体外受精－胚胎移植技术,俗称"试管婴儿",是用手术取出女性卵巢内的卵子,用人工的方法让卵子与精子在体外受精,并培养3~5d,然后再将发育到卵裂期或胚泡期阶段的胚胎移植到宫腔内使其着床发育成胎儿的过程。

章末小结

本章的学习重点是睾丸和卵巢的功能,卵泡的发育、成熟与排卵,雌激素和孕激素的生物作用,月经周期的分期及形成机制。学习难点为睾丸和卵巢功能的调节,月经周期的形成机制。在学习过程中注意理解月经周期中子宫内膜的周期性变化与卵巢卵泡发育、分泌激素的关系,雌激素和孕激素作用特点,联系解剖学基础知识、临床岗位知识和生活常识,理解卵泡监测、早孕检测、避孕的原理,提高运用知识解决问题的能力。

（林泽湘）

思考与练习

一、名词解释

1. 排卵
2. 月经周期
3. 植入

二、填空题

1. 精子是在睾丸的_____内生成的。它的上皮含有两种细胞,分别是_____和_____。

2. 睾酮促进_____器官的生长发育并维持正常功能,促进_____的出现,并维持正常状态。

3. 睾酮可直接作用于曲细精管促进_____的生成。

4. 在一个月经周期中,卵泡大约经过_____天成熟而排卵,排卵后的残留卵泡组织发育成为黄体,在排卵后_____天,黄体发展到顶峰。若排出的卵没有受精,黄体在排卵后_____天开始退化、变性、纤维化而转变成白体。

5. 卵巢主要分泌两种主要激素：_____和_____。

6. 雌激素的主要生物作用是促进_____的生长发育和_____的出现，并维持其正常状态。

7. 孕激素的主要作用是保证_____和维持_____。

三、思考题

1. 睾丸和卵巢各有何功能?

2. 简述雄、雌激素和孕激素的生物作用。

3. 试述月经周期的分期及形成原理。

4. 利用互联网查找了解第二、三代的辅助生殖技术，X 线对生殖细胞的影响及防护。

附　录

实　验　指　导

实验一　ABO 血型鉴定

【实验目的】

1. 学习鉴定 ABO 血型的基本方法。

2. 会 ABO 血型鉴定的基本操作。

3. 观察红细胞的凝集现象。

4. 学会遵守无菌原则,培养无菌观念。

5. 具有良好的心理素质,较好的团队合作和人际沟通能力。

6. 具有严肃认真、实事求是和谨慎细致的工作作风。

【实验准备】

1. 检查者　准备衣帽、保持整洁、洗手。

2. 测定对象　被测者先休息,心情平静。

3. 物品　标准血清(抗 A、抗 B)、一次性采血针、双凹玻片、消毒牙签、75% 酒精、消毒棉球。

4. 环境　室内保持安静、通风、光线、温度、湿度适宜。

【实验学时】

1 学时。

【实验方法与结果】

（一）实验方法

1. 取干净双凹玻片一张,用玻璃蜡笔在玻片两端分别标明 A、B 字样。

2. 在玻片 A、B 两端分别滴加标准抗 A 和抗 B 血清各一滴,注意切不可混淆。

3. 用 75% 酒精棉球消毒受试者左手无名指指腹皮肤,用采血针刺破消毒处皮肤待血自然流出。用牙签两端各沾一小滴血,分别和抗 A、抗 B 标准血清混匀。

4. 放置 10~15min 后用肉眼观察有无凝集反应。如果发生凝集反应,可见红细胞集聚成大小不等的团块,其余液体无色透明。摇动玻片或搅拌均不能使细胞分散。如果无凝集反应,则液体呈均匀粉红色。如不能确定,可在低倍显微镜下观察。

5. 根据双侧标准血清内是否有凝集反应的发生可鉴别受试者的血型(实验图 1-1）。

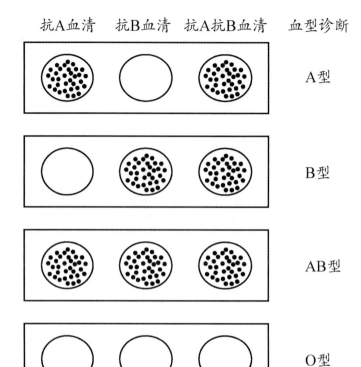

实验图 1-1 ABO 血型鉴定方法

（二）实验结果

将结果填入实验表 1-1 中。

实验表 1-1

观察项目	实验结果
（1）A 端标准血清（抗 A）	
（2）B 端标准血清（抗 B）	

【注意事项】

1. 采血针及皮肤必须严格消毒。

2. 用牙签两端取血分别与抗 A 标准血清和抗 B 标准血清混合时，严防两种血清混合。

3. 标准血清必须置于 2~8℃下保存，使用时不能超过有效期。

4. 注意区别凝集现象和红细胞叠连。

【思考题】

1. 根据各项实验结果分析其产生的原因。

2. 为什么要鉴定血型？与输血有何关系？

3. 在实验采血过程中，许多同学非常紧张。请思考：我们在将来的临床操作中，如何加强人文关怀，减轻患者的压力？

（李　丹）

实验二　人体心音的听取

【实验目的】

1. 了解听诊器的结构、心音听诊的部位。

2. 能区别第一心音和第二心音,为临床心音听诊奠定基础。

3. 具有良好的团队协作精神和人际沟通能力。

4. 具有严肃认真、实事求是和谨慎、细致的工作作风。

【实验准备】

1. 器械　听诊器。

2. 实验对象　人。

【实验学时】

1 学时。

【实验方法与结果】

（一）实验方法

1. 确定听诊部位

（1）受检者端坐,解开上衣,露出胸部,检查者坐在其对面。

（2）肉眼观察（或用手触诊）受检者心尖搏动的位置与范围（正常心尖搏动范围的直径约为 2~2.5cm）。

（3）参照实验图 2-1 找出各瓣膜听诊区的位置。

二尖瓣听诊区:左侧锁骨中线第五肋间稍内侧（心尖部）。

三尖瓣听诊区:胸骨右缘第四肋间或胸骨剑突下。

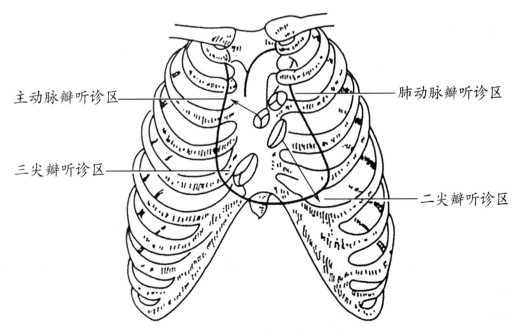

实验图 2-1　心音听诊区的位置

主动脉瓣听诊区：胸骨右缘第二肋间。胸骨左缘第三肋间为主动脉瓣第二听诊区，主动脉关闭不全时可在该处听到杂音。

肺动脉瓣听诊区：胸骨左缘第二肋间。

2. 心音听诊

（1）检查者将听诊器两耳件塞入外耳道，务必使耳件的弯曲方向与外耳道一致。以右手的拇指、示指和中指轻持听诊器头（胸件），置于上述听诊部位依次进行听诊。

（2）边听心音边用手指尖触诊心尖搏动或颈动脉脉搏，根据两个心音的性质（音调高低及持续时间长短）、间隔时间、与心尖搏动的关系等仔细区分第一心音和第二心音，思考两心音产生的机制。

（二）实验结果

将结果填入实验表 2-1 中。

实验表 2-1　心音的听取

心音	产生时期	心音特点	心律是否整齐
第一心音			
第二心音			

【注意事项】

1. 室内保持安静。如果呼吸影响听诊时，可嘱受检者屏住呼吸。

2. 听诊器的胸件不可按压过紧或过松，更不可摩擦颤动；勿使橡皮管与其他物品触碰。

3. 如何在心音听诊过程中体现对患者的人文关怀？

（王晓梅）

实验三　人体动脉血压的测定

【实验目的】

1. 会正确使用血压计测定人体肱动脉的收缩压和舒张压。

2. 具有严谨细致、爱患助患的职业精神。

【实验准备】

1. 实验器械　听诊器、水银血压计。

2. 实验对象　人。

【实验学时】

1学时。

【实验方法与结果】

（一）实验方法

1. 熟悉血压计的结构　血压计由检压计、袖带和气球三部分组成。检压计是一个标有 0~300mm 刻度的玻璃管，上端通大气，下端和水银储槽相通。袖带是一个外包布套的长方形橡皮囊，借橡皮管分别和检压计的水银储槽及气球相通。气球是一个带有螺丝帽的球状橡皮囊，供充气或放气用。

2. 测量动脉血压

（1）打开血压计上盖和水银槽开关,检查水银平面是否在"0"位上;松开血压计上橡皮气球的螺丝帽,放出袖带内的残留气体,然后将螺丝帽旋紧。

（2）让受检者静坐桌旁,脱去一臂衣袖,前臂平放于桌面上,并外展45°;保持舒适的姿势并休息片刻,以消除劳累或紧张因素对血压的影响。然后,将袖带缠在该上臂,袖带下缘至肘窝2~3cm,松紧适宜,调整手臂高度,使袖带与心脏位置等高。

（3）在肘窝内侧先用手指触及肱动脉脉搏所在,然后将听诊器胸件放在其上面,并将两耳件塞入检查者的外耳道。

（4）用橡皮气球将空气打入袖带内,使血压计上水银柱逐渐上升,一般使其升至150~180mmHg（20~24kPa）左右,即当听诊器听不到动脉音后,再继续打气使水银柱上升20~30mmHg左右。随即松开气球螺丝帽,徐徐放气,减小气囊内压力,在水银柱缓慢下降的同时仔细听诊,当听到"崩崩"样的第一声动脉音时,血压计上所示水银柱刻度即代表收缩压。

（5）继续慢慢放气,此时声音出现一系列的变化,先由低到高,而后由高突然变低,最后则完全消失。在声音由强突然变弱这一瞬间,血压计上所示水银柱刻度即代表舒张压。如果声音突然变弱不明确时,亦可以将声音突然消失时的数值代表舒张压（二者相差5~10mmHg）,必要时可同时记录这两个读数。

（6）血压记录常以"收缩压/舒张压 mmHg"表示,如:110/70mmHg表示收缩压为110mmHg,舒张压为70mmHg。

（二）实验结果

将结果填入实验表3-1中。

实验表3-1　人体动脉血压的测定

姓名	性别	年龄	所测血压
			/　　mmHg

【注意事项】

1. 测定血压时室内必须保持安静。

2. 受检者应安静,保持上臂、血压计0刻度与心脏处于同一水平。袖带下缘距肘窝2~3cm,且松紧适宜,听诊器胸件应放置于肱动脉搏动处,不可直接塞入袖带内,更不可与袖带边缘摩擦。

3. 左、右肱动脉常可有5~10mmHg的压力差,若需做动脉血压调查统计,一定要固定一侧,不可随意改变。

4. 测定完毕后应整理好血压计:①打开放气旋钮,排尽袖带中的空气;②待水银全部回流入储槽后,关闭水银储槽开关;③卷好袖带,并将袖带、气球、橡皮管等放到各自的位置,然后关闭血压计。

【思考题】

1. 影响动脉血压的因素有哪些?

2. 若将听诊器胸件放置于袖带内,对血压测量有何影响?

3. 请通过网络查询血压测量技术操作考核评分标准,思考如何进行"血压要知晓,降压要达标"的健康宣教?

（王晓梅）

实验四　人体心电图的描记

【实验目的】

1. 了解人体心电图的描记方法。

2. 辨认正常心电图的波形,并了解其生理意义。

3. 具有严谨细致、爱患助患的职业精神以及精益求精的工匠精神。

【实验准备】

1. 物品　生理盐水(或导电膏)。

2. 器械　心电图机、检查床。

3. 实验对象　人。

【实验学时】

1 学时。

【实验方法与结果】

(一)实验方法

1. 心电图的描记

(1)接好心电图机的电源线、地线和导联连线,打开电源开关,预热 3~5min。

(2)让受检者平躺于检查床上,放松肌肉。在手腕、足踝和胸前相应部位涂擦生理盐水或导电膏,安放电极。

(3)通电后,调节记录笔尖至中线,然后输入 1mV 标准电压,观察记录笔尖是否恰好移动 1cm(记录纸上为 10 小格),否则用校准旋钮进行调节。

(4)选择需要描记的导联,即可见记录笔随心跳而波动,打开记录纸走动开关,描记电位变化曲线(心电图),进行分析。

2. 心电图分析

(1)辨认图形:在心电图记录纸上辨认出 P 波、QRS 波群、T 波和 PR 间期、QT 间期、ST 段。

(2)心率的计算:测量相邻的两个心动周期中的 P 波或 R 波的间隔时间,按下列公式进行计算,求出心率。

$$心率 = 60/P{-}P 间期或 R{-}R 间期$$

(3)心律的分析:心律的分析包括①是否为窦性心律;②心律是否规则整齐;③有无期前收缩或异位心律的出现。

(二)实验结果

将结果填入实验表 4-1 中。

实验表 4-1　人体心电图测量

姓名	性别	年龄	心率/ (次·min^{-1})	是否为窦性心律	心律是否规整	有无异常心律

【注意事项】

1. 正确安放各电极,避免过松或过紧。

2. 开机前,必须检查心电图机接地是否良好。

【思考题】

1. 正常心电图的主要波形有哪些? 有何生理意义?

2. 为什么不同导联描记出来的心电图波形有所不同?

3. 如何在心电图检查过程中体现对患者的人文关怀?

（王晓梅）

实验五　人体肺活量的测定

【实验目的】

1. 学会使用肺活量计测定正常人体肺活量。

2. 分析肺活量大小与体育锻炼的关系,鼓励学生养成良好的运动习惯。

3. 培养学生具有严肃认真、谨慎细致的科学态度和严格的无菌观念。

【实验原理】

肺的主要功能是进行气体交换,以维持机体正常的新陈代谢。通过测量进出肺的气体量来了解肺通气功能。

【实验准备】

1. 物品　75% 酒精棉球、消毒液。

2. 器械　筒式或电子肺活量计。

【实验对象】

受试者。

【实验学时】

1 学时。

【实验方法与结果】

（一）实验方法

1. 筒式肺活量计测量方法

筒式肺活量计主要是由一对套在一起的圆筒所组成。外筒是装清水的水槽,槽底有排水阀门可以放水,水槽中央有进气管,管的上端露出水面,管的下端有通向槽外的三通阀门,呼、吸气体经此出入。内筒为倒置于水槽中的浮筒,可随呼吸气体的进出而升降。肺活量计顶部有进气接头,可由此向筒内充入气体。

具体操作步骤如下:

（1）将仪器水平放置,调节水平调节盘,使肺活量计的内外筒不相接触,能自由升降。

（2）向肺活量计外筒内注入适量清水,水量至筒内通气管顶端下 3cm 处,将浮筒内的空气排出。

（3）将肺活量计指针调到零位,关闭排气阀。

（4）打开肺活量计的进气接头，使筒内充满空气 4~5L，然后关闭接头。

（5）用 75% 酒精棉球消毒肺活量计吹嘴。

（6）受试者自由站立，一手握通气管，尽力深吸气后，对准吹嘴用力呼气，直到不能呼出为止。待浮筒稳定后，读取肺活量值。连续 3 次，取最大值。

2. 电子肺活量计测量方法

（1）将肺活量计接通电源，打开开关，液晶显示屏上数字为 "0" 后，肺活量计进入工作状态。

（2）从消毒液中取出吹嘴，插入进气软管一端，进气软管另一端接肺活量计进气口。

（3）受试者自由站立，一手握吹嘴下端，用鼻夹夹闭鼻孔，尽力深吸气后对准吹嘴尽力呼气，直至不能呼气为止。此时，显示器上的数值即为测试者的肺活量值。连续三次，取最大值。

（二）实验结果

1. 将实验结果填入实验表 5-1 中。

实验表 5-1　测量结果

受试者姓名：	性别：	年龄 / 岁：	
肺活量值 /ml	第 1 次：	第 2 次：	第 3 次：

2. 根据全班同学安静时的测量值，按性别和年龄段进行统计分析。

【注意事项】

1. 使用筒式肺活量计之前，要检查是否漏气、漏水。

2. 肺活量计的吹嘴，使用后都要消毒。

3. 肺活量计中的水应在实验前 4h 灌足，使水温与室温相平衡。

4. 测定时应注意防止从鼻孔或口角漏气，以免影响测定结果。

【思考题】

1. 肺活量受哪些因素的影响？其测定有何意义？

2. 肺活量和时间肺活量相比，哪个更能准确反映肺通气功能？

3. 如何提高你的肺活量？

（董娟娟）

实验六　人体体温的测量

【实验目的】

1. 学会测量人体体温的方法。

2. 理解体温的影响因素。

3. 具有严肃规范、谨慎细致的工作作风；能关爱被测试者。

【实验准备】

物品包括水银体温计、消毒纱布、酒精棉签。

【实验学时】

1 学时。

【实验方法与结果】

（一）实验方法

1. 熟悉水银体温计的结构　水银体温计由一根有刻度的真空毛细玻璃管构成。它一端是盛有水银的储液槽，当水银受热后，水银沿着毛细玻璃管上升，可通过刻度来读取测量的体温值。体温计的毛细玻璃管下端与水银槽之间有一狭窄处，防止水银柱遇冷下降，影响准确性。体温计的量程为 $35.0\sim42.0℃$。

2. 实验准备　取出浸泡于消毒液内的体温计，用酒精棉签擦拭，并将水银柱甩至 $35.0℃$ 以下。被测试者静坐 5min，保持精神安宁。

（1）腋窝温度测量法：轻轻擦干被测试者腋窝内的汗液，将体温计的水银端置于腋窝深处，紧贴皮肤，屈臂夹紧体温计，10min 后取出，读数并记录。

（2）口腔温度测量法：将消毒过的体温计用纱布擦干，斜放于被测试者舌下，紧闭口唇，勿用牙咬，放置 3min 后取出，读数并记录。

（3）比较运动前后体温的变化：被测试者可原地做高抬腿动作 3~5min，运动后立即按上述方法测量并记录，比较同一人、同一部位运动前后体温有何变化。

（二）实验结果

将结果填入实验表 6-1 中。

实验表 6-1

姓名	测量部位	运动前体温	运动后体温
	腋窝		
	口腔		

【注意事项】

1. 甩动体温计时，注意周围环境，防止撞碎。

2. 测量腋窝温度时，保证足够的时间，使机体深部的热量充分传导至腋窝。

3. 每进行一次测量，都要对体温计进行清洗和消毒。切勿将体温计放在热水中清洗，防止破裂。

【思考题】

1. 临床上常用的测量体温的部位有哪些，其正常值分别是多少？

2. 在正常情况下，影响体温生理性波动的因素有哪些？

3. 如何在测量体温的过程中，体现人文关怀？

（王晓梅）

实验七　视力检查

【实验目的】

1. 学会视力（视敏度）的检查方法。

2. 能说出视力检查的原理。

3. 具有严谨细致的工作作风和良好的人际沟通能力。

【实验准备】

1. 物品　标准对数视力表、遮眼板、指示棒、米尺。

2. 环境　实验室应光线充足、均匀。

【实验学时】

0.5 学时。

【实验方法与结果】

（一）实验方法

1. 将视力检查表挂于光线充足均匀的墙上，其高度以视力表上 5.0 视力的标记与受试者的眼等高为准。

2. 受试者站立或坐在视力表前 5m 处，用遮眼板遮住一眼，准备检查。

3. 检查者用指示棒自上而下逐行指示表上的字母，每指一字母，让受试者说出或以手势表示字母缺口的朝向，直到完全不能辨别为止。受试者能看清的最后一行字母的表旁数值即为该眼的视力。

4. 同法检查另一眼。

（二）实验结果

将结果填入实验表 7-1 中。

实验表 7-1　视力检查

姓名	左眼视力	右眼视力

【注意事项】

1. 视力表必须挂在光线充足而均匀的地方。

2. 检查时，遮眼板切勿按压用力，以免产生视力模糊。

【思考题】

1. 分析近视产生原因，讨论保护视力的措施有哪些。

2. 某受试者站在视力表前 0.5m 处只能看清第一行 "E" 字，其视力是多少？

（周　燕）

实验八　瞳孔反射

【实验目的】

1. 学会瞳孔对光反射和近反射的检查方法。

2. 说出瞳孔变化的原因。

3. 具有严谨细致的工作作风和良好的人际沟通能力。

【实验准备】

1. 物品　手电筒、遮眼板。

2. 环境　实验室应保持整洁、安静。

【实验学时】

0.5 学时。

【实验方法与结果】

（一）实验方法

1. 瞳孔直接对光反射

（1）受试者坐在光线较暗的安静环境中，平视前方。检查者观察其双眼瞳孔大小。

（2）检查者用手电筒直接照射受试者一侧瞳孔，观察瞳孔变化。停止照射，再次观察瞳孔变化。

2. 瞳孔间接对光反射

（1）受试者坐在光线较暗的安静环境中，平视前方。检查者观察其双眼瞳孔大小。

（2）用遮眼板将受试者的双眼视野隔开，检查者用手电筒照射受试者一侧瞳孔，观察双侧瞳孔变化。停止照射，再次观察双侧瞳孔变化。

3. 瞳孔近反射

（1）嘱受试者注视正前方 2m 外某一物体，观察其瞳孔大小。

（2）检查者将该物体由远处迅速移至受试者眼前，观察其瞳孔变化，并注意眼球汇聚现象。

（二）实验结果

将结果填入实验表 8-1 中。

实验表 8-1　瞳孔反射

实验项目	左侧瞳孔	右侧瞳孔
直接对光反射		
间接对光反射		
瞳孔近反射		

【注意事项】

1. 受试者应注意 5m 远以外处，不可注视灯光。

2. 瞳孔大小可参考下列数值：正常瞳孔的平均直径在 2~3mm 之间，小于 2mm 为瞳孔缩小，大于 5mm 为瞳孔扩大。

【思考题】

1. 瞳孔对光反射和近反射各有何生理意义？

2. 为什么瞳孔对光反射是双侧的？

（周　燕）

实验九　色觉检查

【实验目的】

1. 学会色觉检查的方法。

2. 能解释色觉检查的原理。

3. 具有严谨细致的工作作风和良好的人际沟通能力。

【实验准备】

1. 物品　色觉检查图。

2. 环境　实验室应保持整洁安静,自然光线充足均匀。

【实验学时】

0.5 学时。

【实验方法与结果】

（一）实验方法

在充足均匀的自然光线下,检查者逐页展示检查图,让受试者尽快说出所见图形或数字,注意回答正确与否。每页检查图展示 3s 左右,最长不超过 10s,检查图与受试者眼睛的距离以 30cm 为宜。

（二）实验结果

将结果填入实验表 9-1 中。

实验表 9-1　色觉检查

展示检查图	受试者答案

【注意事项】

1. 检查应在明亮、均匀的光线下进行,不宜在直射日光或灯光下检查。

2. 色觉检测图与受试者眼睛的距离以 30cm 左右为宜。

3. 读图速度越快越好,一般 3s 左右可得答案,最长不超过 10s。

【思考题】色盲检查有何意义?

（周　燕）

实验十　视野测定

【实验目的】

1. 会视野测定方法。

2. 能理解视野测定的意义。

3. 具有实事求是、严谨求实的科学作风以及团队合作精神。

【实验准备】

1. 实验对象　人。

2. 实验用品　视野计,白色、蓝色、红色及绿色视标,视野图纸,铅笔,遮眼板。

3. 实验环境　环境整洁、舒适、安静,室温、光线适宜。

【实验学时】

0.5 学时。

【实验方法与结果】

（一）实验方法

1. 受试者背着光坐下,下颌放在托颌架上,眼眶下缘放在眼眶托上。调整托颌架的高度,使眼与弧架的中心点处于同一水平面上。用遮眼板遮住一眼,另一只眼注视弧架的中心点。

2. 检查者手持白色视标,沿弧架面从外周向中央缓缓移动,直至受试者看到为止,记下此时视标所在部位架上所标度数;再将白色视标从中央向外周移动,直到看不到视标,再记下度数,取两次读数的平均值,并在视野图纸上相应的方位和度数上用铅笔。同法,测对侧白色视野界限。然后将弧架转动45°,重复上述操作,共4次,得出8个度数,依次连接视野图上8个点,即得出白色视野图。

3. 按同法,测出蓝色、红色、绿色、视野,并在相应色笔绘出轮廓。

4. 同法检查另一眼。

(二)实验结果

绘出双眼的视野图。

【注意事项】

受试者必须始终注视弧架的中心点,不能跟随视标移动。

【思考题】

1. 为什么检查视野时受试者必须注视弧架的中心点?

2. 如果你在临床上遇到视野缺损患者,如何很好地与之相处?

(彭 华)

实验十一 声波传导途径

【实验目的】

1. 学会听力检查的方法。

2. 能说出气传导、骨传导的传导途径,比较听觉效果。

3. 具有严谨细致的工作作风和良好的人际沟通能力。

【实验准备】

1. 物品 音叉、橡皮锤、棉球、秒表。

2. 环境 实验室应保持整洁安静。

【实验学时】

0.5学时。

【实验方法与结果】

(一)实验方法

1. 气传导、骨传导比较试验(林纳试验)

(1)室内安静,受试者闭目端坐,检查者用橡皮锤敲响音叉后,立即将音叉置于受试者一侧颞骨乳突部(骨传导)。当受试者表示听不到声音时,立即将音叉移至同侧外耳道口(气传导),询问受试者能否听到声音。记下骨传导与气传导时间。

(2)先将敲响的音叉置于外耳道口,当受试者听不到声音时再将音叉置于同侧颞骨乳突部,询问受试者能否听到声音。

(3)模拟传音性耳聋:用棉球塞住一侧外耳道,重复上述实验步骤,观察结果。

2. 骨导偏向试验(韦伯试验)

(1)将振动的音叉置于受试者的额部正中,询问受试者两耳所听到的声音强度是否相同。

（2）模拟气传导障碍：用棉球塞住一侧外耳道，重复上述实验，询问受试者两耳听到的声音强度是否相同，偏向哪侧。

（二）实验结果

将结果填入实验表 11-1 中。

实验表 11-1　声波传导通路

检查方法	检查结果	临床判断
林纳试验		
韦伯试验		

【注意事项】

1. 音叉不可在坚硬的物体上敲打，敲击音叉不可用力过猛，以免损坏。

2. 敲击音叉的部位在距离音叉顶端 1/3 处。

3. 音叉置于外耳道口时不要触及头发或耳郭等部位，音叉振动的方向要正对外耳道口。

【思考题】

1. 讨论任内实验和韦伯实验的临床意义。

2. 网络查询"爱耳日"，讨论保护听力的措施有哪些？

（周　燕）

实验十二　人体腱反射检查

【实验目的】

1. 学会人体腱反射的检查方法（实验表 12-1）。

2. 说出人体腱反射检查的实验原理、临床意义和注意事项。

3. 通过人体腱反射检查方法的学习，加深对理论知识的理解，培养实践动手能力和医患沟通的能力，树立医学人文关怀的理念。

实验表 12-1　人体腱反射检查方法

反射名称	检查方法	传入神经	中枢部位	传出神经	效应器	反射表现
肱二头肌反射	叩击肱二头肌肌腱	肌皮神经	颈髓 5~6 节	肌皮神经	肱二头肌	肘关节屈曲
肱三头肌反射	叩击肱三头肌肌腱	桡神经	颈髓 6~7 节	桡神经	肱三头肌	肘关节伸展
膝反射	叩击股四头肌肌腱	股神经	腰髓 2~4 节	股神经	股四头肌	膝关节伸展
跟腱反射	叩击跟腱	胫神经	骶髓 1~2 节	胫神经	腓肠肌	踝关节跖屈

【实验准备】

1. 物品　叩诊锤。

2. 环境　实验室保持整洁安静。

【实验学时】

1 学时。

【实验方法与结果】

（一）实验方法

1. 肱二头肌反射　受检者端坐位,上肢肘部稍屈曲,前臂稍内旋。检查者将左手拇指按在受检者肘窝肱二头肌肌腱上,右手持叩诊锤叩击检查者的左拇指。正常反应为肱二头肌收缩,表现为肘关节快速屈曲。

2. 肱三头肌反射　受检者端坐位,上肢肘部屈曲,检查者用左手托住受检者前臂及肘关节,右手持叩诊锤快速叩击尺骨鹰嘴上方 1.5~2cm 处的肱三头肌肌腱。正常反应为肱三头肌收缩,表现为肘关节伸直。

3. 膝反射　受检者端坐位,一腿架于另一腿上,两小腿自然下垂悬空。检查者持叩诊锤叩击髌骨下方股四头肌肌腱。正常反应为股四头肌收缩,表现为膝关节伸直(实验图 12-1)。

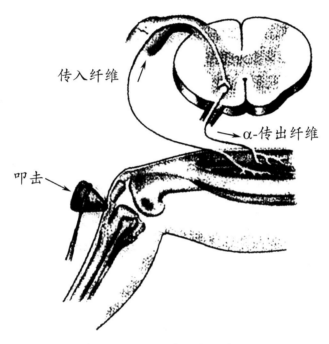

传入纤维

α-传出纤维

叩击

实验图 12-1　膝反射示意图

4. 跟腱反射　受检者一腿跪在坐凳上,下肢于膝关节部呈直角屈曲,踝关节以下悬空。检查者持叩诊锤叩其跟腱,正常反应为腓肠肌收缩,表现为踝关节跖屈。

（二）实验结果

请将实验中观察到的反射现象填入实验表 12-2 中。

实验表 12-2　人体腱反射实验结果

实验项目	实验方法	实验结果
肱二头肌反射	叩击肱二头肌肌腱	
肱三头肌反射	叩击肱三头肌肌腱	
膝反射	叩击股四头肌肌腱	
跟腱反射	叩击跟腱	

【注意事项】

1. 各项实验都须检查左右两侧,比较两侧有无差异。

2. 检查时,受试者肢体肌肉要尽量放松,否则反射活动不易出现。

3. 叩诊锤叩击时用力要适当,不能过轻或过重,左右两侧叩击的力量应相同,便于比较差异。

【思考题】

1. 利用实验原理阐述实验结果产生的原因及实验检查的临床意义。

2. 讨论脊休克期、帕金森病或截瘫患者腱反射将发生何变化,为什么?

(王 平)

教学大纲（参考）

一、课程性质

生理学基础是中等卫生职业教育医学影像技术专业的一门重要的专业基础课程。本课程的主要内容是机体功能活动现象及其功能活动规律。本课程以落实立德树人为根本任务，以培养具有崇高道德水准和高素质劳动者与技能型人才为中心任务，基本任务是使学生获取技能型影像技术专业人才所必需的人体功能活动及其规律的基本知识、基本理论和基本技能，为进一步学习病理学基础及后续X线检查技术、CT检查技术和医学影像诊断基础等专业课程奠定基础。

二、课程目标

寓价值观引导于知识传授和能力培养之中，通过本课程的学习，学生能够达到下列要求：

（一）思政育人目标

1. 热爱祖国、遵纪守法，具有社会责任感和社会参与意识。

2. 树立正确的世界观、价值观和人生观，具有敬佑生命、救死扶伤、甘于奉献、大爱无疆的职业精神。

3. 具有严谨求实的工作作风、良好的沟通合作能力、规范的服务意识和优秀的职业素质。

4. 具有实事求是的科学作风和不断开拓进取的创新意识。

5. 具有健康的体魄和心理，养成良好的生活卫生及行为习惯，能够适应工作岗位的需要。

6. 热爱劳动，具有吃苦耐劳的劳动精神。

（二）专业知识和技能目标

1. 掌握人体及其各器官系统的生理功能。

2. 熟悉影响各种生命活动的主要因素。

3. 了解本课程的研究内容和发展简史，正确认识课程性质、任务、研究对象及其研究水平。

4. 学会生理学实验的基本方法，并能运用生理学知识解释各种实验现象。

5. 学会通过实验求证问题的科学方法，提高分析问题、解决问题的能力。

6. 具有运用生理学基础知识，进行基本健康指导的能力。

三、学时安排

总计54学时。

教学内容	学时		
	理论	实践	合计
一、绪论	4		4
二、细胞的基本功能	4		4
三、血液	4	2	6
四、血液循环	6	2	8

教学内容	学时		
	理论	实践	合计
五、呼吸	4	1	5
六、消化和吸收	4		4
七、能量代谢和体温	1	1	2
八、尿的生成与排放	4		4
九、感觉器官的功能	2	2	4
十、神经系统的功能	6	1	7
十一、内分泌	4		4
十二、生殖	2		2
合计	45	9	54

四、课程内容及要求

单元	教学内容	教学要求	教学活动参考	参考学时	
				理论	实践
一、绪论	（一）概述 （二）生命活动的基本特征 （三）机体与环境 1. 外环境 2. 内环境及其稳态 3. 生物节律 （四）机体生理功能的调节	了解 熟悉 了解 掌握 了解 熟悉	课程思政 理论讲授 多媒体演示 案例分析 讨论	4	
二、细胞的基本功能	（一）细胞膜的结构和物质转运功能 1. 细胞膜的结构 2. 细胞膜的物质转运功能 （二）细胞的生物电现象 1. 静息电位 2. 动作电位 3. 局部电位 （三）肌细胞的收缩功能 1. 神经肌肉接头处的信号传递 2. 骨骼肌的兴奋－收缩耦联 3. 骨骼肌的收缩机制 4. 骨骼肌的收缩形式	了解 掌握 熟悉 熟悉 了解 熟悉 熟悉 了解 了解	课程思政 理论讲授 多媒体演示 案例分析 讨论	4	

单元	教学内容	教学要求	教学活动参考	参考学时	
				理论	实践
三、血液	（一）概述 1. 血液的组成 2. 血液的理化特性 （二）血浆 1. 血浆的成分及作用 2. 血浆渗透压 （三）血细胞 （四）血液凝固和纤维蛋白溶解 1. 血液凝固 2. 纤维蛋白溶解 （五）血量、血型与输血原则 1. 血量 2. 血型 3. 输血原则	掌握 了解 熟悉 掌握 掌握 掌握 了解 熟悉 掌握 掌握	课程思政 理论讲授 多媒体演示 案例分析 讨论	4	
	实验一　ABO血型鉴定	学会	课程思政 技能实践		2
四、血液循环	（一）心脏生理 1. 心肌细胞的生物电现象 2. 心肌的生理特性 3. 心脏的泵血功能 （二）血管生理 1. 血流量、血流阻力与血压 2. 动脉血压与动脉脉搏 3. 静脉血压与血流 4. 微循环 5. 组织液生成与淋巴循环 （三）心血管活动的调节 1. 神经调节 2. 体液调节	了解 熟悉 掌握 了解 掌握 掌握 掌握 熟悉 掌握 熟悉	课程思政 理论讲授 多媒体演示 案例分析 讨论	4	
	实验二　人体心音的听取 实验三　人体动脉血压的测定 实验四　人体心电图的描记	熟练掌握	课程思政 技能实践		2

单元	教学内容	教学要求	教学活动参考	参考学时	
				理论	实践
五、呼吸	（一）肺通气 1. 肺通气的动力 2. 肺通气的阻力 3. 肺通气功能的评价 （二）气体的交换 （三）气体在血液中的运输 （四）呼吸运动的调节 1. 呼吸中枢 2. 呼吸的反射性调节	掌握 熟悉 熟悉 了解 掌握 熟悉 掌握	课程思政 理论讲授 多媒体演示 案例分析 讨论	4	
	实验五　人体肺活量的测定	学会	课程思政 技能实践		1
六、消化和吸收	（一）口腔内消化 （二）胃内消化 1. 胃液及其作用 2. 胃的运动 （三）小肠内消化 1. 胰液及其作用 2. 胆汁及其作用 3. 小肠液及其作用 4. 小肠的运动 （四）肝脏的消化功能和其他生理作用 （五）大肠的功能 （六）吸收 1. 吸收的部位 2. 主要营养物质的吸收 （七）消化器官活动的调节 1. 神经调节 2. 体液调节	了解 掌握 熟悉 掌握 掌握 了解 熟悉 了解 了解 熟悉 熟悉 了解	课程思政 理论讲授 多媒体演示 案例分析 讨论	4	
七、能量代谢和体温	（一）能量代谢 1. 能量的来源和利用 2. 影响能量代谢的因素 3. 基础代谢 （二）体温 1. 正常体温及生理变动 2. 机体的产热和散热 3. 体温调节	了解 掌握 掌握 掌握 熟悉 了解	课程思政 理论讲授 多媒体演示 案例分析 讨论	1	
	实验六　人体体温的测量	熟练 掌握	课程思政 技能实践		1

单元	教学内容	教学要求	教学活动参考	参考学时	
				理论	实践
八、尿的生成和排放	（一）尿生成的过程 1.肾小球的滤过功能 2.肾小管和集合管的重吸收功能 3.肾小管和集合管的分泌功能 （二）肾脏泌尿功能的调节 1.影响肾小球滤过的因素 2.影响肾小管和集合管重吸收和分泌的因素 （三）尿液的浓缩和稀释 （四）尿液及其排放 1.尿液 2.尿的输送、贮存和排放	掌握 熟悉 熟悉 掌握 熟悉 了解 掌握 熟悉	课程思政 理论讲授 多媒体演示 案例分析 讨论	4	
九、感觉器官的功能	（一）概述 （二）视觉器官的功能 1.眼的折光功能 2.眼的感光功能 3.与视觉有关的几种生理现象 （三）听觉器官与前庭器官的功能 1.听觉器官 2.前庭器官	了解 掌握 掌握 熟悉 掌握 了解	课程思政 理论讲授 多媒体演示 案例分析 讨论	2	
	实验七　视力检查 实验八　瞳孔反射 实验九　色觉检查 实验十　视野测定 实验十一　声波传导途径	学会	课程思政 技能实践		2
十、神经系统的功能	（一）神经元及反射活动的一般规律 1.神经元和神经纤维 2.突触与突触传递 3.神经递质与受体 4.反射活动的基本规律 （二）神经系统的感觉功能 1.脊髓的感觉传导功能 2.丘脑及其感觉投射系统 3.大脑皮层的感觉分析功能 4.痛觉	掌握 熟悉 了解 掌握 了解 掌握 熟悉 掌握	课程思政 理论讲授 多媒体演示 案例分析 讨论	6	

单元	教学内容	教学要求	教学活动参考	参考学时	
				理论	实践
十、神经系统的功能	（三）神经系统对躯体运动的调节 1. 脊髓对躯体运动的调节 2. 脑干对躯体运动的调节 3. 小脑对躯体运动的调节 4. 基底神经节对躯体运动的调节 5. 大脑皮层对躯体运动的调节 （四）神经系统对内脏功能的调节 1. 自主神经系统的主要功能和生理意义 2. 自主神经系统的递质和受体 3. 中枢对内脏活动的调节 （五）脑电活动及睡眠与觉醒 （六）脑的高级功能	掌握 掌握 熟悉 了解 熟悉 掌握 熟悉 了解 了解 了解	课程思政 理论讲授 多媒体演示 案例分析 讨论		
	实验十二　人体腱反射检查	熟练掌握	课程思政 技能实践		1
十一、内分泌	（一）激素的概况 （二）下丘脑与垂体 （三）甲状腺和甲状旁腺 1. 甲状腺激素 2. 甲状旁腺激素、降钙素与维生素D （四）肾上腺 1. 肾上腺皮质激素 2. 肾上腺髓质激素 （五）胰岛 1. 胰岛素 2. 胰高血糖素	了解 熟悉 掌握 了解 掌握 熟悉 掌握 了解	课程思政 理论讲授 多媒体演示 案例分析 讨论	4	
十二、生殖	（一）男性生殖 1. 睾丸的功能 2. 睾丸功能的调节 （二）女性生殖 1. 卵巢的功能 2. 卵巢功能的调节 3. 月经周期 （三）妊娠与避孕	熟悉 了解 掌握 了解 熟悉 了解	课程思政 理论讲授 多媒体演示 案例分析 讨论	2	

五、说明

（一）教学安排

本教学大纲主要供中等卫生职业教育影像技术专业教学使用,第 2 学期开设,总学时为 54 学时,其中理论 45 学时,实践教学 9 学时。学分为 3 学分。

（二）教学要求

1. 全面落实课程思政建设要求,教学中应注意呈现思政元素,实现德、识、能三位一体育人。

2. 本课程对知识部分教学目标分为掌握、熟悉、了解三个层次。掌握:指对基本知识、基本理论有较深刻的认识,并能综合、灵活地运用所学的知识解决实际问题。熟悉:指能够领会概念、原理的基本含义,解释现象。了解:指对基本知识、基本理论能有一定的认识,能够记忆所学的知识要点。

3. 本课程重点突出以岗位胜任力为导向的教学理念,技能目标分为熟练掌握和学会两个层次。熟练掌握:指能独立、规范的解决实践技能问题,完成实践技能操作。学会:指在教师的指导下能初步实施实践技能操作。

（三）教学建议

1. 深度挖掘、融入课程思政元素,坚持正确的政治思想导向,引导学生以辩证唯物主义思想为指导,用对立统一的观点去看待人体的一切功能活动,把人体作为包括自然环境和社会环境在内的生态系统的组成部分,从生物－心理－社会－环境等多角度来综合观察和理解人体的生命活动及其意义。

2. 教学中注意理论联系实际,强调贴近社会、贴近岗位、贴近学生,引导学生自主学习,注重学生的情感体验和道德实践,促进学生全面发展。

3. 注意加强课程知识与国家影像技士资格考试及相关上岗证对接,突出专业特点。本课程依据影像技术专业岗位的工作任务、职业能力要求,强化理论实践一体化,突出"做中学、学中做"的职业教育特色,根据培养目标、教学内容和学生的学习特点,积极采用现代化的教学手段,形象生动、深入浅出,提高效率和效果。提倡案例教学、讲授、情景教学、角色扮演、讨论、直观演示、任务驱动、项目教学、理论实践一体化教学等方法,利用校内外实训基地,将学生的自主学习、合作学习和教师引导教学等教学组织形式有机结合。

4. 教学过程中,可通过测验、观察记录、技能考核和理论考试等多种形式对学生的职业素养、专业知识和技能进行综合考评。考评过程中应体现评价主体、评价过程及评价方式的多元化。评价内容不仅关注学生对知识的理解和技能的掌握,更要关注知识在临床实践中运用与解决实际问题的能力,重视职业素质的形成。

参 考 文 献

[1]王庭槐 . 生理学 [M] . 9 版 . 北京：人民卫生出版社,2018.

[2]唐四元 . 生理学 [M] . 5 版 . 北京：人民卫生出版社,2022.

[3]杨桂染 . 生理学 [M] . 2 版 . 北京：人民卫生出版社,2020.

[4]朱艳平,卢爱青 . 生理学基础 [M] . 3 版 . 北京：人民卫生出版社,2020.

[5]黄炎群 . 生理学基础 [M] . 2 版 . 北京：人民卫生出版社,2020.

[6]涂开峰 . 生理学基础 [M] . 3 版 . 北京：人民卫生出版社,2017.

[7]刘其礼 . 生理学基础 [M] . 北京：人民卫生出版社,2017.

[8]石少婷 . 生理学基础 [M] . 北京：人民卫生出版社,2016.

[9]彭华,韩爱国 . 生理学 [M] . 北京：人民卫生出版社,2018.